U. Frei · J. Klempnauer · B. Ringe · H. Sperschneider (Hrsg.)

Langzeitüberleben nach Nierentransplantation sichern

Mit freundlicher Empfehlung

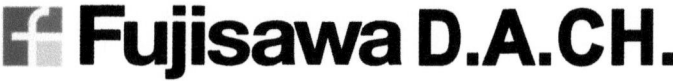

Springer

*Berlin
Heidelberg
New York
Barcelona
Hongkong
London
Mailand
Paris
Singapur
Tokio*

U. Frei · J. Klempnauer · B. Ringe
H. Sperschneider (Hrsg.)

Langzeitüberleben nach Nierentransplantation sichern

Einflussfaktoren und Behandlungskonzepte

Mit 35 Abbildungen und 18 Tabellen

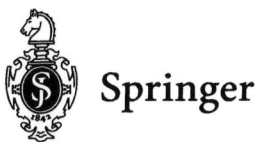 Springer

Professor Dr. med. Ulrich Frei
Universitätsklinikum Charitè,
Campus Virchow-Klinikum
Med. Klinik m. S. Nephrologie und Intern.
Intensivmedizin
Augustenburger Platz 1
13353 Berlin
Deutschland

Professor Dr. med. Burckhardt Ringe
Georg-August-Universität
Klinik für Transplantationschirurgie
Robert-Koch-Straße 40
37075 Göttingen
Deutschland

Professor Dr. med. Jürgen Klempnauer
Medizinische Hochschule Hannover
Zentrum Chirurgie, Klinik für Viszeral- und
Transplantationschirurgie
Carl-Neuberg-Straße 1
30623 Hannover
Deutschland

Professorin Dr. med. Heide Sperschneider
Friedrich-Schiller-Universität
Klinik für Innere Medizin IV
Erlanger Allee 101
07740 Jena
Deutschland

ISBN-13:978-3-642-63986-9 Springer-Verlag Berlin Heidelberg New York

Die Deutsche Bibliothek-CIP-Einheitsaufnahme

Langzeitüberleben nach Nierentransplantation sichern:
Einflussfaktoren und Behandlungskonzepte / Ulrich Frei ... (Hrsg.). - Berlin ; Heidelberg ;
New York ; Barcelona ; Hongkong ; London ; Mailand ; Paris ; Singapur ; Tokio :
Springer, 2001
   ISBN-13:978-3-642-63986-9   e-ISBN-13:978-3-642-59464-9
   DOI: 10.1007/978-3-642-59464-9

Dieses Werk ist urheberrechtlich geschützt. Die dadurch begründeten Rechte, insbesondere die der Übersetzung, des Nachdrucks, des Vortrags, der Entnahme von Abbildungen und Tabellen, der Funksendung, der Mikroverfilmung oder der Vervielfältigung auf anderen Wegen und der Speicherung in Datenverarbeitungsanlagen, bleiben auch bei nur auszugsweiser Verwertung, vorbehalten. Eine Vervielfältigung des Werkes oder von Teilen dieses Werkes ist auch im Einzelfall nur in den Grenzen der gesetzlichen Bestimmungen des Urheberrechtsgesetzes der Bundesrepublik Deutschland vom 9. September 1965 in der jeweils geltenden Fassung zulässig. Sie ist grundsätzlich vergütungspflichtig. Zuwiderhandlungen unterliegen den Strafbestimmungen des Urheberrechtsgesetzes.

Springer-Verlag ist ein Unternehmen der BertelsmannSpringer Science+Business
Media GmbH
http://www.springer.de
© Springer-Verlag Berlin Heidelberg 2001
Softcover reprint of the hardcover 1st edition 2001

Die Wiedergabe von Gebrauchsnamen, Handelsnamen, Warenbezeichnungen usw. in diesem Werk berechtigt auch ohne besondere Kennzeichnung nicht zu der Annahme, daß solche Namen im Sinne der Warenzeichen- und Markenschutz-Gesetzgebung als frei zu betrachten wären und daher von jedermann benutzt werden dürften.

Produkthaftung: Für Angaben über Dosierungsanweisungen und Applikationsformen kann vom Verlag keine Gewähr übernommen werden. Derartige Angaben müssen vom jeweiligen Anwender im Einzelfall anhand anderer Literaturstellen auf ihre Richtigkeit überprüft werden.

Satz: Cicero Lasersatz, Dinkelscherben
Einbandherstellung: design & production, Heidelberg
Gedruckt auf säurefreiem Papier   SPIN: 10785440   18/3130   5 4 3 2 1 0

Vorwort

Unter den Therapieverfahren für die chronische Niereninsuffizienz eröffnet die Nierentransplantation, wenn sie erfolgreich ist, die besten Überlebensaussichten und auch die beste Lebensqualität. Die therapeutischen Möglichkeiten, eine Nierentransplantation zum Erfolg zu machen, haben sich in den vergangenen Jahren wesentlich verbessert. Jedoch, wie fast immer in der Medizin, eröffnen sich nach der Lösung eines Problems neue andersartige. War für viele Jahre in der Nierentransplantation das Hauptziel, ein hohes frühes Transplantatüberleben zu gewährleisten, so hat sich heute, nachdem dieses Ziel nun erreicht ist, der Blick auf das langfristige Überleben der Transplantate, auf ihre Funktion und auf die therapiebedingten Komplikationen der langfristigen immunsuppressiven Behandlung verschoben.

Transplantatüberlebensraten im ersten Jahr von mehr als 90% zusammen mit einer geringen Mortalität beschreiben die Ausgangssituation. Aber dennoch geht ein wesentlicher Anteil der Transplantate in den Folgejahren kontinuierlich verloren. Waren in den früheren Jahren die akute Abstoßung im ersten Jahr Ursache des Transplantatverlustes und akute Infektionen die der Patientenmortalität, so ist nun im Langzeitverlauf die chronische Transplantatnephropathie die häufigste Verlustursache, dicht gefolgt vom Transplantatverlust durch frühzeitigen Tod des Patienten aus kardiovaskulärer Ursache. Die Forschung zeigt, dass die chronische Transplantatnephropathie eine gemeinsame funktionelle und morphologische Endstrecke ganz verschiedener Ursachen ist, zu der das Alter des Transplantats, Residuen akuter, subakuter und chronischer Abstoßungen, Schäden durch Hypertonie und Hyperlipidämie und Folgen nephrotoxischer Medikamente in unterschiedlichem Umfang beitragen. Der heutige Transplantatempfänger bringt als Dialysepatient angesichts der langen Wartezeiten bereits ein sehr hohes kardiovaskuläres Risiko zur Transplantation mit. Dieses wird aber nach der Transplantation nicht im gewünschten Maße geringer, da die immunsuppressive Therapie neue und zusätzliche Risiken hinzufügen kann, wie Hypertonie, diabetische Stoffwechsellage und Hypercholesterinämie.

Absicht des vorliegenden Buches, das sich der Sicherung des Langzeiterfolges der Nierentransplantation widmet, ist, die gegenwärtigen Probleme zu analysieren und Lösungswege aufzuzeigen. Alle Mediziner, die in der Betreuung Transplantierter engagiert sind, sollen sensibilisiert werden, sich mit allen Faktoren, die den langfristigen Transplantationserfolg und das Überleben der Patienten gefährden, auseinanderzusetzen. In diesem Sinne geben die Beiträge des Buches eine gute Grundlage, sich in diese Gesichtspunkte einzuarbeiten und neue zu entdecken. Die Herausgeber danken der Fa. Fuijsawa für ihre Unterstützung bei Symposium und Buchprojekt, das sonst in der vorliegenden Form nicht möglich gewesen wäre.

Die Herausgeber
Ulrich Frei
Jürgen Klempnauer
Burckhard Ringe und
Heide Sperschneider

im Juni 2001   Ulrich Frei

Inhaltverzeichnis

Vorwort der Herausgeber V

I   Statistische Daten

1   Faktoren, die das Langzeit-Patienten- und Transplantat-
    überleben beeinflussen   3
    G. OPELZ für die Collaborative Transplant Study

II   Lebendspende – Organqualität

2   Risikofaktor Hirntod   11
    J. PRATSCHKE, S.G. TULLIUS, S. JONAS, P. NEUHAUS

3   Effekte einer Vasopressorenbehandlung hirntoter
    Organspender auf das Transplantatüberleben   21
    P. SCHNUELLE, S. BERGER, J. DE BOER, G. PERSIJN,
    F.J. VAN DER WOUDE

4   Die Transplantation von Nieren eingeschränkter Qualität   31
    S.G. TULLIUS, J. PRATSCHKE, P. NEUHAUS

5   Resümee zu den Themenbereichen »Statistische Daten«
    und »Lebendspende – Organqualität«   46
    B. RINGE

III Abstoßung und Nephrotoxizität

6   Effektivität und Sicherheit von Tacrolimus
    in der Nierentransplantation   51
    H. SPERSCHNEIDER für die europäische Tacrolimus vs.-
    Ciclosporin-Mikroemulsion Studiengruppe

7   Zusammenhang zwischen akuter und chronischer
    Abstoßungsreaktion   63
    W. ARNS, M. WEBER

8   C4d – Ein attraktiver Marker für humorale Abstoßung? . .   74
    G. A. BÖHMIG, M. EXNER, B. WATSCHINGER, H. REGELE

9   Abstoßungsprophylaxe vs. Nephrotoxizität –
    rationeller Einsatz von Calcineurininhibitoren   85
    U. HEEMANN, O. WITZKE

10 Resümee zum Themenbereich
    »Abstoßung und Nephrotoxizität«   93
    U. FREI

IV Kardiovaskuläre Risikofaktoren

11 Hochdruck nach Nierentransplantation:
    Banalität oder Übeltäter?   97
    R. SCHINDLER

12 Therapeutische Ansätze zur Behandlung eines schlecht
    einstellbaren Hypertonus 105
    P. FORNARA, C. DOEHN, L. FRICKE

13 Diabetes-mellitus-assoziierte kardiovaskuläre
    Risikofaktoren 116
    R. LANDGRAF

14 Hyperlipidämie bei Transplantatempfängern –
    Bedeutung für das Transplantatüberleben 123
    CH. WANNER, TH. QUASCHNING

15 Einfluss der Immunsuppression auf kardiovaskuläre
    Risikofaktoren nach Nierentransplantation 131
    M. BURG, V. KLIEM

16 Resümee zum Themenbereich
   »Kardiovaskuläre Risikofaktoren« 140
   H. Sperschneider

V Weitere Einflussfaktoren

17 Malignome und lymphoproliferative Erkrankungen
   nach Nierentransplantation 147
   St. Schleibner

18 (Non-)Compliance –
   Einflussfaktor für das Langzeitüberleben 157
   G. Wolff, J. Rosenkranz, P. Kässler,
   Ch. Koch-Tessarek

19 Patientenaufklärung – Patientenschulung 167
   B. Watschinger, A. Habicht

20 Zur Bedeutung der familienorientierten Rehabilitation
   nach Organtransplantation am Beispiel
   der Sonderkrankenanstalt der Rudolf-Pichlmayr-Stiftung
   »Ederhof« 176
   L. Winkler, K. Jähn, E. Nagel

21 Resümee zum Themenbereich »Weitere Einflussfaktoren« 188
   J. Klempnauer

Sachverzeichnis 191

Herausgeberverzeichnis

FREI, ULRICH, Professor Dr. med.
Universitätsklinikum Charité, Campus Virchow-Klinikum
Med. Klinik m. S. Nephrologie und Intern. Intensivmedizin
Augustenburger Platz 1, 13353 Berlin
Tel.: 030 / 450-553132

KLEMPNAUER, JÜRGEN, Professor Dr. med.
Medizinische Hochschule Hannover
Zentrum Chirurgie, Klinik für Viszeral- und Transplantationschirurgie
Carl-Neuberg-Straße 1, 30623 Hannover
Tel.: 0511 / 532-6535

RINGE, BURCKHARDT, Professor Dr. med.
Georg-August-Universität
Klinik für Transplantationschirurgie
Robert-Koch-Straße 40, 37075 Göttingen
Tel.: 0551 / 39-2411

SPERSCHNEIDER, HEIDE, Professorin Dr. med.
Friedrich-Schiller-Universität
Klinik für Innere Medizin IV
Erlanger Allee 101, 07740 Jena
Tel.: 03641 / 939-265

Mitarbeiterverzeichnis

ARNS, WOLFGANG, Priv.-Doz. Dr. med.
Kirchstraße 45a, 40764 Langenfeld
Tel.: 0212 / 61820

BÖHMIG, GEORG, Dr. med.
Allg. Krankenhaus der Stadt Wien
Innere Medizin III
Abteilung Nephrologie und Dialyse
Währinger Gürtel 18-20, A-1090 Wien
Tel.: 0043 / 1 - 40400 - 3366

FORNARA, PAOLO, Professor Dr. med.
Martin-Luther-Universität Halle
Universitätsklinik und Poliklinik für Urologie
Magdeburger Straße 16, 06112 Halle
Tel.: 0345 / 557 - 1446

HEEMANN, UWE, Priv.-Doz. Dr. med.
Universitätsklinikum Essen
Abteilung für Nieren- und Hochdruckkrankheiten
Hufelandstr. 55, 45122 Essen
Tel.: 0201 / 723 - 3395

KLIEM, VOLKER, Priv.-Doz. Dr. med.
Nephrologisches Zentrum Niedersachsen
Abt. für Innere Medizin/Nephrologie
Am Vogelsang 105, 34346 Hann. Münden
Tel.: 05541 / 996 - 328

LANDGRAF, RÜDIGER, Professor Dr. med.
Medizinische Uni-Klinik
München Innenstadt, LMU München
Ziemssenstraße 1, 80336 München
Tel.: 089 / 5160 - 2225

NAGEL, ECKHARD, Professor Dr. med., Dr. phil.
Leiter des Transplantationszentrums Augsburg
Stenglinstraße 2, 86156 Augsburg
Tel.: 0043 / 4852 - 69990

OPELZ, GERHARD, Professor Dr. med.
Ruprecht-Karls-Universität Heidelberg
Institut für Immunologie
Abt. für Transplantationsimmunologie
Im Neuenheimer Feld 305, 69120 Heidelberg
Tel.: 06221 / 564 - 013

PRATSCHKE, JOHANN, Dr. med.
Universitätsklinikum Charité, Campus Virchow-Klinikum
Klinik für Allgemein-, Viszeral- und Transplantationschirurgie
Augustenburger Platz 1, 13353 Berlin
Tel.: 030 / 450 - 552001

SCHINDLER, RALF, Dr. med.
Universitätsklinikum Charité, Campus Virchow
Med. Klinik m. S. Nephrologie und
Intern. Intensivmedizin
Augustenburger Platz 1, 13353 Berlin
Tel.: 030 / 450 - 553703

SCHLEIBNER, STEFAN, Dr. med.
Fujisawa GmbH
Levelingstr. 12, 81673 München
Tel.: 089 / 4544 - 2204

SCHNÜLLE, PETER, Dr. med.
Klinikum der Stadt Mannheim
5. Medizinische Klinik
Schwerpunkt Nephrologie/Endokrinologie
Theodor-Kutzer-Ufer 1-3, 68169 Mannheim
Tel.: 0621 / 383 - 2340

TULLIUS, STEFAN, Dr. med.
Universitätsklinikum Charité, Campus Virchow-Klinikum
Klinik für Allgemein-, Viszeral- und Transplantationschirurgie
Augustenburger Platz 1, 13353 Berlin
Tel. 030 / 450 - 552303

WANNER, CHRISTOPH, Professor Dr. med.
Julius-Maximilians-Universität Würzburg
Luitpoldkrankenhaus
Josef-Schneider-Straße 2, 97080 Würzburg
Tel.: 0931 / 201 - 5331

WATSCHINGER, BRUNO, Professor Dr. med.
Allg. Krankenhaus der Stadt Wien
Innere Medizin III
Abteilung Nephrologie und Dialyse
Währinger Gürtel 18-20, A-1090 Wien
Tel.: 0043 / 1 - 40400 - 3366

WOLFF, GEORG, Priv.-Doz. Dr. med.
Medizinische Hochschule Hannover
Kinderklinik
Abt. Pädiatrische Psychologie
Carl-Neuberg-Straße 1, 30623 Hannover
Tel.: 0511 / 532 - 6574 oder 6450

I   Statistische Daten

1 Faktoren, die das Langzeit-Patienten- und Transplantatüberleben beeinflussen

G. OPELZ
für die Collaborative Transplant Study

ZUSAMMENFASSUNG

Die Verbesserung des Langzeit-Transplantatüberlebens stellt eine der größten Herausforderungen in der Transplantationsmedizin dar. Eine Auswertung der Datenbank der Collaborative Transplant Study identifizierte eine Reihe von Faktoren, die das Langzeitüberleben beeinflussen. Drei Faktoren sollen hier herausgegriffen und untersucht werden: Spenderalter, systolischer Blutdruck des Empfängers und HLA-Kompatibilität. Alle drei Faktoren korrelieren hoch signifikant mit dem langfristigen Überleben von Leichennierentransplantaten. So nimmt das Organüberleben mit zunehmendem Spenderalter und Blutdruck des Empfängers ab. Und je größer die HLA-Übereinstimmung zwischen Spender und Empfänger ist, desto besser ist der langfristige Transplantationserfolg.

Dabei stellen der Blutdruck des Empfängers und die HLA-Übereinstimmung zwei Faktoren dar, die sich realistisch beeinflussen lassen und zu einer Verbesserung des Langzeitüberlebens beitragen können.

Einleitung

Der Einsatz von verbesserten immunsuppressiven Protokollen resultierte in einer signifikanten Senkung der frühen Abstoßungsraten und wirkte sich positiv auf die Kurzzeitergebnisse nach Transplantation aus. So liegen die 1-Jahresüberlebensraten für Leichennierentransplantate heute in der Regel bei 85–90%. Das Langzeit-Transplantatüberleben dagegen hat sich nicht substantiell verbessert. 10 Jahre nach Transplantation liegen die Transplantatüberlebensraten bei rund 50%. Aus diesem Grund ist die Identifizierung der Faktoren, die den späten Transplantatverlust beeinflussen, von besonderem Interesse. Hierzu eignet sich die Datenbank der *Collaborative Transplant Study*. Eine Auswertung dieser Datenquelle ergab mehrere Faktoren, die einen Einfluss auf den langfristigen Transplantationserfolg haben. An dieser Stelle werden drei der wichtigsten Einflussfaktoren, nämlich *Spenderalter*, *Blutdruck des Empfängers* und *HLA-Kompatibilität*, herausgegriffen.

Methoden

Im Rahmen der Collaborative Transplant Study, an der mehr als 300 Transplantationszentren aus 45 Ländern teilnehmen, wurden die Ersttransplantationen von Leichennieren, die zwischen 1985 und 1999 erfolgten, analysiert (Collaborative Transplant Study 1999). Die Transplantatüberlebensraten wurden nach der Kaplan-Meier-Methode berechnet (Kaplan u. Meier 1958). Es erfolgten keinerlei Ausschlüsse von Transplantationen. Patienten, die mit einem funktionierendem Transplantat verstarben, gingen als Transplantatverlust in die Analyse ein.

Ergebnisse

Spenderalter

Der maßgebliche Einfluss des Spenderalters auf den langfristigen Transplantationserfolg ist bereits seit vielen Jahren bekannt (Collaborative Transplant Study 1991). Abbildung 1.1 zeigt den Einfluss des Spenderalters auf das Organüberleben. Ab einem Spenderalter von 10 Jahren wurden alle Transplantationen in die Analyse eingeschlossen. Je älter der Spender ist, desto niedriger ist die Langzeit-Transplantatüberlebensrate.

Ab einem Jahr nach Transplantation ist im weiteren zeitlichen Verlauf das Risiko des Transplantatverlustes für das jeweilige Spenderalter konstant. Deshalb kann man mit Hilfe einer logarithmischen Halbwertszeitberechnung die erwarteten Funktionsraten nach 20 Jahren schätzen (Abb. 1.2).

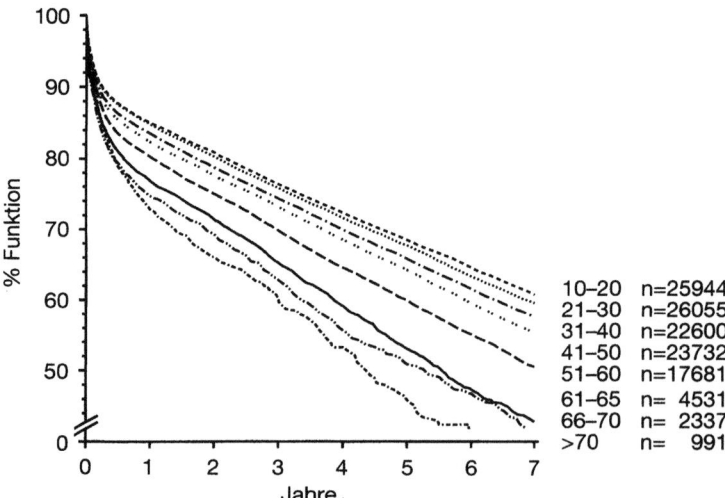

Abb. 1.1. Einfluss des Spenderalters auf das Transplantatüberleben nach Nierentransplantation. Intervall des Spenderalters und Anzahl der analysierten Transplantate sind am Ende jeder Kurve angegeben

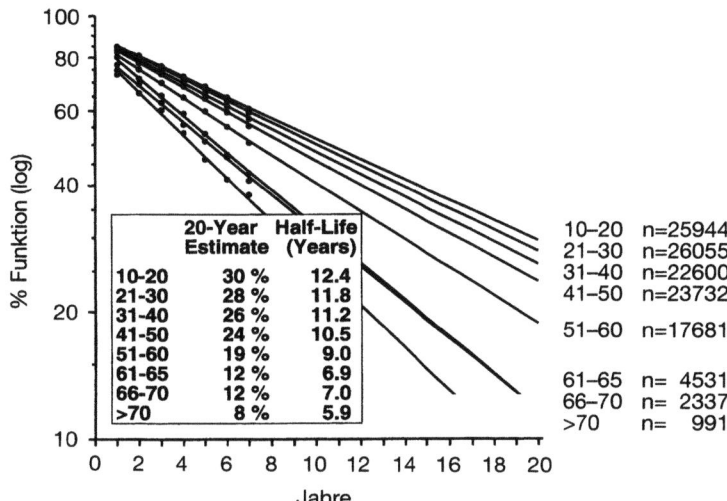

Abb. 1.2. Logarithmische Halbwertszeitberechnung zum Einfluss des Spenderalters auf das Transplantatüberleben. Intervall des Spenderalters und Anzahl der analysierten Transplantate sind am Ende jeder Kurve angegeben

Diese liegen bei einem Spenderalter zwischen 10 und 50 Jahren bei 24–30%. Bei einem Spenderalter von 61 Jahren und älter sinkt die erwartete Funktionsrate nach 20 Jahren auf 12% und niedriger.

Leider ist es nicht praktikabel, Organe von älteren Spendern von der Transplantation auszuschließen, da in allen Teilen der Welt ein Organmangel besteht. Im Gegenteil, die großen Organverteilungsorganisationen wie z.B. Eurotransplant in Europa beobachten, dass im Durchschnitt das Spenderalter zunimmt. Aufgrund der langen Wartelisten nimmt der Druck auf die Transplantationsteams zu, auch Organe, die für die Transplantation nicht optimal sind, zu akzeptieren.

Umso mehr sind Faktoren, die sich leichter beeinflussen lassen und ein realistisches Potential für eine Verbesserung der Langzeitergebnisse bieten, von besonderem Interesse. Auf zwei dieser Faktoren wird im Folgenden eingegangen.

Systolischer Blutdruck des Empfängers

Der systolische Blutdruck des Empfängers wirkt sich am stärksten auf das Nierentransplantatüberleben aus. Abbildung 1.3 zeigt den Einfluss des Blutdrucks auf das Transplantatüberleben ab einem Jahr nach Transplantation. Mit zunehmendem Blutdruck wird das Langzeitergebnis progressiv schlechter. Die Korrelation von Blutdruck und Langzeit-Transplantatüberleben ist dabei hoch signifikant (Regression $p < 0,0001$). Wir konnten bereits früher zeigen, dass diese Korrelation für Blutdruckmessungen in verschiedenen Zeitintervallen nach Transplantation gilt (Opelz et al. 1998).

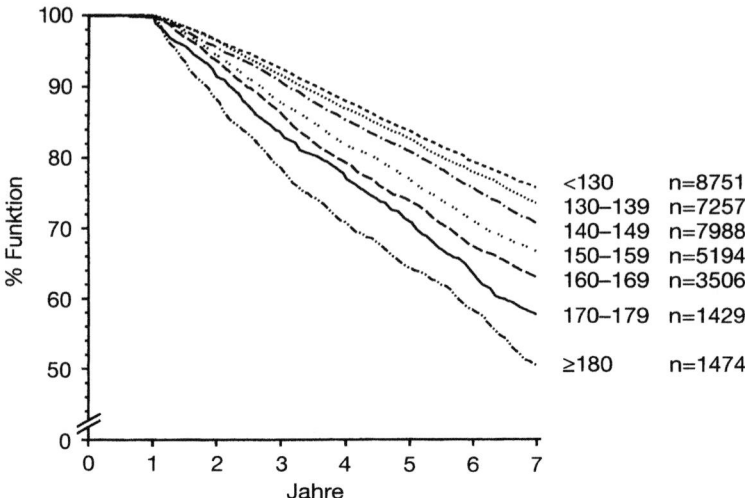

Abb. 1.3. Einfluss des systolischen Blutdrucks des Empfängers auf das Transplantatüberleben nach Nierentransplantation. Der Einfluss des Blutdrucks wurde ab einem Jahr nach Transplantation ausgewertet. Blutdruckintervall und Anzahl der analysierten Transplantate sind am Ende jeder Kurve angegeben

Auch hier ist das Risiko des Organverlustes für das jeweilige Blutdruckintervall konstant, sodass eine logarithmische Halbwertszeitberechnung möglich ist (Abb. 1.4).

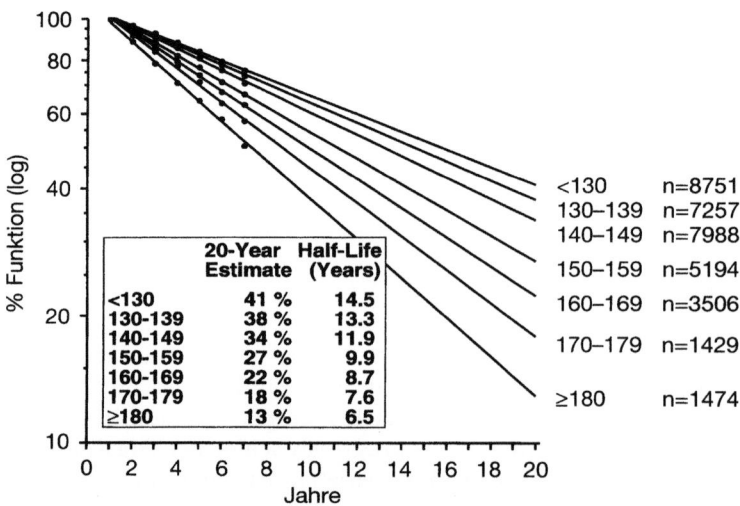

Abb. 1.4. Logarithmische Halbwertszeitberechnung zum Einfluss des systolischen Blutdrucks des Empfängers auf das Transplantatüberleben. Blutdruckintervall und Anzahl der analysierten Transplantate sind am Ende jeder Kurve angegeben

In der Patientengruppe mit einem Blutdruck unter 130 mmHg liegt die Halbwertszeit bei 14,5 Jahren. Ab einem systolischem Blutdruck von 160 mmHg liegt die geschätzte Transplantathalbwertszeit dagegen deutlich unter 10 Jahren.

Damit stellt die effektive Kontrolle des Blutdrucks einen Schlüssel für die Verbesserung des Langzeit-Transplantatüberlebens dar. Vor diesem Hintergrund ist es erstaunlich, dass mehr als die Hälfte der Patienten, die analysiert wurden, einen systolischen Blutdruck hatten, der mit einer verminderten langfristigen Organfunktion assoziiert war.

HLA-Kompatibilität

Ein weiterer Faktor, der sehr gut mit dem Langzeit-Transplantatüberleben korreliert, ist der Grad der HLA-Übereinstimmung, d.h. die Zahl der »HLA-Mismatchs« zwischen Empfänger und Spender (Opelz et al. 1999). Dabei zeigen die Daten der Collaborative Transplant Study, dass die Übereinstimmung der Antigene beider HLA-Klassen, Klasse I (HLA-A- und HLA-B-Antigen) und Klasse II (HLA-DR-Antigen), den Ausgang der Nierentransplantation beeinflussen (Abb. 1.5).

Deshalb sollten bei einem prospektivem HLA-Matching alle drei Genorte berücksichtigt werden. Eine mögliche Diskriminierung von Patienten mit seltenen HLA-Antigenen durch ein prospektives HLA-Matching könnte durch ein Modell, bei dem der HLA-Phenotyp des Patienten mit Punkten gewichtet wird, vermieden werden (Wujciak u. Opelz 1993). Die Korrelation von HLA-Übereinstimmung und Transplantatüberleben ist ebenfalls hoch signifikant (Regression $p < 0{,}0001$).

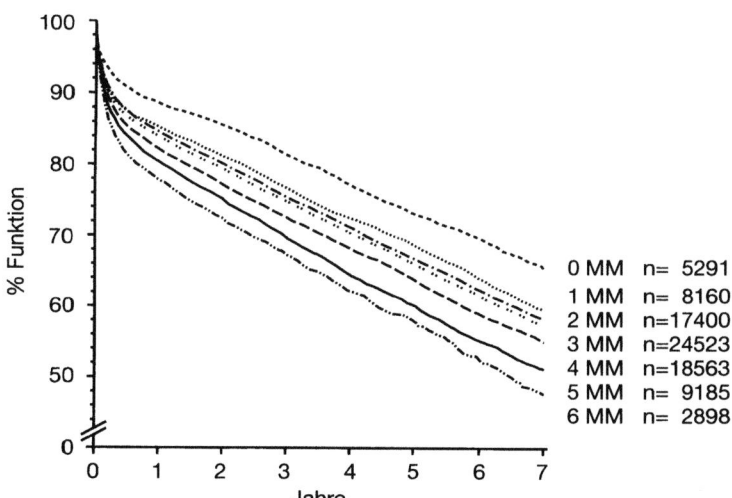

Abb. 1.5. Einfluss der HLA-Übereinstimmung auf das Transplantatüberleben nach Nierentransplantation. HLA-Mismatchs und Anzahl der analysierten Transplantate sind am Ende jeder Kurve angegeben

Diskussion

Die vorgestellten Ergebnisse sind insbesondere wichtig, da sich zwei der drei identifizierten Einflussfaktoren für eine prospektive Intervention eignen.

Die Erfahrungen von Eurotransplant zeigen die Realisierbarkeit des Transplantataustauschs mit dem Ziel einer Verbesserung der HLA-Übereinstimmung (De Meester et al. 1998; Eurotransplant 1999).

Hinsichtlich der Kontrolle des Blutdrucks scheint man sich einig zu sein, dass dies sinnvoll und machbar ist. Uns sind keine prospektiven Studien bekannt, die den Einfluss des Blutdrucks auf das Transplantatüberleben untersuchen würden. Es besteht Konsens darüber, dass eine kontrollierte Studie mit einer Patientengruppe, die nur eine suboptimale antihypertensive Behandlung erhält, ethisch nicht vertretbar wäre, da retrospektiv erhobene Daten klar für einen Einfluss des Blutdrucks auf das Transplantatüberleben sprechen. Es bleibt zu hoffen, dass der weitverbreitete Einsatz von rigorosen antihypertensiven Behandlungskonzepten zu einem verbesserten Langzeitüberleben von Nierentransplantaten beiträgt.

Literatur

Collaborative Transplant Study Newsletter 4 (1999) University of Heidelberg, Germany, http://www.ctstransplant.org/

Collaborative Transplant Study Newsletter 5 (1991) University of Heidelberg, Germany, http://www.ctstransplant.org/

De Meester J, Persijn GG, Wujciak T (1998) The new Eurotransplant Kidney Allocation System: report one year after implementation. Eurotransplant International Foundation. Transplantation. 1998 Nov 15;66(9):1154-9

Eurotransplant Newsletter 157:15, November 1999 Eurotransplant, Leiden, Niederlande

Kaplan EL, Meier P (1958) J AM Stat Assoc 53:457

Opelz G, Wujciak T, Döhler B (1999) HLA compatibility and organ transplant survival. Collaborative Transplant Study. Rev Immunogenet. 1999;1(3):334-42.

Opelz G, Wujciak T, Ritz E (1998) Association of chronic kidney graft failure with recipient blood pressure. Collaborative Transplant Study., Kidney Int 53(1):217-22

Wujciak T, Opelz G (1993) A proposal for improved cadaver kidney allocation. Transplantation. 1993 Dec;56(6):1513-7

II   Lebendspende – Organqualität

2 Risikofaktor Hirntod
Neue Argumente für die Lebendspende

J. Pratschke, S.G. Tullius, S. Jonas, P. Neuhaus

ZUSAMMENFASSUNG

Transplantate von nichtverwandten Lebendspendern zeigen eine signifikant bessere Kurzzeit- und Langzeitfunktion im Vergleich zu Transplantaten von hirntoten Organspendern. Neben der Ischämiezeit beeinflusst der Hirntod des Spenders entscheidend die Qualität des Transplantates.

Der Hirntod führt zu einer immunologischen Aktivierung des Spenderorgans und verschlechtert entscheidend die Qualität des Organs vor Transplantation. Nierentransplantate von allogenen und isogenen hirntoten Organspendern zeigen nach Transplantation eine zunehmende Dysfunktion mit signifikanter Proteinurie im Vergleich zu Lebendspenderorganen. Histologische Veränderungen sind in Organen von hirntoten Organspendern nach Transplantation deutlich früher ausgeprägt und resultieren in einer progredienten Organfibrose.

Unsere Ergebnisse demonstrieren, dass der Hirntod die initialen Ergebnisse beeinflusst und die Langzeitfunktion nach Organtransplantation reduziert. Die Spendervorbehandlung mittels Immunmodulation erscheint zur Verbesserung der Qualität hirntoter Spenderorgane sinnvoll.

Einleitung

Transplantate von nichtverwandten Lebendspendern zeigen unabhängig von der immunologischen Kompatibilität eine signifikant bessere Kurzzeit- und Langzeitfunktion im Vergleich zu Transplantaten von hirntoten Organspendern (Terasaki et al. 1995). Die Tatsache, dass das Überleben von Nierentransplantaten von unverwandten Lebendspendern identisch mit dem Organüberleben von verwandten Lebendspendern ist, demonstriert die Bedeutung antigenunabhängiger Faktoren und relativiert die Rolle von HLA-Unterschieden. Die Vermutung, dass das unterschiedliche Organüberleben nach Transplantation von Kadaver- und Lebendspenderorganen auf physiologischen und weniger auf genetischen Unterschieden beruht, führte zu Untersuchungen funktioneller und struktureller Veränderungen, assoziiert mit unspezifischer Organschädigung.

Allogenene Transplantate, sowohl von marginalen Spendern als auch von hirntoten Organspendern, scheinen zum Zeitpunkt der Entnahme immunologisch aktiviert. Somit initiieren oder amplifizieren sie zum Zeitpunkt der Transplantation die Immunantwort des Organempfängers. Das potentiell aktivierte Organ provoziert eine Interaktion zwischen unspezifischen proinflammatorischen Schäden und der zum Zeitpunkt der Reperfusion einsetzenden Immunantwort. Die Trigger dieser Interaktion können spenderassoziierte Risikofaktoren wie z. B. Alter, Hypertension, Diabetes mellitus oder die systemischen Effekte des Spenderhirntodes darstellen. Der Hirntod stellt einen antigenunabhängigen Leichenspender-spezifischen Risikofaktor dar, der bislang unzureichend berücksichtigt wurde. In nahezu allen experimentellen Studien zu transplantationsrelevanten Fragestellungen dienen junge, gesunde Lebendspendertiere als Organspender, im Gegensatz zur klinischen Situation, in der überwiegend Organe hirntoter Organspender zur Transplantation zur Verfügung stehen. Der hirntote Organspender erleidet typischerweise eine plötzliche, irreversible und ausgeprägte Schädigung des zentralnervösen Systems. In Tiermodellen wurde demonstriert, dass die Funktion und Struktur peripherer Organe durch den Faktor Hirntod signifikant beeinflusst wird (Takada et al. 1998). Die Ätiologie des Hirntodes erscheint im Hinblick auf die Organqualität von entscheidender Bedeutung; so ist die Hämodynamik des hirntoten Spenders nach einer langsam einsetzenden graduellen Hirntodinduktion deutlich stabiler als nach einem plötzlichen explosiven zentralneurologischen Trauma (Shivalkar et al. 1992). Wir demonstrierten in unseren Untersuchungen, dass der Hirntod des Spenders den Ischämie-/Reperfusionsschaden und die Frequenz und Intensität sowohl der akuten als auch der chronischen Abstoßungsreaktion nach allogener Nierentransplantation signifikant beeinflusst (Pratschke et al. 2000, Kusaka et al. 2000, Wilhelm et al. 2000). Der vorliegende Artikel diskutiert anhand experimenteller und klinischer Daten die Auswirkungen des Risikofaktors Hirntod auf die Transplantatqualität und die Auswirkungen auf Rejektionen und funktionelle Veränderungen nach Nierentransplantation.

Material und Methoden

In allen Experimenten wurden erwachsene, männliche Inzuchtratten (Harlan-Sprague-Dawley, Indianapolis, USA) als Empfänger oder Spender verwendet. Unmodifizierte Lewis-Ratten (LEW, RT1) dienten als Empfänger isogener (LEW, RT1) und allogener renaler Transplantate von Fisher-344-Spendern (F344, RT1). Eine linksseitige orthotope Nierentransplantation im Rattenmodell wurde durchgeführt. Die durchschnittliche Ischämiezeit betrug 20 min, die kontralaterale Nephrektomie der Empfängertiere wurde nach 10 Tagen durchgeführt. Als Kontrollgruppe dienten anästhesierte und beatmete F344- und Lewis-Ratten (250–300 g KG), in der experimentellen Gruppe wurden hirntote beatmete Tiere verwendet. Es erfolgte die Definition der Organqualität zum Zeitpunkt der Transplantation und die Bestimmung des Ischämie-/Reperfusionsschadens anhand serieller Untersuchungen. Zur Bestimmung chronischer Veränderungen wurden Nierentransplantate hirntoter F344-Spender in Lewis-Empfänger (allogene Kombination, CsA 1,5 mg/kg/d×10 d) sowie Lewis-Spender in Lewis-Empfängern (isogene Kombination) über einen Zeitraum von 1 Jahr untersucht und mit Transplantaten von Lebendspendertieren verglichen. Zur Definition der Nierenfunktion erfolgten Kreatinin- und Proteinbestimmungen in 4-wöchentlichem Abstand. Semiquantitative morphologische Analysen wurden nach 2, 8, 12, 16, 24, 32, 40, 48 und 52 Wochen, in Kombination mit immunhistologischen und molekularbiologischen Untersuchungen (RT-PCR: TNF-α, MCP-1, IL-1β, TGF-β) durchgeführt.

Hirntodmodell

In der experimentellen Gruppe wurden hirntote Spendertiere verwendet. Nach Narkoseeinleitung (Ätherinhalationsnarkose) wurde zur invasiven Blutdruckmessung die Arteria femoralis intubiert (PE50, Becton, Dickinson Co.). Die Ableitung der Hirnströme und die Dokumentation des Hirntodes erfolgte mittels EEG (Grass Instruments Co.). Die Tiere wurden nach Narkoseeinleitung intubiert; während maschineller Beatmung wurde ein kranielles Bohrloch am dorsoparietalen Schädel angelegt. Nach Insertion eines Fogarty-Katheters (A3F, Baxter Healthcare Co.) erfolgte unter kontinuierlicher Blutdruckkontrolle und EEG-Monitoring die intrakranielle Drucksteigerung mittels langsamer Insufflation des Katheters. Das Ballonvolumen von 200 ± 25 µl führte konstant und reproduzierbar zur Induktion des Hirntodes mit Apnoe, lichtstarren Pupillen und einer Nulllinienableitung mittels EEG. Die Tiere wurden für 6 Stunden beatmet (100 Zyklen/min, Tidalvolumen 2,0 ml), anschließend die linke Niere entnommen und transplantiert. Die Körpertemperatur wurde mittels eines Heizkissens $>36\,°C$ adjustiert. Scheinoperierte Lebendspendertiere dienten als Kontrollen (Pratschke et al. 2000).

Ergebnisse

Während der Inflation des Katheters und der Auslösung des Hirntodes reagierten die Tiere uniform mit einem schnellen Anstieg des mittleren arteriellen Blutdruckes (Mittel nach 10 min 206 ± 38 mmHg) für eine Dauer von 15–30 min. Im weiteren Verlauf zeigten die hirntoten Tiere stabile, normotensive Druckwerte während der Beatmungsperiode (Mittel 92 ± 12 mmHg). Die Ableitung der Hirnströme bestätigte 30 min nach Induktion bei allen Tieren den Hirntod, im Vergleich zur physiologischen Aktivität bei beatmeten, anästhesierten Kontrolltieren. Transplantate von hirntoten Spendern wurden im Vergleich zur Kontrollgruppe (40 ± 25 Tage, SEM±SD) signifikant schneller (20 ± 15 Tage, SEM±SD, $p=0,01$) von unmodifizierten Empfängern abgestoßen.

In der histologischen Untersuchung des zellulären Infiltrates 6 Stunden nach Transplantation zeigte sich in Organen von hirntoten Organspendern eine frühere und intensivere Infiltration mit Leukozyten und Neutrophilen als in Organen von Lebendspendern (Leukozyten 18±2,9 vs. 6,3±1,3, Neutrophilen 7,2±3,2 vs. 0,6±0,2, Zellen/Sichtfeld, ×400). Zusätzlich fand sich 24 Stunden, 3 und 7 Tage nach Transplantation in Organen von hirntoten Spendern ein dichteres Infiltrat immunkompetenter Zellen. Die Anzahl von Leukozyten, Neutrophilen, Monozyten und Makrophagen war im Vergleich zu Lebendspenderorganen signifikant erhöht. Die Expression von Aktivierungsmarkern auf Leukoyzten war in der Gruppe der hirntoten Organspender im Vergleich zu Kontrolltieren zeitlich früher und stärker ausgeprägt (24 h, TCR 8,3±3,1 vs. 4,2±1,8, Zellen/Sichtfeld, ×400). Die immunhistochemische Untersuchung von Nierengewebe 6 Stunden nach Transplantation demonstrierte eine frühzeitige Expression von Selektinen, ICAM und C3 auf Gefäßendothelien ur ˙ in Glomeruli; TNF-α- und INF-γ-Ablagerungen ließen sich im renalen Interst......m und an tubulären Zellen nachweisen. Nach 24 Stunden zeigte sich in der hirntoten Spendergruppe die Expression von MCP-1, MIP-1α und RANTES auf endothelialen Zellen und glatter Muskulatur von Gefäßen, mit zunehmender Dichte nach 3 bzw. 7 Tagen. IL-8 und IL-2R wurden vor allem auf mononukleären Zellen in der experimentellen Gruppe exprimiert. Als Marker für gesteigerte Immunogenität des Transplantates fand sich die Expression von MHC-Klasse-II-Komplexen bereits 24 Stunden nach Transplantation auf infiltrierenden Zellen und auf Gefäßendothelien von Gefäßen von hirntoten Spenderorganen (Abb. 2.1).

Im Gegensatz dazu ließ sich in der Lebendspendergruppe 6 bzw. 24 Stunden nach Transplantation keine Expression von Adhäsionsmolekülen, Komplementfaktoren oder Zytokinen nachweisen. An Tag 3 und 7 waren die inflammatorischen Veränderungen einschließlich dem zellulären Infiltrat und der Zytokinexpression in der Lebendspendergruppe deutlich weniger ausgeprägt als in den akzeleriert abgestoßenen Organen von Kadaverspendern.

Tiere mit allogenen Transplantaten von hirntoten Spendern zeigten eine signifikant reduzierte Langzeitfunktion im Vergleich zu Tieren mit Transplantaten von Lebendspendern (p<0,01). Nierentransplantate von allogenen Kadaverspendern zeigten ab der 6. Woche eine signifikante Steigerung der Proteinurie (p<0,001) und ab der 16. Woche signifikant erhöhte Serumkreatininwerte im Vergleich zu Lebendspenderorganen (p<0,01). Während des gesamten Beobachtungszeitraumes zeigten sich signifikant ausgeprägtere histologische Veränderungen in Transplantaten von hirntoten Spendern (p<0,0001). Leukozytäre Infiltrate und tubuläre Schäden waren ebenso wie interstitielle Fibrose und Glomerulosklerose im Vergleich zu Lebendspendern signifikant vorangeschritten (p<0,0001). Im Gegensatz dazu konnten keine Unterschiede in Bezug auf das Ausmaß der Arteriosklerose gezeigt werden (p=NS). Ein ähnliches Bild zeigte sich bei der Untersuchung der isogenen Transplantate. Acht Wochen nach Transplantation enwickelten Transplantate von Kadaverspender eine signifikant höhere Proteinurie (p<0,001), nach 32 Wochen zeigten Tiere mit Kadavernieren signifikant höhere Retentionswerte (p<0,01). Die histologischen Untersuchungen erbrachten signifikante Unterschiede in Bezug auf tubuläre Schäden, intersti-

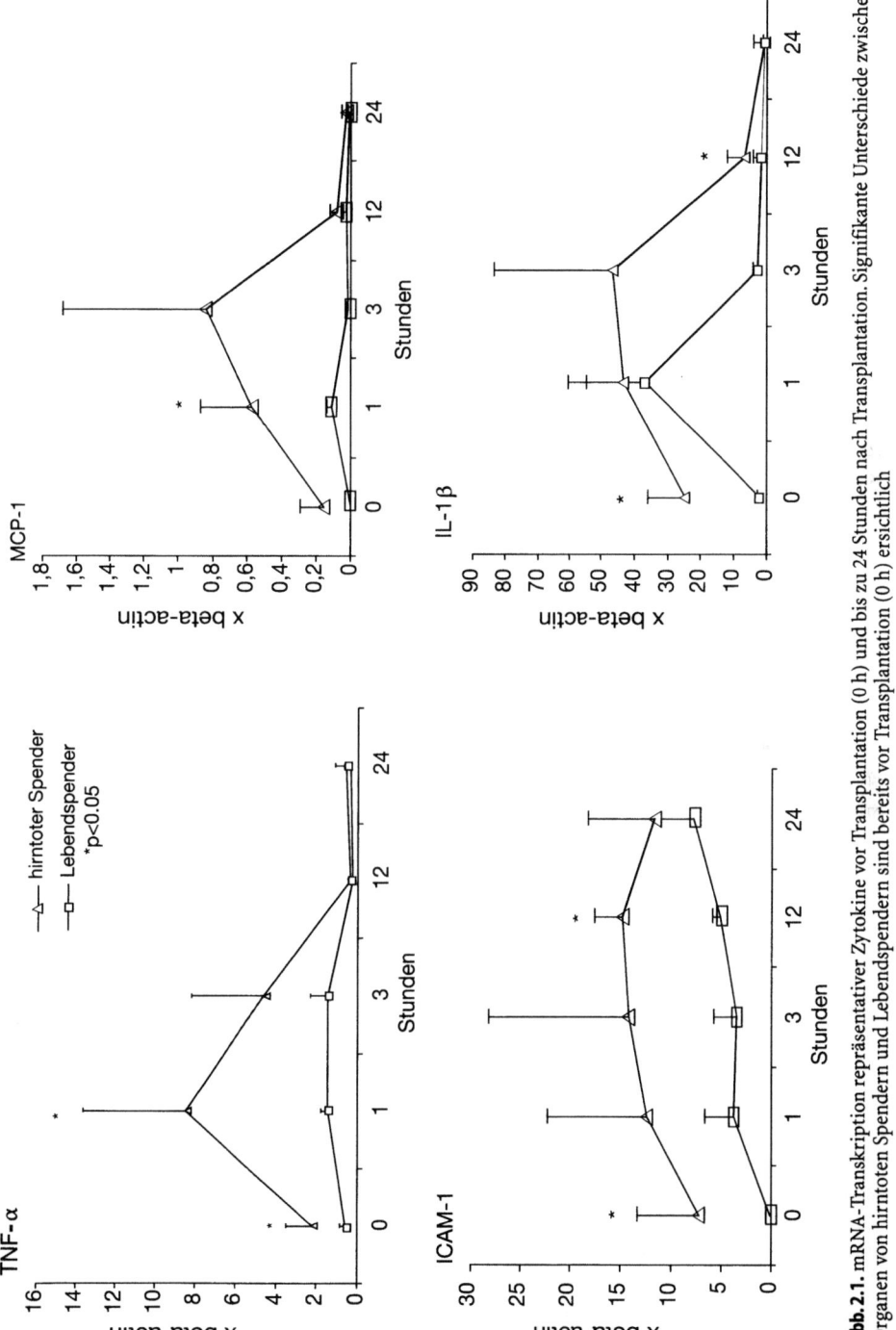

Abb. 2.1. mRNA-Transkription repräsentativer Zytokine vor Transplantation (0 h) und bis zu 24 Stunden nach Transplantation. Signifikante Unterschiede zwischen Organen von hirntoten Spendern und Lebendspendern sind bereits vor Transplantation (0 h) ersichtlich

tielle Fibrose und Glomerulosklerose (p < 0,001); wie schon bei den Allotransplantaten zeigte sich kein Unterschied bei der Ausprägung der Arteriosklerose. Immunhistologische Untersuchungen bestätigten die Unterschiede zwischen den Spendergruppen, sowohl bei isogenen als auch bei allogenen Transplantaten, und zeigten eine signifikant erhöhte Infiltration des Nierengewebes mit aktivierten Leukozyten und einer gesteigerten Expression vom ICAM-1. Molekularbiologische Untersuchungen demonstrierten in der RT-PCR eine gesteigerte Transkription von TNF-α und IL-1β bis zu 24 Wochen und von MCP-1 und TGF-β während des gesamten Beobachtungszeitraumes in der allogenen Versuchsgruppe. In der isogenen Kombination zeigten sich vergleichbare Unterschiede auf niedrigerem Niveau (Abb. 2.2).

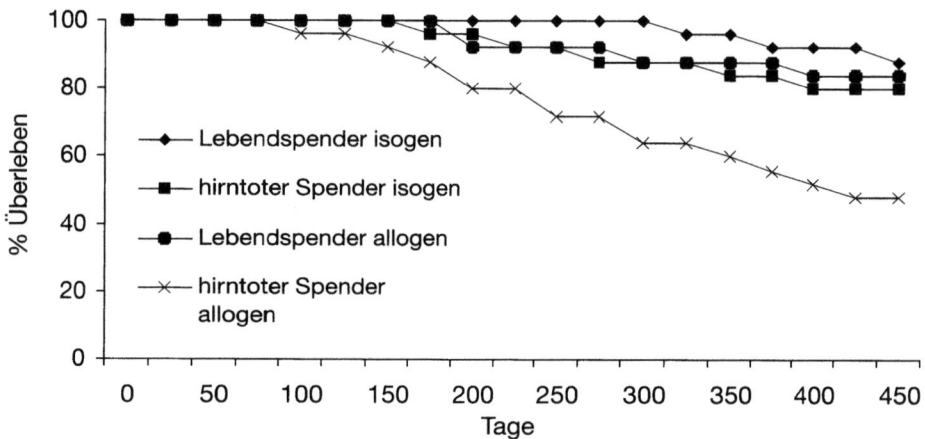

Abb. 2.2. Überlebenszeiten nach isogener und allogener Nierentransplantation. Organe von hirntoten Spendern zeigen sowohl nach isogener (n = 25) als nach allogener Transplantation (n = 25) signifikant reduziertes Überleben im Vergleich zur entsprechenden Lebendspender-Kontrollgruppe (p < 0,05)

Diskussion

Bereits in den achtziger Jahren wurden die ersten Untersuchungen zum Hirntod des Organspenders durchgeführt und eine signifikant reduzierte Funktion von Organen von hirntoten Spendern im Vergleich zu Lebendspendern beobachtet (Novitzky et al. 1988). Die Untersucher beschrieben morphologische und funktionelle Veränderungen vor allem an Herzen hirntoter Organspender in experimentellen und klinischen Modellen. Im Myokard zeigten sich neben einer ödematösen Auflockerung der myozytären Strukturen vor allen Infiltrate mit Monozyten. In Nieren und Lungen derselben Spender fanden sich ebenfalls strukturelle Veränderungen (Wicomb et al. 1986). Die Stukturveränderungen führten die Untersucher vor allem auf hormonelle und metabolische Entgleisungen zurück, Veränderungen des Kortisolspiegels und T3 in Kombination mit Azidose scheinen in diesem Zusammenhang von Bedeutung (Novitzky et al. 1987).

Unsere Arbeitsgruppe untersuchte in einem experimentellen Hirntodmodell die Hypothese, dass der Risikofaktor Hirntod prospektive Transplantate immunologisch aktiviert und die Funktion nach Transplantation entscheidend beeinflusst.

Der Hirntod des Spenders und die unter dem Begriff »autonomer Sturm« zusammengefassten Veränderungen beinhalten massive Blutdruckschwankungen, Hypotension, Koagulopathien, Elektrolyt- und Hormonentgleisungen (Pratschke et al. 1999). Der hypertensiven Stressreaktion nach Induktion des Hirntodes folgen normotensive und im weiteren Verlauf hypotensive Phasen mit kardiopulmonaler Instabilität. Der gesamte Organismus ist einer massiven sympathogenen Stimulation, vermittelt durch systemisch oder endogen freigesetzte Katecholamine, ausgesetzt. Der Katecholaminsturm führt aufgrund eines erhöhten Gefäßwiderstandes zu Veränderungen der Organperfusion. Die Erhöhung des Gefäßwiderstandes durch den Faktor Hirntod resultiert, trotz eines erhöhten systemischen Perfusionsdruckes, in einer signifikanten Reduktion der Organperfusion (Herijgers et al. 1996). Die Konsequenz dieser Veränderungen ist ein frühzeitiges Einsetzen ischämischer Organschäden, die am Herzen durch einen massiven Anstieg der myokardialen Nachlast und dem Anstieg des myokardialen Sauerstoffbedarfs verstärkt werden.

Der autonome Sturm führt auf zellulärer Ebene zu einem plötzlichen Anstieg des zytosolischen Kalziums, die Konzentrationssteigerung wiederum aktiviert die Aktivität von Lipasen, Proteasen, Endonukleasen und NO-Synthetase. Dieser Aktivierung folgt eine Steigerung der Produktion freier Radikale und die Unterbrechung der ATP-Produktion. Diese Effekte sind diametral zur Zellfunktion und tragen somit zum Organversagen nach Transplantation von Organen von hirntoten Spendern bei (Novitzky 1997).

Experimentell zeigt sich, dass das Ausmaß des autonomen Sturmes, die Freisetzung von Katecholaminen und die nachfolgenden hämodynamischen Veränderungen entscheidend von der Art und Dynamik des Hirntodes beeinflusst werden (Gramm et al. 1992). Die kardiovaskulären Veränderungen sind bei langsamer kontinuierlicher Hirndrucksteigerung deutlich reduziert, im Gegensatz dazu zeigt sich bei der explosiven, schnellen Hirntodinduktion eine deutliche Tendenz zum hämodynamischen Zusammenbruch mit nachfolgender Hypotension. Das klinische Management des hirntoten Organspenders sollte die Sicherstellung einer suffizienten Organperfusion gewährleisten, diese ist bevorzugt durch Volumensubstitution und Aufrechterhaltung der kardialen Pumpfunktion in Verbindung mit einem ausreichenden Perfusionsdruck peripherer Organe zu erreichen.

Obwohl die meisten Untersucher die Zerstörung der hormonellen Hypothalamusfunktion akzeptieren, sind die verfügbaren experimentellen und klinischen Daten über hormonelle Veränderungen während und nach zentralneurologischer Verletzungen widersprüchlich (Gramm et al. 1992; Harms et al. 1993). Die hormonellen Veränderungen werden in 2 Kategorien eingeteilt: Veränderungen assoziiert mit dem autonomen Sturm präsentieren einen vorübergehenden und plötzlichen Anstieg der Katecholaminkonzentration, hormonelle Veränderungen nach Unterbrechung der hypothalamischen Regulationsfunktion führen zur Auslösung eines neurogenen Diabetes insipidus und dem Absinken der Thyroid-

und Kortisonkonzentrationen. Experimentell konnten die Effekte der hormonellen Depletion sowie der Verlust der zellulären Energiespeicher durch eine kombinierte Therapie mit T3, Kortisol und Insulin weitgehend therapiert werden (Novitzky et al. 1987).

Andererseits zeigten klinische Untersuchungen beim humanen Spender nur minimale hormonelle Veränderungen, die nicht notwendigerweise zum endokrinen Versagen führen; eine suffiziente, zumindest minimale Hormonfunktion bleibt bei vielen Patienten über längere Zeitperioden erhalten (Gramm et al. 1992). Die überwiegende Zahl klinischer Studien zum hormonellen Status des hirntoten Spenders berichtet über reduzierte fT3-Konzentrationen; Veränderungen bei anderen Hormonen (z. B. TSH, T4, Kortison) sind variabel. Die Korrelation zwischen Hormonkonzentrationen und hämodynamischen Parametern sowie der Organfunktion nach allogener Transplantation sind ebenfalls sehr unterschiedlich, bislang sind keine signifikanten Zusammenhänge erkennbar.

Das Wissen über die Effekte des Spenderhirntodes auf die Zytokinexpression in peripheren Organen ist limitiert. Das prospektive Transplantat wird im hirntoten Spender durch die hirntodvermittelte Hypoperfusion und direkte katecholamininduzierte Widerstandserhöhung mit Perfusionsverminderung geschädigt. Im weiteren Verlauf wird das Transplantat durch die kalte Ischämiezeit und das chirurgische Transplantationsprozedere weiter geschädigt. Diese Faktoren induzieren eine erhöhte Transkription und Expression von Zytokinen im Vergleich zu idealen Lebendspenderorganen. In klinischen Untersuchungen hirntoter Patienten konnte eine erhöhte Konzentration des proinflammatorischen Zytokins IL-6 nachgewiesen werden, im Zusammenhang mit zerebraler Ischämie wurde über erhöhte Konzentrationen von TNF-α und IL-6 berichtet (Amado et al. 1995).

Experimentelle Untersuchungen demonstrierten einen Zusammenhang zwischen Spenderhirntod und immunologischer Organqualität. Nach der Auslösung eines explosiven schnellen Hirntodes wurde die vermehrte Freisetzung und Produktion von Lymphozyten und Makrophagen-assoziierten Zytokinen in peripheren Organen beobachtet (Takada et al. 1998). Die Hypothese, dass der Faktor Hirntod die Immunogenität prospektiver Transplantate erhöht, wird durch die akzelerierte Abstoßung von Organen hirntoter Spender in experimentellen Nieren- und Herztransplantationsmodellen unterstützt. Das Ausmaß des Ischämie-/Reperfusionsschaden und die Frequenz und Intensität akuter Rejektionen ist im Vergleich zu Organen von idealen Lebendspendern signifikant erhöht. Diese Ergebnisse unterstützen morphologische Untersuchungen nach klinischer Nierentransplantation, die anhand von Biopsien demonstrierten, dass die Frequenz akuter Rejektionen nach Transplantation von Kadavernieren im Vergleich zu Lebendspendernieren signifikant höher ist (Koo et al. 1999). Akute Rejektionen in der Frühphase nach Transplantation sind signifikante Risikofaktoren für die Langzeitfunktion des Transplantates, diese Zusammenhänge wurden klinisch und experimentell eindeutig belegt (Tullius et al. 1998).

Der Hirntod des Spenders steigert die Immunogenität des Transplantates durch hormonelle Veränderungen, durch direkt katecholaminvermittelte Toxizität und durch eine früh einsetzende und anhaltende Mikrozirkulationsstörung in peripheren Organen. Die ischämische Schädigung setzt sich zusammen aus warmer Ischämie während und nach dem Hirntod, einer warmen Ischämie während der Spenderoperation und einer Phase der kalten Ischämie während der Konservierungs- und Transportphase. Sowohl die Summe der ischämischen Schädigungen als auch die nachfolgende Reperfusion tragen zur Transplantatschädigung bei.

Der Reperfusionsschaden nach Transplantation wird teils durch eine Verlängerung der fokalen Ischämie (»non-reflow«), teils durch die Interaktion proinflammatorischer Mediatoren und immunkompetenter Zellen (»reflow paradox«) vermittelt. Diese Interaktionen führen zum »rolling effect«, der eine zunehmende Verlangsamung des intravaskulären Leukozytenflusses beschreibt; es kommt zu Interaktionen zwischen Leukozyten und endothelialen Zellen mit einer erhöhten Frequenz infiltrierender immunkompetenter Zellen (Okamoto et al. 1998). Als Antwort sowohl auf spezifische als auch auf unspezifische Schädigungen exprimieren endotheliale Zellen Adhäsionsmoleküle (Selektine), die die nachfolgende Immunantwort entscheidend modulieren. Adhärente Leukozyten reagieren mit der Expression einer Reihe von Adhäsionsmolekülen (»intercellular adhesion molecule«, »vascular cell adhesion molecule«, »leukocyte-function associated-1«), der Freisetzung proinflammatorischer Lymphokine (TNF-α, INF-γ) und der Expression von MHC-I- und -II-Komplexen. Die Gesamtheit der immunmodulatorischen Veränderungen führt zu einer gesteigerten Immunogenität des Transplantates mit einer erhöhten Frequenz akuter Abstoßungsreaktionen (Pratschke et al. 2000). Die Frequenz und Intensität akuter Abstoßungsreaktionen beeinflusst entscheidend das Langzeitüberleben des Transplantates. Die immunologischen Veränderungen der endothelialen Zelloberfläche und die daraus resultierende Immunogenität des Transplantates beginnen sofort nach der zentralneurologischen Schädigung und sind teilweise durch eine massive Katecholaminfreisetzung erklärt. Diese Hypothese wird durch die Beobachtung gestützt, dass schon die kurzzeitige Gabe von Katecholaminen die Transplantatfunktion nach experimenteller Herztransplantation entscheidend verschlechtert (Pienaar et al. 1990).

Wir zeigten in unseren Untersuchungen, dass neben dem Ischämie-/Reperfusionsschaden und der Intensität und Frequenz akuter Abstoßungsreaktionen sowohl chronische Dysfunktion als auch der Funktionsverlust bei Transplantation mit Organen von Kadaverspendern signifikant früher auftreten. Dies ist die Konsequenz einer erhöhten Immunogenität des Kadaverspendertransplantates bereits vor Transplantation. Diese Befunde erklären teilweise die klinische Beobachtung, dass Transplantate von Lebendspendern trotz immunologischer Matching-Nachteile einen besseren Kurz- und Langzeitverlauf zeigen. Die Definition der durch den Spenderhirntod verursachten Veränderungen sowie deren besseres Verständnis ermöglichen eine gezielte Spendervorbehandlung vor Transplantation.

Die Arbeit wurde mit DFG-Mitteln gefördert (Pr 578/2-2)

Literatur

Amado JA, Lopez-Espadas F, Vasquez-Barquero A et al. (1995) Blood levels of cytokines in brain dead patients: relationship with circulating hormones and acute phase reactants. Metabolism 44: 812

Gramm HJ, Meinhold H, Bickel U et al. (1992) Acute endocrine failure after brain death? Transplantation 54: 851

Harms J, Isemer FE, Kolenda H. (1993) Hormonal alteration and pituitary function during course of brain stem death in potential organ donors. Transplantation 56:363

Herijgers P, Leunens V, Tjandra-Maga TB, Mubagwa K, Flameng W (1996) Changes in organ perfusion after brain death in the rat and its relation to circulating catecholamines. Transplantation 62: 330

Koo DD, Welsh KI, McLaren AJ, Roake JA, Morris PJ, Fuggle SV (1999) Cadaver versus living donor kidneys: impact of donor factors on antigen induction before transplantation. Kidney Int 56:1551–1559

Kusaka M, Pratschke J, Wilhelm MJ et al. (2000) Activation of proinflammatory mediators in rat renal isografts by donor brain death. Transplantation 69:405

Novitzky D, Cooper DKC, Reichart B (1987) Hemodynamic and metabolic response to hormonal therapy in brain-dead potential organ donors. Transplantation 43:852

Novitzky D, Cooper DKC, Rose AG, Reichart B (1988) Injury of myocardial conduction tissue and coronary artery smooth muscle following brain death in the baboon. Transplantation 45:964

Novitzky D (1997) Detrimental effects of brain death on the potential organ donor. Trans Proc 29:3770

Okamoto S, Corso CN, Nolte D et al. (1998) Impact of brain death on hormonal homeostasis and hepatic microcirculation of transplant organ donors. Transpl Int 11:404

Pienaar H, Schwartz I, Roncone A, Lotz Z, Hickman R (1990) Function of kidney grafts from brain-dead donor pigs. Transplantation 50:580

Pratschke J, Wilhelm MJ, Kusaka M, Basker M, Cooper DKC, Tilney NL (1999) Brain death and its influence on donor organ quality and outcome after transplantation. Transplantation 67:343

Pratschke J, Wilhelm MJ, Kusaka M et al. (2000) Accelerated rejection of rat renal allografts from brain dead donors. Ann Surg 232:263

Pratschke J, Wilhelm MJ, Kusaka M, Laskowski I, Tilney NL (2000) A model of gradual onset brain death for transplant-associated studies in rats. Transplantation 69(3):427–430

Shivalkar B, Van Loon J, Wieland W et al. (1992) Variable effects of explosive or gradual increase of intracranial pressure on myocardial structure and function. Circulation 87:230

Takada M, Nadeau KC, Hancock WW et al. (1998) Effects of explosive brain death on cytokine activation of peripheral organs in the rat. Transplantation 65:1533

Terasaki PI, Cecka JM, Gjertson DW, Takemoto S (1995) High survival rates of kidney transplants from spousal and living-related donors. N Engl J Med 333:333

Tullius SG, Nieminen M, Bechstein WO et al. (1998) Contribution of early acute rejection episodes to chronic rejection in a rat kidney retransplantation model. Kid Int 53:465

Wicomb WN, Novitzky D, Cooper DK, Rose AG (1986) Forty-eight hours hypothermic perfusion storage of pig and baboon hearts. J Surg Res 40:276

Wilhelm MJ, Pratschke J, Beato F et al. (2000) Activation of the heart by donor brain death accelerates acute rejection after transplantation. Circulation 102: 2426

3 Effekte einer Vasopressorenbehandlung hirntoter Organspender auf das Transplantatüberleben*

P. Schnuelle, S. Berger, J. de Boer, G. Persijn, F.J. van der Woude

ZUSAMMENFASSUNG

Epidemiologische Daten belegen höhere Funktionsraten nach Lebendnierentransplantation selbst im Vergleich zu optimal gematchten Nieren von hirntoten Spendern. Als direkte Folge der schweren Hirnschädigung kommt es zu vermehrter Expression transplantationsrelevanter Gewebsantigene und vaskulärer Adhäsionsmoleküle in peripheren Organen. Im Transplantationsmodell werden Organe von hirntoten Tieren häufiger abgestoßen als von nichthirntoten narkotisierten Spendertieren. Klinische Daten deuten darauf hin, dass die Applikation von adrenergen Substanzen bei hirntoten Spendern vor der Organentnahme zu weniger akuten Abstoßungsepisoden nach Nierentransplantation führt und auch die Transplantatfunktionsrate im Langzeitverlauf verbessert. Nach 4 Jahren ist der günstige Effekt quantitativ vergleichbar mit prospektivem HLA-Matching auf Klasse-I- oder -II-Antigenen. Diese Effekte sind durch hämodynamische Wirkungen der Katecholamine allein nicht zu erklären. In Zellkultur hemmen adrenerge Substanzen bei klinisch relevanten Konzentrationen die durch TNF-α oder IL-1β stimulierte Expression von Adhäsionsmolekülen (E-Selektin, VCAM) auf Endothelzellen. Zudem vermag Dopamin das protektive Enzym Hämoxygenase-1 zu induzieren, das das Transplantat vor oxidativem Stress schützen könnte. Eine optimierte organprotektive Therapie, die bereits vor der Explantation einsetzt und die selektive Gabe von Katecholaminen einschließt, könnte die Langzeitergebnisse nach Nierentransplantation ohne den Preis von Nebenwirkungen für den Transplantatempfänger maßgeblich verbessern.

Einleitung

Nierentransplantationen werden weltweit routinemäßig durchgeführt und haben in den letzten Jahren einen hohen Erfolgsstandard erlangt. Vor allem der Ent-

---

* Dieser Beitrag beruht in wesentlichen Teilen auf der von den Autoren in der Zeitschrift Transplantation veröffentlichten Originalarbeit (Schnuelle et al. 2001)

wicklung und Verfügbarkeit moderner Immunsuppressiva mit hochspezifischem Wirkmechanismus ist es zu verdanken, dass die Erfolgsquote 1 Jahr nach Erstnierentransplantation heute bei über 90% liegt. Dennoch bleibt das Problem der chronischen Transplantatnephropathie als Hauptursache für die begrenzte Lebensdauer der übertragenen Organe ungelöst. Die überwiegende Mehrzahl der durchgeführten Nierentransplantationen erfolgt von hirntoten Spendern, auch wenn aufgrund eines eklatanten Organmangels zunehmend Nieren von Lebendspendern verpflanzt werden. Daten aus den großen Transplantationsregistern belegen bessere Ergebnisse nach Lebendtransplantation auch von nichtverwandten Spendern (Terasaki et al. 1995). Dies impliziert, dass nach epidemiologischen Gesichtspunkten der Hirntod als eigenständiger Risikofaktor für die Entwicklung der chronischen Transplantatdysfunktion im Langzeitverlauf aufzufassen ist. Neuere Befunde deuten darauf hin, dass es im Gefolge einer schweren traumatischen oder ischämischen Schädigung des Gehirns zu erheblichen Veränderungen in peripheren Organen im Sinne einer »Injury Response« kommt. Immunhistochemische Untersuchungen belegen eindrucksvoll die vermehrte Expression vaskulärer und tubulärer Adhäsionsmoleküle sowie des MHC II in Nieren von hirntoten Organspendern (Koo et al. 1999). Im Tiermodell werden Transplantate von hirntoten Spendern schneller und häufiger abgestoßen als die von narkotisierten Tieren (Pratschke et al. 1999). Diese Beobachtungen lassen sich sehr gut mit der »Danger«-Hypothese in Einklang bringen, die auf dem theoretischen Konzept von P. Matzinger basiert (Matzinger 1994), wonach beide Faktoren gleichermaßen von Bedeutung für die Generierung einer Alloimmunantwort sind: das Erkennen von Fremdantigenen, definiert durch das Mismatch transplantationsrelevanter Alloantigene zwischen Spender und Empfänger, und das Ausmaß der zellulären Schädigung, bedingt durch den Hirntod und/oder den Transplantationsprozess selbst (Lu et al. 1999).

Auf der Suche nach Einflussgrößen, die spenderseitig klinisch bedeutsam für den Posttransplantationsverlauf sind, konnten wir im eigenen Krankengut anhand einer Fall-Kohorten-Studie zeigen, dass Nieren von hirntoten Organspendern innerhalb des ersten Monats nach Transplantation signifikant seltener abgestoßen werden, wenn der Spender auf Intensivstation vor der Explantation Dopamin und/oder Noradrenalin als Dauertropfinfusion erhalten hatte. Der günstige Effekt der Katecholamintherapie offenbarte sich unabhängig von HLA-Match und Art der immunsuppressiven Therapie und war bei multivarianter Cox-Regression und einer medianen Beobachtungsdauer von 3,7 Jahren mit einer verbesserten Transplantatfunktionsrate im Langzeitverlauf assoziiert (Schnuelle et al. 1999). Im Folgenden werden die Ergebnisse einer breit angelegten Kohortenstudie auf Eurotransplantebene dargestellt, die den Stellenwert einer potentiell organprotektiven Therapie mit adrenergen Substanzen auf der Basis eines multizentrischen Transplantationsregisters evaluiert (Schnuelle et al. 2001). Dabei wird auch auf die Problematik nichtrenaler Organe im Rahmen einer Multiorganspende eingegangen. Schließlich werden die klinisch epidemiologischen Daten im Kontext mit neueren Befunden zur Interaktion von Katecholaminen und Immunsystem auf molekularer Ebene diskutiert.

Material und Methoden

Die hier dargestellte retrospektive Kohortenstudie (Schnuelle et al. 2001) basiert auf dem Transplantationsregister von Eurotransplant (ET). Primär eingeschlossen wurden alle Transplantatempfänger, die im Zeitraum zwischen dem 1. Januar und dem 31. Dezember 1993 ein Organ von einem hirntoten Spender erhalten hatten. Spenderbezogene Daten wurden aus standardisierten Protokollen (Necro Kidney Reports) extrahiert, wie sie bei jeder im ET-Bereich durchgeführten Nierenentnahme routinemäßig erstellt werden. Insgesamt wurden 1742 Necro Kidney Reports, die das Spenderaufkommen des Jahres 1993 repräsentieren, einem systematischen Review unterzogen und auf eine elektronische Datenbank übertragen. Nur in 0,5% der Fälle waren die Necro Kidney Reports nicht mehr verfügbar. Die Zuordnung korrespondierender Spender- und Empfängerdaten erfolgte anonym über die entsprechenden ET-Codenummern. Zur Erhöhung der internen Validität wurden Zentren von der Analyse ausgeschlossen, wenn sie 4-Jahresverlaufsdaten in weniger als 80% ihrer Patienten an ET übermittelt hatten. Auf diese Weise konnte eine Studienkohorte mit 2415 Patienten nach Nierentransplantation, die an 47 Zentren im ET-Bereich durchgeführt worden waren, etabliert werden. Innerhalb der Studienkohorte war das 4-Jahres-Follow-up in 96% aller Fälle vollständig (Abb. 3.1).

In analoger Weise wurden die Überlebensdaten von Empfängern nichtrenaler Organe zur statistischen Analyse aufgearbeitet, sodass zusätzlich 761 Leber- und 728 Herztransplantationen ausgewertet werden konnten.

Spenderalter, kalte Ischämiezeit, Serumkreatinin, Blutdruck und Diurese wurden als numerische Variablen generiert, während Geschlecht, Todesursache (Schädel-Hirn-Trauma, spontane intrakranielle Blutung, andere Ursache) und Behandlung mit adrenergen Substanzen vor der Organentnahme (Dopamin, Noradrenalin, Dobutamin, Adrenalin) binär kodiert wurden. Letztere wurde stratifiziert gemäß kombinierter Gabe, Einzelsubstanzapplikation und Nichtbehandlung. Die statistische Analyse wurde mittels multivarianter Cox-Regression durch-

Review von 1742 Necro Kidney Reports
- Vasopressor-Applikation als binäre Variable kodiert (ja/nein)
- Stratifizierung (keine / einzelne / kombinierte Gabe)

Sämtl. Nierentransplantatempfänger 1993
- Ausschluss der Transplant-Zentren mit 4-Jahres Follow-up < 80%
- Ausschluss von 13 Patienten (keine Spenderdaten verfügbar)

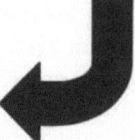

Kohorte von 2415 Nieren-Tx-Patienten
- 47 Zentren im ET-Bereich
- 4-Jahres Follow-up: 96%

Abb. 3.1. Schematische Darstellung des Studienprotokolls

geführt. Zur Adjustierung des Behandlungseffektes an solche Faktoren, die zur Therapie geführt hatten (Confounding durch Indikation), wurde der sog. Propensity Score kalkuliert. Dieser definiert sich als die Wahrscheinlichkeit der Therapiezuordnung in Abhängigkeit von spenderspezifischen Kovariablen und wurde bei der multivarianten Cox-Regression auf den Endpunkt Transplantatversagen berücksichtigt. Schließlich wurden zur Kontrolle von Confounding-Effekten auch empfängerabhängige Einflussgrößen, wie HLA-Mismatch, Panelreaktivität gegen zytotoxische Antikörper sowie die Zahl vorausgegangener Transplantationen, als Variablen in das proportionale Hazard-Modell von Cox aufgenommen.

Ergebnisse

Die Analyse beruht auf 2415 Nierentransplantationen von 1489 hirntoten Organspendern im Alter zwischen 7 Monaten und 80 Jahren mit einem Durchschnittsalter von 39 Jahren. Knapp 2/3 aller Spender waren männlich. Schädel-Hirn-Trauma (48%) und spontane intrakranielle Blutung (39%) repräsentierten die beiden häufigsten Todesursachen. Die überwiegende Mehrzahl der Spender (91%) war vor der Organentnahme mit Katecholaminen behandelt worden. 58% der Fälle hatten eine Monosubstanz, 33% eine Kombination und 9% keine Therapie erhalten. Trauma (OR 3,11; 95% CI 1,83–5,28), Hypotension (OR 3,44; 95% CI 2,25–5,27) und Diabetes insipidus (OR 2,00; 95% CI 1,29–3,10) waren als spenderseitige Faktoren statistisch hoch signifikant mit der Applikation von Vasopressoren assoziiert. Dennoch, unmittelbar vor der Organentnahme unterschieden sich die Spender innerhalb der Strata – kombinierte Applikation – Einzelsubstanzgabe – Nichtbehandlung – nur unwesentlich hinsichtlich hämodynamischer Parameter wie Blutdruck und Diurese. Allerdings wiesen die mit Katecholaminen behandelten Spender einen Trend zu erhöhten Serumkreatininwerten auf ($p = 0{,}07$). Nach Gruppierung der korrespondierenden Empfängerdaten innerhalb der o.g. Strata ergaben sich keine statistisch relevanten Unterschiede hinsichtlich demographischer und immunologisch wichtiger Charakteristika, wie HLA-Matching, Status der Immunisierung und Anzahl vorausgegangener Transplantationen.

Spenderbehandlung mit adrenergen Substanzen, stratifiziert nach Monosubstanz- und Kombinationstherapie, war in der multivarianten Cox-Regressionanalyse mit einer verbesserten 4-Jahres-Funktionsrate assoziiert (HR 0,85; 95% CI 0,74–0,98). Der Effekt wirkte sich besonders günstig auf den chronischen Verlauf aus (Abb. 3.2).

Adjustierung an den Propensity Score beeinflusste das Ergebnis der Analyse nur unwesentlich (HR 0,87; 95% CI 0,75–0,99). Alter des Spenders, kalte Ischämie, Mismatches auf Klasse-I-Antigenen (HLA-B) sowie Anzahl vorausgegangener Transplantationen waren signifikante Prädiktoren eines erhöhten Risikos. Fehlende Übereinstimmung auf Klasse-II-Antigenen resultierte zwar in einer proportionalen Hazard-Ratio über 1, erreichte jedoch nicht das Niveau statistischer Signifikanz (Tabelle 3.1).

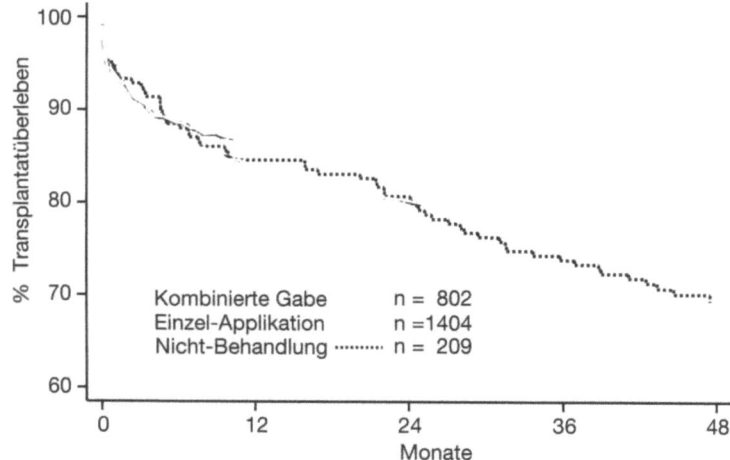

Abb. 3.2. Nierentransplantatüberleben in Abhängigkeit der Spendervorbehandlung mit Katecholaminen

Tabelle 3.1. Multivariante Cox-Regression auf den Endpunkt Transplantatversagen in Abhängigkeit von spenderspezifischen Variablen nach Nierentransplantation. Empfängerabhängige Kovariablen, die das Transplantationsergebnis beeinflussen, wie HLA-Mismatch, Anzahl vorausgegangener Transplantationen und Panelreaktivität wurden in die Analyse einbezogen

Variable	Haz.-Ratio	95% Konf.-Intervall	p-Wert
Katecholamine (kombinierte/einzelne/keine Applikation)	0,85	0,74–0,98	0,022
Spenderalter (Jahre)	1,01	1,01–1,02	<0,001
Spendergeschlecht (männl.)	1,01	0,84–1,21	0,92
Todesursache			
Schädel-Hirn-Trauma	1,12	0,85–1,48	0,77
Spontane intrakranielle Blutung	1,31	0,99–1,72	0,057
Serumkreatinin (µmol/l)	1,00	0,999–1,003	0,33
Kalte Ischämie (h)	1,01	1,00–1,03	0,019
HLA-Mismatch			
HLA-A	1,06	0,93–1,19	0,60
HLA-B	1,19	1,03–1,38	0,019
HLA-DR	1,12	0,97–1,29	0,13
Vorausgegangene Transplantation	2,25	2,02–2,51	<0,001
Zytotoxische Panelreaktivität (%)	0,99	0,986–0,996	0,001

Die Ergebnisse nach Lebertransplantation wurden durch Spendervorbehandlung mit Vasopressoren nicht oder nur unwesentlich beeinflusst. Die proportionale Hazard-Ratio lag bei 0,90 (95%CI 0,76–1,07).

Anders als bei Nieren- und Lebertransplantation führte die Applikation von Katecholaminen zu einer erhöhten proportionalen Hazard-Ratio (HR 1,26; 95% CI 0,99–1,61; p=0,06) nach Herztransplantation. Noradrenalin, das seine Wirkung vorwiegend über α-Adrenozeptoren entfaltet, war eindeutig mit einer erhöhten initialen Versagerquote assoziiert (HR 1,66; 95% CI 1,13–2,46; p=0,011). Dieser Befund ließ sich für andere Derivate, Dopamin, Dobutamin oder Adrenalin, nicht bestätigen.

Diskussion

Die Ergebnisse dieser auf dem Eurotransplantregister beruhenden Studie (Schnuelle et al. 2001) deuten darauf hin, dass eine Spendervorbehandlung mit adrenergen Substanzen den klinischen Verlauf nach Nierentransplantation verbessert. Der günstige Effekt war in quantitativer Hinsicht vergleichbar mit dem des prospektiven HLA-Matchings auf Klasse-I- und Klasse-II-Antigenen. Da anhand der standardisierten Spenderprotokolle (Necro Kidney Reports) keine Angaben zu Dosis und Dauer der Applikation gewonnen werden konnten, erfolgte eine einfache Stratifizierung gemäß Einzelsubstanzapplikation und Kombinationstherapie. Unter der Voraussetzung, dass Spender unter kombinierter Gabe von Katecholaminen einer höheren Konzentration exponiert waren, offenbarte die statistische Assoziation mit dem Studienendpunkt eine Dosis-Wirkungs-Beziehung (s. Abb. 3.2). Dieser Befund kann unter pharmakoepidemiologischen Gesichtspunkten als Beleg für einen kausalen Zusammenhang gewertet werden.

Das Syndrom des dissoziierten Hirntodes präsentiert sich klinisch mit Entgleisung des Blutdrucks sowie des Flüssigkeits- und Elektrolythaushaltes, bedingt durch den Zusammenbruch sämtlicher zentral autoregulatorischer Funktionen. Nach einer initialen Phase, auch als »autonomic storm« bezeichnet, in der es zur Freisetzung erheblicher Mengen endogener Katecholamine kommt, ist der weitere Verlauf durch eine reduzierte sympathische Aktivität geprägt. Substitution durch exogen zugeführte Katecholamine kann daher zur Kreislaufstabilisierung des hirntoten Organspenders beitragen. Dennoch lassen sich die günstigen Auswirkungen auf den klinischen Verlauf nach der Nierentransplantation nicht ausschließlich durch hämodynamische Effekte erklären, zumal sich behandelte und nichtbehandelte Spender in unserer Studie unmittelbar vor der Organentnahme nicht signifikant hinsichtlich Blutdruckverhalten und Urinproduktion voneinander unterschieden. Im Gegenteil, bei den mit Vasopressoren therapierten Organspendern zeigte sich »dosisabhängig« innerhalb der Strata ein Trend zu erhöhten Nierenretentionswerten im Sinne einer tubulären Funktionseinschränkung (Schnuelle et al. 2001). Somit bedarf es alternativer Hypothesen zur Erklärung der günstigen Effekte auf den Posttransplantionsverlauf.

Seit langem ist bekannt, dass Inzidenz und Schweregrad früher akuter Abstoßungsepisoden die Langzeitprognose nach Nierentransplantation maßgeblich beeinflussen (van Saase et al. 1995). Anhand einer Fall-Kohorten-Studie am eigenen Krankengut, die 152 konsekutive Nierentransplantationen von hirntoten Spendern einschloss, konnten wir zeigen, dass die Inzidenz akuter Abstoßungskrisen noch während des stationären Krankenhausaufenthaltes maßgeblich davon abhängig war, ob der Spender vor der Organentnahme auf der Intensivstation mit Katecholaminen behandelt worden war (Schnuelle et al. 1999). Offenbar sind exogen zugeführte Katecholamine in der Lage, bei hirntoten Organspendern protektive Effekte auf die zu transplantierenden Nieren zu übertragen, die sie weniger anfällig gegen Angriffe des Empfängerimmunsystems machen. Neuere Befunde deuten darauf hin, dass das Gehirn selbst als ein immunologisch hoch aktives Organsystem aufzufassen ist. So kommt es nach schwerer Schädigung der Gehirnsubstanz, unabhängig von der initialen Ursache, frühzeitig zur Freisetzung hoher Mengen proinflammatorischer Zytokine wie Tumor-Nekrose-Faktor α (TNF-α) und Interleukin-1β (IL-1β; Feuerstein et al. 1994; Kim 1996). Als direkte Folge resultiert eine Art »Injury Response« in peripheren Organen und Gefäßen, die sich in einer vermehrten Synthese und Expression von Adhäsionsmolekülen, E-Selektin (CD62 E), ICAM-1 und VCAM-1 manifestiert (Koo et al. 1999). Migration immunkompetenter Zellen aus dem Gefäßlumen in das Gewebe ist Voraussetzung jeglicher Entzündungsreaktion, einschließlich der T-Zell-vermittelten Immunantwort, und unterliegt der Interaktion von endothelialen Adhäsionsmolekülen mit ihren spezifischen Liganden auf der Zelloberfläche der Leukozyten (Gallatin et al. 1983). Zunehmendes Verständnis der molekularen Mechanismen hat zu der Erkenntnis geführt, dass die Adhäsion von Leukozyten und damit auch die inflammatorische Reaktion des Immunsystems durch Katecholamine moduliert werden (Ignatowski u. Spengler 1995; Panina-Bordignon et al. 1997). So wird die Expression von L-Selektin (CD62L), wodurch das sog. Rollen am Endothel ermöglicht wird, auf der Oberfläche von Monozyten teilweise über β-Adrenozeptoren vermittelt und kann durch Gabe von Propranolol gehemmt werden (Rainer et al. 1999). Unter dynamischen Flussbedingungen in vivo wird die Adhäsion von Leukozyten durch eine Vielzahl von Faktoren kontrolliert (Finger et al. 1996), und Katecholamine spielen für die Expression von CD62L auf Neutrophilen und Lymphozyten allenfalls eine untergeordnete Rolle. Allerdings werden durch TNF-α oder IL-1β induzierte endotheliale Adhäsionsmoleküle durch Erhöhung der intrazellulären Konzentration an zyklischem Adenosinmonophosphat (cAMP), sei es durch pharmakologische Stimulation der Adenylatcyclase oder durch Hemmung der Phosphodiesterase, herunterreguliert (Pober et al. 1993). So konnte an humanen endothelialen Zellen gezeigt werden, dass die Expression von E-Selektin und VCAM durch Dopamin bei klinisch relevanten Konzentrationen maßgeblich gesenkt wird (Fortenberry et al. 1997). Der Nettoeffekt einer Spendervorbehandlung mit Katecholaminen könnte somit auf die verminderte Immunogenität der transplantierten Nieren bezogen werden.

Eine weitere mögliche Erklärung ergibt sich aus der Beobachtung, dass Dopamin am Endothel Hämoxygenase-1 (HO-1) zu stimulieren vermag. HO-1 gehört in die Gruppe der sog. Hitzeschockproteine. Die Gesamtaktivität der Hämoxygenase existiert in 2 Isoformen, einer induzierbaren (HO-1) und einer kontinuierlich exprimierten Form (HO-2). HO katalysiert als geschwindigkeitsbestimmendes Enzym die Degradierung von Häm, das unter oxidativen Stressbedingungen vermehrt freigesetzt wird. Dabei entsteht als Endprodukt Bilirubin, das als Antioxidant, und CO, das gefäßerweiternd wirkt. Gleichzeitig fördert HO die Bindung von frei werdendem Eisen an das Speicherprotein Ferritin. Von zahlreichen Einzelfaktoren ist bekannt, dass sie die Bildung von HO-1 induzieren: Häm, Sauerstoffradikale, Endotoxine, Schwermetalle, Chemotherapeutika, UV-Strahlen, Hyperthermie, NO, Scherstress und auch Zytokine. Der Induktion der HO-1 wird aufgrund experimenteller Daten ein potentiell protektiver Effekt hinsichtlich Entstehung der chronischen Transplantatnephropathie zugeschrieben (Hancock et al. 1998). Nach Inkubation von Dopamin mit menschlichen Umbilikalvenenzellen (HUVEC) kommt es innerhalb von 4 Stunden zur Transkription HO-1-spezifischer m-RNA, gefolgt von der Expression des Genproduktes auf Proteinebene. Der Effekt wird offenbar nicht über den dopaminergen Rezeptor vermittelt. Viel wahrscheinlicher ist, dass Dopamin direkt als Sauerstoffradikalendonator fungiert, da die Transkription von HO-1 in diesem System durch Hinzugabe von Acetylcystein in aufsteigender Konzentration komplett blockiert werden kann (Berger et al. 2001). Zurückkommend auf den Ausgangspunkt der Diskussion, könnte eine Spendervorbehandlung mit Dopamin zur Konditionierung beitragen, die die transplantierten Nieren weniger anfällig für Ischämie- und Reperfusionsschäden im Gefolge des eigentlichen Transplantationsvorganges macht.

Wenn also aufgrund der günstigen Auswirkungen für den Verlauf nach Nierentransplantation die Gabe von Katecholaminen bei hirntoten Organspendern grundsätzlich indiziert sein sollte, so bleibt doch anzumerken, dass die Datenlage für die nichtrenalen Organe kontrovers bleibt. Immerhin werden bei der Mehrzahl der im ET-Bereich durchgeführten postmortalen Organspenden auch Herzen und Lebern zur Transplantation entnommen. Im Allgemeinen wird empfohlen, Vasopressoren nur sehr vorsichtig nach Volumensubstitution zu applizieren, da befürchtet wird, dass es durch Minderperfusion zu nicht unerheblichen Funktionseinschränkungen der Organe kommt. Für die klinische Lebertransplantation waren größere Serien mit Bezug auf eine Vorbehandlung des Organspenders bisher nicht verfügbar, andere Arbeiten mit teilweise experimentellem Ansatz führten zu widersprüchlichen Ergebnissen (Yamaoka et al. 1990; Manaka et al. 1992). Die hier dargestellte epidemiologische Studie konnte einen signifikanten Überlebensvorteil für Patienten nach Lebertransplantation nicht verifizieren. Zieht man andererseits in Betracht, dass in die Analyse immerhin 761 Patienten einbezogen wurden, die an 26 Zentren transplantiert worden waren, kann zumindest unter dem Gesichtspunkt der Sicherheit eine Behandlung mit Katecholaminen befürwortet werden (Schnuelle et al. 2001).

Anders ist die Situation bei der Herztransplantation. Hier zeigte sich eine Assoziation zu einer erhöhten initialen Versagerquote, wenn der Organspender mit Vasopressoren behandelt worden war. Bei detaillierter Analyse der Daten ging das negative Ergebnis ausschließlich zu Lasten von Noradrenalin, das vornehmlich α-Rezeptoren stimuliert, und konnte für Dopamin, Dobutamin und Adrenalin nicht bestätigt werden (Schnuelle et al. 2001). Schädigungen am Herzen, die sich histologisch als vorwiegend subendkardial lokalisierte Petechien und Nekrosen (Kontraktionsbandnekrosen) manifestieren, wurden nach schwerer Hirnverletzungen beim Menschen und im experimentellen Hirntodmodell beim Tier beobachtet (Novitzky et al. 1988; Kolin u. Norris 1984). Morphologisch vergleichbare Läsionen entstehen auch nach exogener Zufuhr hoch dosierter Katecholamine (Todd et al. 1985) und können kardiale Funktionseinschränkungen durchaus erklären. Daher sollten Sympathomimetika mit überwiegender Wirkung auf den α-Rezeptor im Falle einer geplanten Herzspende nur mit äußerster Zurückhaltung angewandt werden.

Zusammenfassend kann festgestellt werden, dass die Applikation von Katecholaminen bei hirntoten Spendern organspezifisch zu divergierenden Früh- und Spätergebnissen nach der Transplantation führt. α-Rezeptoragonisten sind mit einem erhöhten Risiko der initialen Nonfunktion nach Herztransplantation vergesellschaftet, beeinträchtigen jedoch nicht die Ergebnisse nach Lebertransplantation.

Dagegen vermitteln Katecholamine günstige Effekte auf den klinischen Verlauf nach Nierentransplantation. Sie führen zu weniger akuten Abstoßungsepisoden in der Frühphase und sind mit einer höheren Funktionsrate 4 Jahre nach der Transplantation assoziiert. Die zugrunde liegenden Mechanismen auf molekularer Ebene sind noch nicht abschließend geklärt. Als mögliche Erklärungen kommen in Frage: Minderung der im Hirntod entstehenden »Injury Response« durch Down-Regulation von Adhäsionsmolekülen auf aktivierten Endothelzellen, die zu einer reduzierten Immunogenität des Transplantates führen könnte, sowie Konditionierung des Transplantates durch Induktion des protektiven Enzyms Hämoxygenase-1, das Schutz vor oxidativem Stress im Rahmen des Transplantationsvorganges (Ischämie/Reperfusion) bieten könnte. Eine optimierte organprotektive Therapie, die vor der Explantation bei hirntoten Spendern auch die elektive Gabe von Katecholaminen einschließt, kann möglicherweise die Ergebnisse nach Nierentransplantation ohne den Preis von Nebenwirkungen für den Transplantatempfänger verbessern.

Literatur

Berger SP, Hunger M, Yard B, Schnuelle P, van der Woude FJ (2001) Dopamine induces the expression of heme oxygenase-1 by endothelial cells in vitro. Kidney Int (in press)
Feuerstein GZ, Liu T, Barone FC (1994) Cytokines, inflammation, and brain injury: role of tumor necrosis factor-alpha. Cerebrovasc Brain Metab Rev 6:341
Finger EB, Kamal DP, Alon R, Lawrence MB, von Andrian UH, Springer TA (1996) Adhesion through L-selectin requires a threshold hydrodynamic shear. Nature 379:266
Fortenberry JD, Huber AR, Owens ML (1997) Inotropes inhibit endothelial cell surface adhesion molecules induced by interleukin-1β. Crit Care Med 25:303
Gallatin WM, Weissman IL, Butcher EC (1983) A cell-surface molecule involved in organ-specific homing of lymphocytes. Nature 304:30
Hancock WW, Buelow R, Sayegh MH, Turka LA (1998) Antibody-induced transplant arteriosclerosis is prevented by graft expression of anti-oxidant and anti-apoptotic genes. Nat Med 4:1392
Ignatowski TA, Spengler RN (1995) Regulation of macrophage-derived tumor necrosis factor production by modification of adrenergic receptor sensitivity. J. Neuroimmunol 61:61
Kim JS (1996) Cytokines and adhesion molecules in stroke and related diseases. J Neurol Sci 137:69
Kolin A, Norris JW (1984) Myocardial damage from acute cerebral lesions. Stroke 15:990
Koo DD, Welsh KI, McLaren AJ, Roake JA, Morris PJ, Fuggle SV. (1999) Cadaver versus living donor kidneys: impact of donor factors on antigen induction before transplantation. Kidney Int 56:1551
Lu CY, Penfield JG, Kielar ML, Vazquez MA, Jeyarajah DR (1999) Hypothesis: Is renal allograft rejection initiated by the response to injury sustained during the transplant process? Kidney Int 55:2157
Manaka D, Okamoto R, Yokoyama T et al. (1992) Maintenance of liver graft viability in the state of brain death. Synergistic effects of vasopressin and epinephrine on hepatic energy metabolism in brain-dead dogs. Transplantation 53:545
Matzinger P (1994) Tolerance, danger, and the extended family. Rev Immunol 12:991

Novitzky D, Rose AG, Cooper DKC (1988) Injury of myocardial conduction tissue and coronary artery smooth muscle following brain death in the baboon. Transplantation 45:964

Panina-Bordignon P, Mazzeo D, Di Lucia P, D'Ambrosio D, Lang R, Fabbri L, Self C, Sinigaglia F (1997) β2-Agonists prevent Th1 development by selective inhibition of interleukin 12. J Clin Invest 100:1513

Pober JS, Slowik MR, De Luca LG, Ritchie AJ (1993) Elevated cyclic AMP inhibits endothelial cell synthesis and expression of TNF-induced endothelial leukocyte adhesion molecule-1, and vascular cell adhesion molecule-1, but not intercellular adhesion molecule-1. J Immunol 150:5114

Pratschke J, Wilhelm MJ, Kusaka M, Basker M, Cooper DK, Hancock WW, Tilney NL (1999) Brain death and its influence on donor organ quality and outcome after transplantation. Transplantation 67:343

Rainer TH, Lam N, Cocks RA (1999) Adrenaline upregulates monocyte L-selectin in vitro. Rhesuscitation 43:47

Schnuelle P, Lorenz D, Mueller A, Trede M, van der Woude FJ (1999) Donor catecholamine use reduces allograft rejection and improves graft survival after cadaveric renal transplantation. Kidney Int 56:738

Schnuelle P, Berger S, de Boer J, Persijn G, van der Woude FJ (2001) Effects of catecholamine application to brain-dead donors on graft survival in solid organ transplantation. Transplantation (in press)

van Saase JLCM, van der Woude FJ, Thorogood J (1995) The relationship between acute vascular and interstitial allograft rejection and subsequent chronic rejection. Transplantation 59:1280

Terasaki PI, Cecka JM, Gjertson DW, Takemoto S (1995) High survival rates of kidney transplants from spousal and living unrelated donors. N Engl J Med 333:333

Todd GL, Baroldi G, Pieper GM, Clayton FC, Eliot RS (1985) Experimental catecholamine-induced myocardial necrosis. I. Morphology, quantification and regional distribution of acute contraction band lesions. J Mol Cell Cardiol 17:317

Yamaoka Y, Taki Y, Gubernatis G et al. (1990) Evaluation of the liver graft before procurement. Significance of arterial ketone body ratio in brain-dead patients. Transpl Int 3:78

4 Die Transplantation von Nieren eingeschränkter Qualität

S. G. TULLIUS, J. PRATSCHKE, P. NEUHAUS

ZUSAMMENFASSUNG

Als Konsequenz eines ansteigenden Organbedarfs bei gleichzeitig abnehmender Anzahl an Organspendern kommt es verstärkt zur Transplantation von Organen so genannter »marginaler Spender«. Der Terminus des sog. marginalen Spenders ist bisher nur unzureichend definiert, wobei eine Reihe von Risikofaktoren wie das Spenderalter, Vorerkrankungen und die Todesursache bekannt sind. Diese Risikofaktoren werden in den aktuellen Spenderpopulationen zunehmend angetroffen, wobei sich gleichzeitig mit der Entwicklung der Transplantationsmedizin auf anderen Gebieten eine veränderte Wertigkeit der einzelnen Risikofaktoren bei vorhandenen organspezifischen Aspekten darstellt. In jüngster Zeit sind sowohl klinisch als auch experimentell Bemühungen angestrengt worden, die Qualität marginaler Spenderorgane zu verbessern bzw. alternative Verteilungskriterien zu ermitteln.

Mit einer anzunehmenden klinischen Relevanz erscheint eine aktuelle Übersicht des Problems der Transplantation marginaler Transplantate sinnvoll. Hierbei sollen Risikofaktoren, Möglichkeiten einer Qualitätsverbesserung, die Rolle des alten, möglicherweise weniger immunkompetenten Empfängers sowie eine modifizierte Immunsuppression vor diesem Hintergrund diskutiert werden.

Einleitung

Eines der bedeutendsten aktuellen Probleme der Transplantationsmedizin stellt die zunehmende Diskrepanz zwischen Patienten auf den Wartelisten und der Anzahl zur Verfügung stehender Organe dar. Während eine Verdreifachung der Patienten auf den Wartelisten zu beobachten ist, konnte gleichzeitig nur ein Drittel aller registrierten Patienten im Jahre 1998 transplantiert werden. Diese Entwicklung lässt eine weitere, beträchtliche Zunahme des Problems Organmangel erwarten. Als Konsequenz dieses Missverhältnisses wird es zu einer zunehmenden Transplantation so genannter marginaler Spenderorgane kommen. In der Tat stellt die Transplantation von Organen, die noch vor wenigen Jahren auf Grund einer eingeschränkten Qualität abgelehnt wurden, nunmehr die klinische Realität dar. Obwohl der Begriff des marginalen Spenders allgemein verwandt wird, gibt es zurzeit keine allgemeine Übereinstimmung zur Definition dieses Terminus. Während eine Reihe von qualitätseinschränkenden Risikofaktoren bekannt sind, zeigt eine retrospektive Analyse gleichzeitig eine weniger ausgeprägte Beeinträchtigung der Transplantatfunktion als Folge einer reduzierten Transplantatqualität durch Fortschritte auf anderen Gebieten der Transplantationsmedizin. Ebenso zeigen sich organspezifische Einflüsse bei der Bewertung unterschiedlicher Organsysteme.

Im Folgenden sollen die einzelnen Risikofaktoren und deren Einflüsse auf die Transplantatqualität sowie die Transplantatfunktion beschrieben werden. Darüber hinaus sollen klinische und experimentelle Untersuchungen mit dem Ziel einer Verbesserung der Transplantatqualität suboptimaler Organe vorgestellt werden. In diesem Zusammenhang erscheinen insbesondere altersspezifische Spender-/Empfängerkombinationen sowie eine altersabhängige Immunogenität des Transplantates bzw. eine altersabhängige Immunantwort des Empfängers von Interesse. Ebenso soll ein Konzept einer altersabhängigen Immunsuppression sowie einer dem marginalen Spenderorgan angepassten Immunsuppression diskutiert werden.

Entwicklung des Spender-/Empfängeraufkommens

Während im Zeitraum von 1989–1995 eine kontinuierliche Zunahme des Spenderaufkommens zu beobachten war, zeigt sich aktuell insgesamt eine Nivellierung der Spenderzahlen, wobei in einigen Ländern über einen Rückgang des Spenderaufkommens berichtet wird. Gleichzeitig zeigt sich eine zunehmende Veränderung der demographischen Daten: Während sich der Anteil der Altersgruppe zwischen 18–34 Jahren von 38% auf 26% reduzierte, zeigte sich gleichzeitig ein Anstieg in der Altersgruppe der älteren Spender. Hierbei kam es in der Altersgruppe der 50- bis 64-Jährigen zu einem Anstieg von 13% auf 20%, während die Gruppe der Spender >60 Jahre einen Anstieg von 1% auf 8% verzeichnete. Die Analyse der Veränderung der Gesamtspenderpopulation ist hierbei repräsentativ für die Situation der einzelnen Organsysteme. Während vor 10 Jahren nur 1% aller Nieren von Spendern >65 Jahren rekrutiert wurde, zeigt diese Altersgruppe aktuell einen Anteil von 7%. Parallel zu diesen Entwicklungen zeigt sich eine Zunahme des Empfängeralters, wobei in den Altersgruppen >50 Jahre und >65 Jahre ein Anstieg um 100% bzw. 200% zu verzeichnen ist (OPTN/SR 1999).

Die Alterszunahme der Spender- bzw. Empfängerpopulation zeigt, dass aktuelle Altersgrenzen für die jeweiligen Organsysteme nicht auf allgemein anerkannten rationalen Kriterien beruhen, sondern neben einer Gesamtanalyse des Spenders auch einer Verbesserung der Transplantationsmedizin auf anderen Gebieten Rechnung tragen. Darüber hinaus zeigt sich jedoch ein Mangel einer präzisen Definition bzw. ein Mangel an Diagnostik zur Einschätzung der Transplantatqualität.

Parallel zu den beobachteten Altersveränderungen zeigte sich während des letzten Jahrzehntes eine veränderte Verteilung der Todesursache: Während die Todesursache Trauma/Verkehrunfall zunehmend weniger beobachtet wird, zeigt sich ein überproportionaler Anstieg kardiovaskulärer bzw. zerebrovaskulärer Todesursachen (OPTN/SR 1999). Interessanterweise zeigen jüngste klinische Studien Zusammenhänge zwischen der Todesursache des Spenders, der Zeit während des Intensivaufenthaltes sowie der Intensivtherapie und der Qualität des Transplantates.

Die Transplantatfunktion ist sowohl von einer Reihe alloantigenspezifischer sowie -unspezifischer Faktoren abhängig, sodass davon auszugehen ist, dass die Qualität des Transplantates einen bedeutenden Einfluss auf den Transplantationserfolg ausübt. Es kann davon ausgegangen werden, dass Spenderkriterien und weitere unspezifische Schädigungen während und nach der Organentnahme sowie alloantigenspezifische Schädigungen nach der Transplantation, wie akute Abstoßungsreaktionen oder weitere T-Zell-aktivierende Prozesse, eine additive oder synergistische Wirkungsbeziehung zeigen (Abb. 4.1). Weiterhin spielen eine reduzierte Funktionskapazität, eine erhöhte Immunogenität infolge unspezifi-

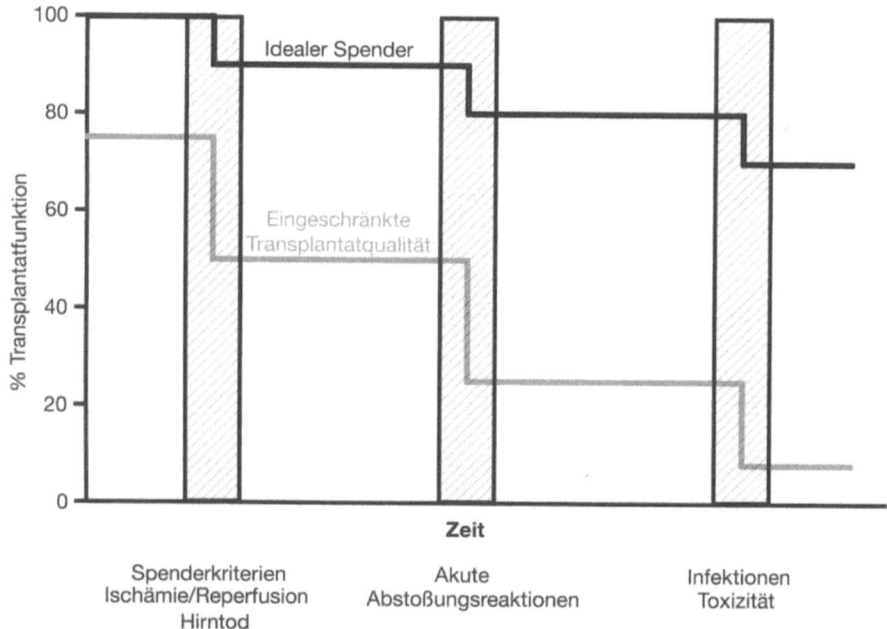

Abb. 4.1. Die Qualität des Transplantates wird bereits vor der Organentnahme durch eine Reihe von Risikofaktoren beeinflusst. Weitere alloantigenspezifische und -unspezifische Faktoren nach der Organentnahme bzw. nach der Transplantation führen zu einer weiteren Schädigung des Transplantates. Diese Zusammenhänge erscheinen insbesondere in der Situation der Transplantation marginaler Spenderorgane von Bedeutung

scher Schädigungen sowie weitere Schädigungen infolge des Altersprozesses eine Rolle. Zahlreiche klinische und experimentelle Untersuchungen konnten die Zusammenhänge zwischen Transplantatqualität und unspezifischen inflammatorischen Schäden belegen. So konnten in einer klinischen Untersuchung erhöhte Abstoßungsraten mit einer verlängerten Ischämiezeit bzw. einer verzögerten Transplantatfunktion assoziiert werden (Giral-Classe et al. 1998). Gleichzeitig zeigten jedoch jüngste klinische Untersuchungen eine zunehmende Verbesserung der Langzeitfunktion von Nierentransplantaten im Beobachtungszeitraum von 1988 bis 1996, obwohl es zeitgleich zu einer zunehmenden Verwendung von Organen älterer Spender kam. Diese Zahlen belegen einerseits, dass Fortschritte auf anderen Gebieten der Transplantationsmedizin zu einer Kompensation der Folgen der Verwendung suboptimaler Transplantate beitragen. Jedoch zeigt andererseits eine detaillierte Analyse ebenso, dass die Transplantatfunktion von Organen älterer Spender weit hinter der Funktion von Organen jüngerer Spender zurückbleibt (Hariharan et al. 2000).

Im Folgenden sollen die einzelnen Risikofaktoren und deren Zusammenhänge mit weiteren unspezifischen Schädigungen analysiert werden.

Spenderassoziierte Risikofaktoren

Spenderalter

Der Einfluss des Spenderalters wurde in zahlreichen klinischen und experimentellen Untersuchungen gezeigt. Während eine reduzierte 5-Jahresfunktion mit einem Spenderalter > 50 Jahren assoziiert war, wurde in weiteren Studien eine Assoziation zwischen einer reduzierten Kurz- und Langzeitfunktion bei einem Spenderalter > 50 Jahren beschrieben (Hariharan et al. 1997). Gleichzeitig zeigten klinische Berichte jedoch auch vergleichbare 1- und 5-Jahrestransplantatfunktionsraten sowohl bei der Verwendung jüngerer (< 55 Jahre) als auch älterer Spender (> 55 Jahre). Neben altershängigen Einflüssen wurden auch geschlechtsabhängige und rasseabhängige Spendereinflüsse beschrieben. Hierbei wurden als Erklärung die so genannte Hyperfiltrationstheorie infolge eines Missverhältnisses zwischen Arbeitslast und funktionierendem Nierenparenchym angeführt (Mackenzie et al. 1994).

Unumstrittenes Ziel in Folge des vermehrten Organbedarfes sollte eine möglichst geringe Ablehnungsrate bei gleichzeitiger befriedigender Organqualität sein. Die nordamerikanische Datenbank UNOS berichtete über eine Erhöhung der Ablehnungsrate von 5 auf 7% im Beobachtungszeitraum von 1992–1997. Während die 10-Jahrestransplantatfunktion bei der Verwendung von Transplantaten jüngerer Spender im Vergleich zu Organen älterer Spender signifikant besser war, zeigte sich jedoch ebenso bei einer Analyse der Langzeitfunktion eine Transplantatfunktionsrate > 90% bei einer Untersuchung von Nierentransplantationen älterer Lebendspender stratifiziert nach einem Patientenversterben mit funktionierendem Transplantat (Kerr et al. 1999). Diese Untersuchung zeigt sowohl den Einfluss einer sorgfältigen Patientenselektion als auch weitere schädigende Einflüsse wie eine verlängerte ischämische Schädigung bzw. die schädigenden Einflüsse des Hirntodes, insbesondere bei Transplantaten reduzierter Qualität. Die Etablierung diagnostischer Kriterien erscheint notwendig, um die Qualität des Transplantates einschätzen zu können. Sowohl Kreatininclearance als auch die Transplantatbiopsie wurden bezüglich ihres prädiktiven Wertes untersucht: Während die Kreatininclearance als valides Diagnostikum beschrieben wurde, zeigten andere Untersuchungen die Wertigkeit der Biopsie anhand eines Glomerulosklerose-Indexes sowie dem Grad einer fibrösen Intimaveränderung (Andres et al. 2000).

Der Einfluss von Begleiterkrankungen

Weitere die Qualität des Transplantates schädigende Faktoren stellen Erkrankungen mit einem systemischen Einfluss auf das Gefäßsystem wie die arterielle Hypertonie sowie der Diabetes mellitus dar. In einer klinischen Untersuchung der »Nieren, die niemand wollte«, zeigte sich, dass initial 15 Transplantate aufgrund einer bekannten arteriellen Hypertonie des Spenders abgelehnt wurden. Nach der Transplantation dieser Nieren zeigte sich zwar eine erhöhte Rate initial verzögerter Funktionen, wobei jedoch die 1 Jahresfunktions- sowie die Patientenüberlebensraten nicht unterschiedlich waren. Insgesamt sind die genauen Zusammenhänge zwischen arterieller Hypertonie und Transplantatfunktion nicht völlig verstanden, wobei davon ausgegangen werden kann, dass eine über einen langen Zeitraum bestehende arterielle Hypertonie des Empfängers zu einer reduzierten Langzeitfunktion beiträgt. Experimentelle Untersuchungen zeigen eine Steigerung der chronischen Transplantatdysfunktion durch eine arterielle Hypertonie des Empfängers einhergehend mit erhöhten Inflammationsmarkern. Jüngste experimentelle Untersuchungen zeigen ebenso, dass eine arterielle Hypertonie des Spenders durch eine Transplantation übertragen werden kann und zu einer reduzierten Transplantatfunktion beiträgt. Klinische Analysen von Leichennierentransplantaten einer Spenderpopulation ≥55 Jahre mit einer Langzeitanamnese einer arteriellen Hypertonie zeigten sowohl in Auswertungen der UNOS-Daten als auch der CTS-Daten eine reduzierte Langzeitfunktion mit einer reduzierten Kreatininclearance.

Einfluss der Todesursache

Mit einer zunehmenden Verwendung marginaler Spenderorgane zeigt sich gleichzeitig eine veränderte Todesursache. Während die Anzahl der Spender, die infolge eines Traumaereignisses verstarben, abnahm, zeigte sich gleichzeitig eine Zunahme der Todesursache infolge kardiovaskulärer sowie zerebrovaskulärerer Ursachen (OPTN/SR 1999). Interessanterweise zeigen die Mechanismen, die zu der Entwicklung einer »gewöhnlichen« Arteriosklerose führen, Parallelen mit den Mechanismen, die zu der Entstehung des chronischen Transplantatversagens führen. Tatsächlich zeigte eine bereits existierende Koronarerkrankung eine Assoziation mit einer erhöhten Rate einer Transplantatvaskulopathie (Gao et al. 1997). War der Spender durch ein Trauma verstorben, zeigte sich eine signifikante Verbesserung der Transplantatfunktion im Vergleich zu Organen von Spendern, die durch eine kardio- oder zerebrovaskuläre Ursache verstarben. In weiteren Studien zeigte die Todesursache einen signifikanten Einfluss auf die Funktion von Nierentransplantaten (Morris et al. 1999). Gleichzeitig zeigte die Verwendung von Nieren so genannter »Non-heart-beating-Spender« mit zerebrovaskulären Erkrankungen eine reduzierte Transplantatfunktion.

Folgen des Hirntodes

Organe, deren Qualität bereits durch Spenderfaktoren sowie durch frühere Erkrankungen geschädigt wurden, werden möglicherweise durch Folgen des Hirntodes vermehrt geschädigt. Den Ereignissen des Hirntodes im Zusammenhang mit der Transplantatfunktion wurde in jüngster Zeit erhöhte Aufmerksamkeit geschenkt (Pratschke et al. 1999). Insbesondere endokrinologische und kardiologische Konsequenzen scheinen eine Rolle zu spielen. Reduzierte Kortisol-, Insulin- sowie Schilddrüsenhormonspiegel scheinen einen Einfluss zu haben, wobei die Unterbrechung der Hypothalamus-/Hypophysenachse in diesem Zusammenhang eine Rolle spielt. Experimentelle Untersuchungen zeigten eine erhöhte Rate akuter sowie chronischer Abstoßungsraten nach der Transplantation von Organen hirntoter Tiere im Vergleich zu einem Lebendspendemodell. Interessanterweise zeigten Transplantate von hirntoten Spendern eine Erhöhung zellulärer Infiltrate bei einem gleichzeitigen Anstieg proinflammatorischer Gene. Möglicherweise spielen die Folgen des Hirntodes insbesondere bei der Transplantation marginaler Spenderorgane eine Rolle im Sinne einer additiven oder synergistischen Wirkungsbeziehung zu peri- und postoperativen alloantigenabhängigen und -unabhängigen Schädigungen.

Das Verhältnis von Organqualität und weiteren unspezifischen Schädigungen

Der Erfolg der intensivmedizinischen Therapie bis zum Abschluss der Organentnahme scheint eine besondere Rolle zu spielen. Hämodynamische Dysregulationen und Elektrolytimbalancen scheinen zu einer weiteren Schädigung marginaler Spenderorgane zu führen. In einer klinischen Untersuchung konnte gezeigt werden, dass die Verwendung von Katecholaminen mit einer reduzierten Expression von Adhäsionsmolekülen sowie einer verbesserten Langzeittransplantatfunktion assoziiert war.

Interessante experimentelle Befunde zeigten Zusammenhänge zwischen der Technik der Organentnahme und der Qualität des Transplantates. Hierbei konnten Zusammenhänge zwischen einer reduzierten Lebertransplantatfunktion und einer operativen Manipulation während der Organentnahme gezeigt werden.

Weitere Untersuchungen bezüglich der involvierten Mechanismen zeigten in diesem Zusammenhang eine Korrelation zwischen der Aktivierung der Kupffer-Zellen mit Endothelschädigungen sowie mikrozirkulatorischen Schäden. Interessanterweise zeigten insbesondere marginale Spenderorgane in einem Modell, in dem Fettlebern verwandt wurden, ausgeprägte Schädigungen durch die Manipulationen während der Organentnahme (Schemmer et al. 1999).

Der Einfluss des Ischämie-/Reperfusionsschadens auf die Transplantatfunktion wurde in zahlreichen experimentellen und klinischen Arbeiten gezeigt. Bezüglich der Kaskade der involvierten Mechanismen sei auf aufschlussreiche Übersichtsarbeiten verwiesen. Um eine Optimierung der Verwendung marginaler Spenderorgane zu gewährleisten, erscheint eine Analyse der schädigenden Wirkung weiterer Risikofaktoren von Bedeutung. In zahlreichen klinischen Studien konnten die Zusammenhänge zwischen einer verlängerten Ischämiezeit, einer verzögerten Transplantatfunktion sowie dem Auftreten akuter und chronischer Transplantatabstoßungen gezeigt werden. Verzögerte Transplantatfunktionen, die mit verlängerten Ischämiezeiten assoziiert waren, zeigten eine ausgeprägte Schädigung in Transplantaten älterer Spender. Zahlreiche klinische Arbeiten zeigten einen Zusammenhang zwischen einer verlängerten Ischämiezeit und der Inzidenz einer verzögerten Transplantatfunktion sowie dem Auftreten akuter Abstoßungsreaktionen (Giral-Classe et al. 1998). Gleichzeitig ist der bedeutende Einfluss akuter Abstoßungsreaktionen auf die Langzeitfunktion gezeigt worden. Weiterhin wurde ein Zusammenhang zwischen erhöhtem Spenderalter und verzögerter Nierentransplantatfunktion sowie akuten Abstoßungsreaktionen vom vaskulären Typ in klinischen Studien belegt. Diese Zusammenhänge konnten auch für andere Organsysteme bestätigt werden. In einer eigenen experimentellen Untersuchung konnten wir einen synergistischen Zusammenhang zwischen erhöhtem Spenderalter und einer verlängerten Ischämiezeit in einem Nierentransplantationsmodell in der Ratte zeigen (Tullius et al. 2000).

Darüber hinaus können T-Zell-aktivierende Prozesse nach der Organtransplantation zu einer weiteren Schädigung insbesondere bei marginalen oder bereits vorgeschädigten Spenderorganen beitragen. Virale Infektionen wurden mit einer nachfolgenden Inflammation sowie einer Endothelschädigung des Transplantates in Zusammenhang gebracht. Insbesondere wurde eine Korrelation zwischen CMV-Infektionen und einer erhöhten Rate akuter sowie chronischer Transplantatabstoßungen gezeigt. Tatsächlich zeigten Patienten mit CMV-Infektionen nach einer antiviralen Therapie eine Beeinflussung akuter Abstoßungsreaktionen. Darüber hinaus zeigten Patienten mit steroidresistenten Abstoßungsreaktionen eine erfolgreiche Therapie nach einer Behandlung mit Ganciclovir. Nach CMV-Infektionen konnten erhöhte Expressionen von Zytokinen einschließlich erhöhter IFN-γ- und IL-2-Niveaus nachgewiesen werden. Gleichzeitig spielen diese Zytokine eine bedeutende Rolle bei den Pathomechanismen akuter und chronischer Abstoßungsreaktionen. Weiterhin wurden eine CMV-assoziierte Erhöhung von MHC-Klasse-II-Proteinen, eine erhöhten IL-1-Expression sowie erhöhte Aktivitäten verschiedener Adhäsionsmoleküle gezeigt (Borchers et al. 1999).

In einer eigenen experimentellen Untersuchung konnten wir durch T-Zellaktivierende Prozesse nach der Transplantation eine gesteigerte Rate chronischer Abstoßunsgreaktionen beschreiben.

Zusammengefasst zeigt diese Zusammenstellung klinischer und experimenteller Evidenzen eine besondere Beeinflussung des marginalen Spenderorgans durch weitere spezifische und unspezifische Schädigungen. Weitere klinische und experimentelle Untersuchungen erscheinen sinnvoll, um den Beitrag der einzelnen Risikofaktoren sowie deren Interaktionen zu belegen. Weiterhin erscheinen innovative Konzepte notwendig, um zu einer optimierten Ausnutzung marginaler Spenderorgane zu gelangen. In diesem Zusammenhang erscheinen insbesondere Konzepte einer Erhöhung der Transplantatmasse durch Doppelnierentransplantationen sowie Versuche einer Verbesserung der Organqualität durch eine Reduzierung inflammatorischer Schädigungen von Bedeutung.

Strategien zur Verbesserung der Qualität marginaler Spenderorgane

Modifikationen der Transplantatmasse

Eine Erhöhung der Transplantatmasse zur Kompensation der eingeschränkten Funktion marginaler Spenderorgane hat in jüngster Zeit besonderes Interesse gefunden. Hierbei wurde durch eine simultane Doppelnierentransplantation versucht, eine Reduzierung der Ablehnungsrate bei gleichzeitiger Verbesserung der Organfunktion zu erzielen. Die Hyperfiltration als Resultat eines Missverhältnisses zwischen Arbeitslast und funktionierendem Organparenchym wurde bereits im Zusammenhang mit der Entwicklung eines chronischen Transplantatversagens, insbesondere bei der Verwendung von Organen älterer Spender, diskutiert. Ein nicht unerheblicher Anteil des chronischen Transplantatversagens (ca. 20%) wurde durch eine inadäquate Nephronenzahl erklärt. Von besonderer Bedeutung erscheint, dass es aktuell keine etablierten Richtlinien bezüglich der Ablehnung eines marginalen Spenderorgans oder dessen Verwendung als Einzelniere oder Doppelniere gibt. Aktuelle Versuche der Etablierung diagnostischer Kriterien zeigen eine Glomerulosklerosrate von >15% sowie eine Kreatininclearance von 50–90 ml/min als Ausschlusskriterien bezüglich einer Einzelnierentransplantation bei gleichzeitig erhöhtem Spenderalter. Simultane Doppelnierentransplantationen wurden durchgeführt bei einem Spenderalter >75 Jahren oder bei einer Glomerulosklerosrate >15% in Spendern einer Altersgruppe von 60–74 Jahren. Diese Untersuchung zeigte vergleichbare Patientenüberlebensraten sowie Transplantatfunktionsraten nach Einzelnierentransplantationen bei Spendern <60 Jahren sowie bei Spendern einer Altersgruppe von 60–74 Jahren bei einer Glomerulosklerosrate <15%. Gleichzeitig zeigte sich in allen Gruppen eine geringe Inzidenz primär verzögerter Transplantatfunktionen sowie akuter Abstoßungsepisoden. Ebenso wurden sehr gute Daten bezüglich des Patientenüberlebens und der Transplantatfunktion bei simultanen Doppelnierentransplantationen von marginalen Spendern aus einer Gruppe alter Spender (>60 Jahre) oder aus einer Gruppe von Spendern mit Vorerkrankungen wie Diabetes mellitus, arterieller Hypertonie oder einer Proteinurie berichtet (Remuzzi et al. 1999). In einer kürzlich publizierten Untersuchung wurde versucht, anhand der Parameter Glomerulosklerose, Spender-Serumkreatinin und Nierengewicht Kriterien zu schaffen, die eine Transplantation als Einzel- oder Doppelniere oder eine Ablehnung des Transplantatangebotes unterstützt (Dietl et al. 2000). Langzeitergebnisse von Doppelnierentransplantationen wurden kürzlich von der UNOS-Datenbank veröffentlicht und zeigten günstige 3-Jahrestransplantatfunktionsraten. Diese Studie empfahl Nieren von Spendern > 60 Jahren mit einer Kreatininclearance < 90 ml/min als simultane Doppelnieren zu transplantieren (Lu Ad et al. 2000). Trotz dieser ermutigenden Ergebnisse bei der Nierendoppeltransplantation ist auf ein erhöhtes Operationsrisiko, eine verlängerte Operationsdauer sowie auf eine verlängerte Ischämiezeit aufmerksam zu machen.

Therapieoptionen zur Reduzierung unspezifischer inflammatorischer Schäden

Die Schäden als Folge unspezifischer inflammatorischer Ereignisse sind möglicherweise von besonderer Tragweite, wenn Organe reduzierter Qualität zur Transplantation kommen. Das Konzept einer Spendervorbehandlung zur Reduzierung dieser Schäden stellt somit ein attraktives Therapiekonzept dar. Der Einfluss von Kortikosteroiden in der Situation des Spendermanagements wurde bereits zuvor in klinisch unkontrollierten Untersuchungen verfolgt. Hierbei zeigte sich ein ansteigender Mitteldruck bei gleichzeitig reduzierten inflammatorischen Zytokinen sowie einer erhöhten Katecholaminsensitivität. Kortikosteroide sind nach wie vor eine wichtige Komponente der meisten immunsuppressiven Therapieschemata. Jüngste Untersuchungen zeigten detaillierte Erkenntnisse ihrer Wirkungsmechanismen auf molekularer Ebene. In diesem Zusammenhang scheint insbesondere die Blockierung von Transkriptionsfaktoren wie dem NFκB von Bedeutung. Dieser Transkriptionsfaktor spielt vor allem eine Rolle bei Entzündungsreaktionen. In einer eigenen experimentellen Untersuchung in einem Rattenmodell unter der Verwendung marginaler Spenderorgane konnten wir nach einer Spendervorbehandlung mit Kortikosteroiden eine signifikante Reduzierung der Folgen des Ischämie-/Reperfusionsschadens beobachten. Ebenso zeigte die Spendervorbehandlung mit anderen Immunsuppressiva einschließlich der Verwendung von Tacrolimus interessante Aspekte im Sinn einer Reduzierung der Folgen einer unspezifischen Inflammation. In weiteren experimentellen Untersuchungen anderer Autoren konnte durch eine Spendervorbehandlung mit Rapamycin eine Reduzierung einer primären Nichtfunktion bzw. ein Schutz vor den Folgen des Ischämie-/Reperfusionsschadens erzielt werden (Valentin et al. 2000).

In jüngster Zeit fand die Induktion so genannter protektiver Gene zur Reduzierung alloantigenspezifischer und -unspezifischer Schädigungen vielfältiges Interesse. Hierbei wurden insbesondere durch eine Induktion der Hämoxygease-1, einem Enzym, das den Abbau von Häm in die Produkte Biliverdin, Kohlenmonoxid und freies Eisen katalysiert, bemerkenswerte Ergebnisse berichtet. Die

Induktion der Hämoxygenase-1 wurde hierbei mit einem Endothelschutz assoziiert wobei die genauen Mechanismen infolge einer Hämoxygenase-1-Induktion noch ungeklärt sind (Platt u. Nath 1998). In Transplantationsmodellen (Maus) konnte gezeigt werden, dass eine Hämoxygenase-1-Induktion zu einer verlängerten Herztransplantatfunktion führt. Gleichzeitig wurde von einer weiteren Gruppe eine Langzeitakzeptanz bei Ausbleiben der charakteristischen Zeichen der chronischen Transplantatschädigung berichtet. In einem experimentellen Transplantationsmodell unter Verwendung von Fettlebern konnte durch eine Spendervorbehandlung mit Cobalt-Protoporphyrin zur Induktion der Hämoxygenase eine verbesserte Transplantatfunktion mit einer Verminderung unspezifischer Schäden als Folge des Ischämie-/Reperfusionsschadens beschrieben werden. In einer eigenen Untersuchung konnten wir in einem Nierentransplantationsmodell eine verbesserte Transplantatfunktion bei der Verwendung marginaler Spenderorgane beobachten.

Die Modifikation der Organperfusion stellt ein weiteres mögliches Therapiekonzept zur Verminderung unspezifischer Schädigungen dar. Durch einen Zusatz von Antisense-Oligonukleotiden, gerichtet gegen das Adhäsionsmolekül ICAM-1, wurden die Folgen des Ischämie-/Reperfusionsschadens sowie eine verbesserte Transplantatfunktion in einem Isotransplantationsmodell erzielt. Die antioxidative Kapazität von N-Acetylcystein (NAC) wurde in mehreren experimentellen und klinischen Untersuchungen überprüft. Während in einigen Studien eine günstige Beeinflussung des Ischämie-/Reperfusionsschadens nach Lebertransplantationen gefunden wurde, konnte dies nicht in allen Untersuchungen bestätigt werden. Experimentelle Untersuchungen zeigten eine verbesserte sinusoidale Perfusion bei reduzierter zellulärer Adhäsion nach einer NAC-Applikation. Jedoch wurde keine Verbesserung nach NAC-Gabe in einem experimentellen »Non-heart-beating-Spendermodell« oder in experimentellen Nierentransplantationsmodellen beobachtet.

Von einigen neueren Immunsuppressiva wurde ebenso eine günstige Beeinflussung unspezifischer Entzündungsschäden beobachtet. In einem experimentellen Modell konnte durch eine gleichzeitige Gabe von Rapamycin und Mycophenoloat Mofetil vor und nach einer mechanischen Endothelschädigung neben einer Verminderung der Intimaproliferation sogar eine endotheliale Neuformation beobachtet werden. Wurde die Applikation auf den Zeitraum nach der mechanischen Schädigung beschränkt, ließ sich eine kurzfristige Reduzierung der Schäden, jedoch keine Langzeitverbesserung erzielen. Chronische Langzeitschäden, als Folge einer Reihe von alloantigenabhängigen und -unabhängigen Einflüssen, konnten in experimentellen Herz- und Nierentransplantationsmodellen durch Gabe von Rapamycin and Mycophenolat Mofetil signifikant reduziert werden.

Darüber hinaus kann davon ausgegangen werden, dass insbesondere bei marginalen Spenderorganen Schädigungen durch akute Abstoßungsperioden zu einer weiteren Funktionseinschränkung der suboptimalen Organe führen. In diesem Zusammenhang sind jüngste klinische Untersuchungen erwähnenswert, die eine signifikante Reduzierung akuter Abstoßungsreaktionen durch eine auf Tacrolimus basierende Immunsuppression zeigen konnten.

Die Beeinflussung unspezifischer Schädigungen, obwohl in erster Linie in experimentellen Modellen belegt, könnte insbesondere bei der Verwendung marginaler Spenderorgane eine therapeutische Strategie zu Verbesserung der Transplantatqualität darstellen. Weitere Untersuchungen auf diesem Gebiet mit unterschiedlichen immunsuppressiven Konzepten erscheinen notwendig, um deren klinische Relevanz zu klären.

Physiologische Spender-Empfänger-Übereinstimmung

Während der Wert der HLA-Kompatibilität bei der Spender-/Empfängerallokation für die Nierentransplantation bestätigt ist, werden diese Zusammenhänge für Leber- und Herztransplantationen nach wie vor kontrovers diskutiert. Darüber hinaus erscheint eine Spender-Empfänger-Übereinstimmung alloantigenunabhängiger Risikofaktoren insbesondere im Bezug auf das Alter sinnvoll, wobei dieses Verfahren bereits eine breite klinische Akzeptanz erfährt. Für die Transplantation marginaler Spenderorgane wird eine Transplantation in alte Empfänger diskutiert. Während sowohl akute als auch chronische Abstoßungen in alten Empfängern seltener zu finden sind, zeigt sich gleichzeitig eine gehäufte Inzidenz von Infektionen sowie De-novo-Malignomen (Jassal et al. 1997). Ebenso zeigen ältere Empfänger einen zunehmenden Transplantatverlust durch eine erhöhte Sterberate mit funktionierendem Transplantat. Einige Studien zeigten eine verbesserte Transplantatfunktion sowie ein günstigeres Patientenüberleben bei der Transplantation von Organen älterer Spender in ältere Empfänger (≥ 55 Jahre) sowie eine eingeschränkte Funktion nach Transplantation älterer Spenderorgane in jüngeren Empfänger. Nach einer Analyse der UNOS-Daten zeigt sich eine verbesserte Funktion von Nierentransplantaten älterer Spender (>60 Jahre) in älteren Empfängern (>60 Jahre). Während für die Transplantate von älteren Spendern eine reduzierte Immunogenität postuliert wird, kann bei einem älteren Empfänger von einer eingeschränkten Immunantwort ausgegangen werden. Jedoch zeigte sich ebenso ein höheres Spenderalter als unabhängiger Risikofaktor für das Auftreten von chronischen Abstoßungsreaktionen (Meier-Kriesche et al. 2000). Interessanterweise zeigte eine Zentrumsstudie vermehrt akute Abstoßungsreaktionen in älteren Empfängern (≥ 65 Jahre) im Vergleich zu jüngeren Empfängern bei vergleichbarer HLA-Kompatibilität. Transplantate von älteren Spendern (≥ 60 Jahre) zeigten eine eingeschränkte Transplantatfunktion im Vergleich zu Transplantaten von jüngeren Spendern in älteren Empfängern (≥ 60 Jahre). Die Anpassung von Spender-/Empfängergewicht hingegen zeigte in einer klinischen Studie keine Verbesserung der Langzeitfunktion nach Nierentransplantation. Während in einigen Studien eine verbesserte Nierentransplantatfunktion bei einer Geschlechtsübereinstimmung gezeigt wurde, konnte dies nicht von allen Autoren bestätigt werden. Darüber hinaus gibt es Evidenzen für eine verbesserte Funktion bei der Transplantation eines männlichen Spenderorgan in einen weiblichen Empfänger.

Auch wenn die Datenlage bei der Analyse einer physiologischen Spender-/Empfängeranpassung letztlich nicht schlüssig ist, scheint nach dem aktuellen

Wissensstand eine Transplantation von älteren Spenderorganen in ältere Empfänger sinnvoll. In diesem Zusammenhang sind jedoch weitere Untersuchungen bezüglich einer altersabhängigen Immunogenität bzw. Immunantwort auch im Bezug auf eine altersangepasste Immunsuppression von Bedeutung.

Altersabhängige Immunsuppression

Bezüglich einer altersabhängigen Immunogenität bzw. Immunantwort im Zusammenhang mit der Transplantatfunktion gibt es aktuell nur wenige Untersuchungen. Bei der Verwendung eines altersabhängigen Immunsuppressionskonzeptes erscheint insbesondere eine Reduzierung nephrotoxischer Substanzen sowie eine Verminderung unspezifischer Entzündungsreaktionen von Interesse, wobei jedoch gleichzeitig auf eine suffiziente Immunsuppression zur Verminderung immunologisch spezifischer Prozesse wie akuter Abstoßungsreaktionen zu achten ist. In einer vorläufigen Auswertung einer klinischen Untersuchung, bei der Empfänger mit einem geringen immunologischen Risiko ein Nierentransplantat eines marginalen Spenders (erhöhtes Spenderalter, Vorerkrankungen oder verlängerte Ischämiezeit) erhielten, wurde eine Immunsuppression mit ATG, Mycophenolat Mofetil (MMF) und Kortikosteroiden durchgeführt. Nach einem Beobachtungszeitraum von 6 Monaten zeigte sich eine gute Transplantatfunktion, wobei eine Konversion auf Calcineurininhibitoren bei 30% der Empfänger erfolgte (Grinyo et al. 1998). In einer weiteren Studie wurde bei der Transplantation von Organen einer Spenderpopulation von 66±8 Jahren in ältere Empfängern (63±5 Jahre) eine Monotherapie mit MMF nach einer ATG-Induktionstherapie durchgeführt. Hierbei zeigte sich eine 1-Jahrestransplantationsfunktion von 92%, bei einer Inzidenz akuter Abstoßungsreaktionen von 20% und einer Rate verzögerter Transplantatfunktionen von 29%. Ein Transplantat ging als Folge einer therapierefräktären Abstoßung verloren, wobei keine klaren Angaben bezüglich der Konversionsrate gemacht wurden (Theodorakis et al. 2000). In unseren eigenen Erfahrungen bei der Transplantation von Nieren einer Spenderpopulation ≥65 in Empfänger ≥65 Jahre beobachteten wir eine hohe Konversionsrate auf Calcineurininhibitoren infolge gehäufter Abstoßungsepisoden.

In einer Zentrumsanalyse zeigte eine Calcineurininhibitor-basierende Immunsuppression bei älteren Spenderorganen (>60 Jahre) eine reduzierte Transplantatfunktion im Vergleich zu Nierentransplantaten aus einer Spenderpopulation <60 Jahren. Möglicherweise ist in diesem Zusammenhang insbesondere auf eine altersabhängige Dosisanpassung zu achten. Gleichzeitig zeigen sich jedoch bei niedrigen Calcineurininhibitorenspiegeln sowie einer variablen Bioverfügbarkeit ein erhöhter Transplantatverlust und erhöhte Abstoßungsraten.

Die unterschiedlichen Ergebnisse machen einen weiteren Informationsbedarf bezüglich einer altersangepassten Immunsuppression deutlich. Gleichzeitig erscheinen Untersuchungen der Mechanismen einer altersabhängigen Immunantwort notwendig.

Altersabhängige Immunantwort/Immunogenität

Es zeigen sich Evidenzen, dass das chronische Transplantatversagen unter anderem von Alterungsprozessen beeinflusst wird. Darüber hinaus trägt das Missverhältnis zwischen Arbeitslast und funktionierendem Organparenchym insbesondere bei Organen reduzierter Qualität und einer besonderen Sensibilität dieser Organe für weitere spezifische und unspezifische Risikofaktoren zu einer reduzierten Langzeitfunktion bei.

Mit zunehmendem Alter erscheinen die zellulären Mechanismen zur Reparatur eines schädigenden Einflusses reduziert, womit eine persistierende Entzündungsreaktion möglich wird. Eine Einschränkung der Zellzyklen sowie eine zunehmende Chromosomeninstabilität kann als Ausdruck des Alterungsprozesses zu einer Einstellung oder Reduzierung der Zellreplikation führen. Der Verlust von Reparaturmechanismen kann möglicherweise gerade für Organe marginaler Spender von großer Bedeutung sein (Halloran et al. 1999).

Das Empfängeralter spielt darüber hinaus eine Rolle im Bezug auf die immunologische Antwort gegenüber einem vorgeschädigten Transplantat. In früheren Untersuchungen wurde eine altersabhängige reduzierte Aktivität von T-Zellen gezeigt. Ebenso wurde eine altersabhängige Zytokinproduktion beschrieben. Diese Untersuchungen zeigten eine reduzierte IL-2-Expression bei einer gleichzeitig erhöhten IL-4- sowie IL-10-Produktion im Sinne eines »TH1/TH2 shifts«. Möglicherweise sind diese Vorgänge durch eine erhöhte IL-6-Produktion verursacht. In diesem Zusammenhang konnten Anti-IL-6-Antikörper eine altersassoziierte Zytokinexpression verändern. In der klinischen Situation konnte ein Zusammenhang zwischen erniedrigten Androgen und erhöhten IL-6-Spiegeln mit einem zunehmenden Alter beobachtet werden. Während die Rolle einer TH1- bzw. TH2-assoziierten Immunantwort im Rahmen der Transplantatabstoßung noch nicht völlig geklärt ist, zeigen eine Reihe von Untersuchungen eine reduzierte Anzahl akuter Abstoßungsreaktionen sowie eine verbesserte Transplantatfunktion korrelierend mit einem TH2-assoziierten Zytokinmuster. Als altersabhängige Einflüsse zeigen sich eine Erhöhung der T-Gedächtniszellen sowie eine Verminderung nativer T-Zellen. Gleichzeitig zeigt sich eine reduzierte IL-2-Produktion sowie eine Verminderung der kalzium- und proteinkinasenabhängigen Signaltransduktionen mit einer Reduzierung der kostimulatorischen Moleküle CD 40, CD-40-Ligand und B 7-2. Diese Veränderungen stellen nicht nur mögliche Erklärungen für altersabhängige immunologische Phänomene in Toleranzprotokollen dar, sondern erscheinen auch für eine altersangepasste Immunsuppression von Bedeutung.

Schlussfolgerung

Die Verwendung von Organen marginaler Spender wird als Folge eines zunehmenden Organmangels in Zukunft noch weiter an Bedeutung gewinnen. Während die klinische Tragweite dieses Problems erkannt ist, gibt es bisher keine präzisen Kriterien zur Definition des marginalen Spenders. Hierbei ist es insbesondere notwendig, die Einflüsse der einzelnen Risikofaktoren sowie deren Interaktionen besser zu verstehen, um letztlich die Ablehnungsrate gering zu halten und gleichzeitig eine ausreichende Qualität der transplantierten Organe zu gewährleisten. In diesem Zusammenhang könnten möglicherweise organspezifische Evaluierungssysteme nützlich sein.

Aktuell gibt es nur wenige Informationen bezüglich einer altersangepassten Immunsuppression sowie einer altersabhängigen Immunantwort. Obwohl es einige Berichte gibt, die eine eingeschränkte Immunantwort mit zunehmenden Alter zeigen, ist die Datenlage diesbezüglich nicht eindeutig. Hier besteht der Bedarf nach weiteren experimentellen und klinischen Untersuchungen zur Klärung dieser Vorgänge. Darüber hinaus spielen möglicherweise individuelle Unterschiede im Bezug auf die Immunantwort eine Rolle. Spezifische Reaktivitätstests von Zellpopulationen und individuelle Genexpressionsanalysen könnten in diesem Zusammenhang in der Zukunft hilfreich sein. Die Beeinflussung weiterer unspezifischer Schädigungen eines suboptimalen Transplantates sowie eine Therapie unspezifischer inflammatorischer Schäden könnte ebenso hilfreich sein. Die Allokation marginaler Spenderorgane wird aktuell diskutiert. Während zurzeit klinische Studien mit einer altersangepassten Spender-/Empfängerkombination unter der Priorität einer kurzen Ischämiezeit durchgeführt werden, zeigen andere Untersuchungen den Einfluss der HLA-Kompatibilität auch bei verlängerten Ischämiezeiten. Ebenso erscheinen unter bestimmten Konstellationen Konzepte einer Erhöhung der funktionierenden Organmasse durch simultane Doppelnierentransplantationen bei der Verwendung marginaler Organe sinnvoll.

Unterstützt durch eine Sachbeihilfe der Deutschen Forschungsgemeinschaft (DFG/Tu 63/5-1)

Literatur

Andres A, Morales JM, Herrero JC et al. (2000) Double versus single renal allografts from aged donors. Transplantation 69:2060

Borchers AT, Perez R, Kaysen G et al. (1999) Role of cytomegalievirus infection in allgraft rejection: a review of possible mechanisms. Transplant Immunol 7:75

Dietl KK, Wolters H, Marschall B, Senninger N, Heidenreich S (2000) Cadaveric 'Two-In-one' kidney transplantation from marginal donors: Experience of 26 cases after 3 years. Transplantation 70:790

Gao HZ, Hunt SA, Alderman EL, Liang D et al. (1997) Relation of donor age and pre-existing coronary artery disease on angiography and intrcoronary ultrasound to later development of accelerated allograft coronary artery disease. J Am Coll Cardiol 29:623

Giral-Classe M, Homant M, Cantarovich D et al (1998) Delayed graft function of more than six days strongly decreases long-term survival of transplanted kidneys. Kidney Int 54:972

Grinyo JM, Gil-Vernet G, Seron D et al. (1998) Primary immunosuppression with mycophenolate mofetil and antithymocyte globulin for kidney transplant recipients of a suboptimal graft. Nephrol Dial Transplant 13:2601

Halloran PF, Melk A, Barth C (1999) Rethinking chronic allograft nephropathy: The concept of accelerated senescence. J Am Soc Nephrol 10:167

Hariharan S, Johnson CP, Bresnahan BA et al. (2000) Improved graft survival after renal transplantation in the United States, 1988 to 1996. New Engl J Med 342:605

Hariharan S, McBride MA, Bennett LE, Cohen EP (1997) Risk factors for renal allograft survival from older cadaver donors. Transplantation 64:1748

Jassal SV, Opelz G, Cole E (1997) Transplantation in the elderly: A review. Geriatr Nephrol Urol 7:157

Kerr SR, Gillingham KJ, Johnson EM, Matas AJ (1999) Living donors >55 years: to use or not use. Transplantation 67:999

Lu Ad, Carter JT, Weisste in RJ et al. (2000) Outcome in recipients of dual kidney transplants. Transplantation 69:281

Mackenzie HS, Tullius SG, Heemann UW et al. (1994) Nephron supply is a major determinant of long-term renal allograft outcome in rats. J Clin Invest 94:2148

Meier-Kriesche HU, Ojo AO, Cibrik DM et al. (2000) Relationship of recipient and age and the development of chronic allograft failure. Transplantation 70:306

Morris PJ, Johnson RJ, Fuggle SV, Belger MA, Briggs JD (1999) Analysis of factors that affect outcome of primary cadaveric renal transplantation in the UK. Lancet 354:1147

OPTN/SR (1999) The 1999 Annual Report of the U.S. Scientific Registry for Transplant Recipients and the Organ Procurement and Transplantation Network

Platt JL, Nath KA (1998) Heme oxygenase: Protective gene or trojan horse. Nat Med 4:1364

Pratschke J, Wilhelm MJ, Kusaka M et al. (1999) Brain death and ist influence on donor organ quality and outcome after transplantation. Transplantation 67:343

Remuzzi G, Grinyo J, Ruggenenti P et al. (1999) Early experience with dual kidney transplantation in adults expanding donor criteria. J Am Soc Nephrol 10:2591

Schemmer P, Schoonhoven R, Swenberg JA et al. (1999) Gentle organ manipulation during harvest as a key determinant of survival of fatty livers after transplantation in the rat. Transplant Int 12:351

Theodorakis J, Schneeberger H, Illner WD et al. (2000) Nephrotoxicity free, Mycophenolate Mofetil-based, Induction/Maintenance Immunosuppression in elderly recipients of renal allografts from elderly cadaveric donors. Transplantat Proc 32:9

Tullius SG, Reutzel-Selke A, Nieminen-Kelhä M et al. (2000) Contribution of prolonged ischemia and donor age to chronic renal allograft. J Am Soc Nephrol 11:1317

Valentin JF, Bruijn JA, Paul LC (2000) Donor treatment with mycophenolate mofetil: protection against ischemia-reperfusion injury in the rat. Transplantation 69:344

5 Resümee zu den Themenbereichen »Statistische Daten« und »Lebendspende – Organqualität«

B. RINGE

Die Entwicklung der Nierentransplantation zur allgemein anerkannten Therapie der Wahl bei Patienten mit terminaler Niereninsuffizienz war in der Frühzeit besonders durch chirurgische Komplikationen und nichtbeherrschbare Abstoßungsreaktionen gekennzeichnet. Sicherere Operationstechniken und die Einführung hoch wirksamer immunsuppressiver Medikamente sowie insbesondere das verbesserte interdisziplinäre Gesamtmanagement der oftmals multimorbiden Transplantatempfänger haben dazu beigetragen, dass heute frühe Überlebensraten von etwa 90% erreicht werden.

Nicht zuletzt auch bedingt durch den immer bedrückender werdenden Mangel an Spenderorganen und angesichts der zunehmend ökonomisch ausgerichteten Diskussionen um Kosten und Nutzen ist jetzt das vordringlichste Ziel, Transplantatüberleben und Lebensqualität der Patienten möglichst lange und möglichst gut zu erhalten. Diese Aufgabe erfordert nach genauer Analyse der vielen Einzelfaktoren, die die Transplantatnierenfunktion im frühen und späten Verlauf beeinflussen, oftmals eine auf den Patienten individuell abgestimmte Feineinstellung letztlich aller Therapiemaßnahmen.

Zur Untersuchung der möglichen Ursachen der Transplantatdysfunktion dienen einerseits die Erfahrungen der Transplantationszentren und andererseits die großen internationalen Datenbanken, wie beispielsweise die Collaborative Transplant Study (CTS). Danach zeigen die von Opelz vorgestellten Ergebnisse, dass zunehmendes Spenderalter, HLA-Inkompatibilität und arterieller Bluthochdruck des Empfängers drei der wichtigsten Einflussfaktoren für einen ungünstigen Langzeitverlauf nach Leichennierentransplantation sind: die Überlebensraten sind um etwa 20–25% bzw. 6–8 Jahre logarithmisch berechneter Halbwertszeit schlechter als bei vergleichbar jungen Organspendern (Alter 10–20 Jahre), voller HLA-Übereinstimmung und normotonen Empfängern. In Anbetracht des Organmangels wird man auf ältere Spender grundsätzlich nicht verzichten können und wohl auch geringere Übereinstimmung im HLA-System akzeptieren, anderseits ist die optimale Blutdruckeinstellung der Empfänger eine essentielle und gute Möglichkeit, nicht nur die Transplantatfunktion langfristig zu erhalten, sondern auch das Risiko kardiovaskulärer Komplikationen und Todesursachen deutlich zu verringern.

Die Beobachtung, dass Nieren von Lebendspendern im Vergleich zur postmortalen Organspende auch bei ungünstigerer HLA-Übereinstimmung bessere Funktionsraten im Früh- und Langzeitverlauf haben, hat schon seit längerem die

Frage aufgeworfen, welche Rolle die Pathophysiologie des Hirntodes spielt. In tierexperimentellen Untersuchungen konnte Pratschke an der Ratte nachweisen, dass nach Hirntodinduktion durch intrakranielle Drucksteigerung morphologische und funktionelle Veränderungen eintreten, die den Ischämie-/Reperfusionsschaden und akute Abstoßungen nach Nierentransplantation verstärken. Inwieweit sich durch diese Erkenntnisse und die Konditionierung oder gezielte Vorbehandlung des Spenders zum Beispiel durch Blockierung von Adhäsionsmolekülen die Qualität und Funktion von postmortal gewonnenen Organen verbessern lässt, ist derzeit noch nicht absehbar.

Klinische Daten, die von Schnuelle aus »Necro Kidney Reports« von Eurotransplant zusammengestellt wurden, belegen zumindest, dass die Spendervorbehandlung mit adrenergen Substanzen zu einer verbesserten Funktionsrate vier Jahre nach Nierentransplantation führte. Die Autoren erklären diese günstigen Ergebnisse nicht ausschließlich durch allgemeine hämodynamische Stabilisierung des Spenders, sondern führen verschiedene molekulare Mechanismen an, aus denen sich vielleicht eine organprotektive Therapie für die Zukunft ableiten lässt.

Die Transplantation so genannter »marginaler Organe«, beispielsweise von Spendern mit höherem Alter, Hypertonie und zerebrovaskulären Todesursachen, beinhaltet erfahrungsgemäß das Risiko eingeschränkter Transplantatfunktion. Von Tullius vorgestellte Konzepte zur Verbesserung der Organqualität sind zum Teil schon in die Praxis umgesetzt, so die Doppelnierentransplantation zur Erhöhung der Nierenmasse oder die modifizierte Induktionstherapie zur Reduktion nephrotoxischer Wirkungen.

Insgesamt hängt das Langzeitüberleben nach Nierentransplantation von vielen Faktoren ab, die nur zum Teil bekannt sind und sich in ihren negativen Auswirkungen addieren. Voraussetzung für eine dauerhafte und gute Transplantatfunktion ist die Vermeidung bzw. Reduktion aller möglichen schädigenden Einflüsse zu jedem Zeitpunkt: Dies beginnt im Organspender und reicht über Ischämiereperfusion bis hin zum Transplantatempfänger.

III Abstoßung und Nephrotoxizität

6 Effektivität und Sicherheit von Tacrolimus in der Nierentransplantation

Daten der europäischen Tacrolimus vs. Ciclosporin-Mikroemulsion Multicenter-Studie

H. SPERSCHNEIDER
für die europäische Tacrolimus vs. Ciclosporin-Mikroemulsion Studiengruppe

ZUSAMMENFASSUNG

In einer großen, prospektiven, randomisierten, multizentrischen Vergleichsstudie erhielten 557 nierentransplantierte Patienten Prograf® (Tacrolimus, n=286) oder Neoral® (Ciclosporin-Mikroemulsion, n=271), jeweils in Kombination mit Kortikosteroiden und Azathioprin. Das Patienten- und Transplantatüberleben war vergleichbar. Bei der Vermeidung akuter Abstoßungsreaktionen war die Tacrolimus-Therapie der Therapie mit Ciclosporin-Mikroemulsion (Ciclosporin-ME) überlegen. So lag die Inzidenz der bioptisch bestätigten akuten Abstoßungen unter Therapie mit Tacrolimus bei 19,6% gegenüber 37,3% unter Ciclosporin-ME (p<0,001). Auch kortikosteroidresistente und rekurrente akute Abstoßungen traten signifikant seltener unter Tacrolimus auf. Das Nebenwirkungsprofil der beiden Studiengruppen war im Wesentlichen vergleichbar, wobei sich die Tacrolimus-Therapie vorteilhaft hinsichtlich Hypertonie und Lipidstoffwechsel erwies.

Einleitung

Tacrolimus und Ciclosporin werden in zahlreichen Transplantationszentren routinemäßig nach Nierentransplantation eingesetzt. Wichtige Grundlagen und Daten für die breite Anwendung von Tacrolimus lieferten dabei zwei große multizentrische Studien, in denen Tacrolimus mit der alten Formulierung von Ciclosporin verglichen wurde (Mayer et al. 1997; Pirsch et al. 1997). In beiden Studien traten unter der Therapie mit Tacrolimus signifikant weniger bioptisch gesicherte akute Abstoßungsreaktionen auf (24,1% vs. 43,4%, p<0,001 [Mayer et al. 1997] und 30,7% vs. 46,4%, p=0,001 [Pirsch et al. 1997]). Inzwischen findet die neue Formulierung von Ciclosporin in Form einer Mikroemulsion breite Anwendung. Dieser neuen Formulierung wird eine bessere Bioverfügbarkeit zugesprochen, was sich auch auf die Wirksamkeit positiv auswirken kann. Aus diesem Grund wurde nun eine weitere große multizentrische Studie nach Nierentransplantation durchgeführt, in der Wirksamkeit und Verträglichkeit von Tacrolimus mit der neuen Formulierung von Ciclosporin verglichen wurden.

Material und Methoden

An dieser 6-monatigen, prospektiven, offenen, parallelen Vergleichsstudie nahmen 50 Zentren in sieben europäischen Ländern teil. 557 nierentransplantierte Patienten erhielten nach einer 1:1-Randomisierung Tacrolimus (n = 286) oder Ciclosporin-ME (n = 271) in Kombination mit Azathioprin und Kortikosteroiden.

Die Patienten wurden in die Studie aufgenommen, wenn sie zwischen 18 und 60 Jahre alt waren, das Transplantat von einem Spender im Alter von 5–65 Jahren stammte und die AB0-Blutgruppe übereinstimmte. Frauen im gebärfähigen Alter mussten eine adäquate Kontrazeption durchführen. Patienten, bei denen zuvor bereits eine andere Organtransplantation (außer Niere) vorgenommen worden war, waren ausgeschlossen. Ebenfalls ausgeschlossen waren Patienten, die ein vorheriges Nierentransplantat aus immunologischen Gründen innerhalb eines Jahres verloren hatten. Weiterhin waren Patienten mit einem PRA-Wert > 50%, einem HIV-positiven Status, schweren hepatischen oder gastrointestinalen Störungen, einer aktuellen Infektion oder einer malignen Erkrankung in der Anamnese ausgeschlossen. Patienten, die wegen einer Begleiterkrankung zum Zeitpunkt der Nierentransplantation eine immunsuppressive Therapie benötigten, konnten ebenfalls nicht an der Studie teilnehmen. Ebenso wurden Patienten mit Allergien oder Intoleranz gegen Antimetabolite, HCO-60, Kortikosteroide, Makrolidantibiotika, Tacrolimus, Ciclosporin oder verwandte Substanzen ausgeschlossen.

Die immunsuppressive Therapie wurde innerhalb von 24 h nach Transplantation oral begonnen (Tag 0). Die initiale Tagesdosis von Tacrolimus betrug 2-mal 0,15 mg/kg. Im weiteren Verlauf wurde die Dosis an einen Zielblutspiegel (IMx-Tacrolimus-II-Assay von Abbott Diagnostika) von 10–20 ng/ml während der ersten 3 Monate und 5–15 ng/ml zwischen Monat 3 und 6 angepasst. Ciclosporin-ME wurde initial in einer oralen Dosierung von 2-mal 4–5 mg/kg pro Tag gegeben. Die angestrebten Vollbluttalspiegel betrugen 100–400 ng/ml in den ersten 3 Monaten und 100–200 ng/ml danach. Die Ciclosporin-Talblutspiegel wurden mit einem monoklonalen Antikörperassay monitoriert.

Falls die Patienten nicht oral behandelt werden konnten und keine Verabreichung per nasogastraler Sonde möglich war, konnte die Therapie beider Calcineurininhibitoren auch intravenös eingeleitet werden.

Die Dosierung der immunsuppressiven Begleitmedikation war in beiden Studiengruppen gleich. Azathioprin wurde bis Tag 91 mit einer Dosis von 1–2 mg/kg/Tag verabreicht. Nach Tag 91 konnte Azathioprin abgesetzt werden. Kortikosteroide wurden wie folgt schrittweise reduziert: Tag 0: 500 mg i.v., Tag 1: 125 mg i.v., Tag 2: 20 mg p.o. und im weiteren Verlauf Reduktion bis 5 mg p.o. ab Tag 43.

Abstoßungen sollten laut Protokoll zuerst mit einer Kortikosteroidbolustherapie behandelt werden. Im Falle einer kortikosteroidresistenten Abstoßung war eine Therapie mit Antikörpern (OKT 3, ATG) vorgesehen.

Die primären Endpunkte der Studie waren die Inzidenz der ersten akuten Abstoßung und die Zeit bis zum Auftreten dieses Ereignisses. Das Protokoll sah vor, dass alle Abstoßungen, die klinisch diagnostiziert wurden, auch histologisch bestätigt werden sollten. Alle akuten Abstoßungen mit einem histologischen Banff-Score von I (mild), II (moderat) oder III (schwer) galten als histologisch bestätigte akute Abstoßungen (Solez et al. 1993).

Sowohl für die Analyse der Wirksamkeit als auch für die Verträglichkeit wurde die Intent-to-treat-Population verwendet, d. h. alle randomisierten Patienten, die transplantiert wurden und mindestens eine Dosis der Studienmedikation erhalten hatten (557 von 560 randomisierten Patienten), gingen in die Analyse ein. Damit wurden die Ergebnisse von 286 Tacrolimus-Patienten mit denen von 271 Ciclosporin-Patienten verglichen.

Die Berechnung der Abstoßungsinzidenzen erfolgte auf der Basis des Chi-square-Tests. Die Zeit bis zur ersten bioptisch bestätigten Abstoßung wurde mittels der Überlebensraten (Kaplan-Meier-Methode) analysiert. Vergleiche der Studiengruppen wurden mit dem Wilcoxon-Test mit einem Signifikanzniveau von 5% durchgeführt.

Ergebnisse

Patienten

Die beiden Studiengruppen waren in Bezug auf Demographie, Primärdiagnosen und weitere Empfänger- und Spendercharakteristika vergleichbar. In beiden Gruppen lag der Anteil der männlichen Empfänger und Spender jeweils über 60%. In je 93% der Fälle wurde eine Ersttransplantation durchgeführt. Der Anteil der Leichenspenden lag bei 95,5% (Tacrolimus) bzw. 97,0% (Ciclosporin-ME). Das mittlere Empfänger- und Spenderalter lag bei 42–44 Jahren und die durchschnittliche Zahl der HLA-Mismatches bei 2,51 (Tacrolimus) bzw. 2,54 (Ciclosporin-ME).

42 Patienten (14,7%) der Tacrolimus-Gruppe und 80 (29,5%) der Ciclosporin-Gruppe sind vorzeitig aus der Studie ausgeschieden. Häufigster Grund hierfür waren unerwünschte Ereignisse, wobei Abstoßungen wiederum mit 11 (3,8%) bzw. 41 (15,1%) am häufigsten auftraten und zum Ausscheiden führten. Zweithäufigster Ausscheidungsgrund waren Transplantatverluste mit 9 (3,1%) für Tacrolimus und 14 (5,2%) für Ciclosporin-ME. 244 Tacrolimus-Patienten (85,3%) und 189 Ciclosporin-Patienten (69,7%) haben die Studie abgeschlossen.

Patienten- und Transplantatüberleben

Insgesamt 6 Patienten, 2 in der Tacrolimus-Gruppe und 4 in der Ciclosporin-Gruppe, verstarben. Die zwei Todesfälle in der Tacrolimus-Gruppe traten nach Studienabschluss auf; Todesursachen waren eine Blutung und ein Suizid. Von den 4 Todesfällen der Ciclosporin-Gruppe traten zwei während der Studie auf. Ein Patient verstarb an Herzversagen, im zweiten Fall ist der Todesgrund unbekannt.

Nach Studienabschluss verstarb ein Patient an einer CMV-Infektion und ein weiterer Patient an Multiorganversagen. Das Patientenüberleben war mit 99,3% für Tacrolimus und 98,5% für Ciclosporin-ME vergleichbar.

Ebenfalls vergleichbar war das Transplantatüberleben mit 94,6% und 91,9%. 15 (5,2%) der Tacrolimus-Patienten und 22 (8,1%) der Ciclosporin-Gruppe verloren ihr Transplantat. Insgesamt 27 Transplantatverluste traten während der Studie auf (Tacrolimus: n=9 vs. Ciclosporin-ME: n=18). Die verbleibenden 10 Patienten verloren ihr Transplantat, nachdem sie die Studie aus anderen Gründen vorzeitig beendet hatten. Die häufigsten Gründe für Transplantatverluste während der Studie waren Abstoßungen (Tacrolimus: n=2 vs. Ciclosporin-ME: n=5), initiale Dysfunktion (Tacrolimus: n=1 vs. Ciclosporin-ME: n=7) und Thrombosen (Tacrolimus: n=4 vs. Ciclosporin-ME: n=3).

Therapieversagen

Transplantatverlust oder Ausscheiden wegen eines unerwünschten Ereignisses wurde als Therapieversagen gewertet. Die Kaplan-Meier-Auswertung nach 6 Monaten zeigt, dass die Rate der Patienten ohne Therapieversagen in der Tacrolimus-Gruppe mit 88,3% signifikant höher war als in der Ciclosporin-Gruppe mit 72,9% ($p < 0,001$).

Abstoßungen

Betrachtet man die Inzidenz der akuten Abstoßungen, so war die auf Tacrolimus basierende Immunsuppression der Therapie mit Ciclosporin-ME hoch signifikant überlegen. In der Tacrolimus-Gruppe hatten 56 (19,6%) Patienten mindestens eine bioptisch bestätigte akute Abstoßung, in der Ciclosporin-Gruppe 101 (37,3%) Patienten ($p < 0,001$, Tabelle 6.1). Davon waren 27 (9,4%) gegenüber 57 (21,0%) Abstoßungen steroidresistent ($p < 0,001$). Nur ein Patient der Tacrolimus-Gruppe (0,3%) wurde aufgrund einer steroidresistenten akuten Abstoßung auf Ciclosporin-ME umgestellt, wohingegen 27 (10,0%) Patienten der Ciclospo-

Tabelle 6.1. Inzidenz der akuten Abstoßungen

	Tacrolimus [n=286]	Ciclosporin-ME [n=271]
Akute Abstoßungen, klinisch diagnostiziert	93 (32,5%)	139 (51,3%)[a]
Akute Abstoßungen, bioptisch diagnostiziert	56 (19,6%)	101 (37,3%)[a]
Kortikosteroidresistent	27 (9,4%)	57 (21,0%)[a]
Antikörpersensitiv	14 (4,9%)	18 (6,6%)
Zusätzlich Mycophenolat Mofetil	8 (2,8%)	6 (2,2%)
Umstellung der Basisimmunsuppression	1 (0,3%)	27 (10,0%)[a]
Refraktäre Abstoßung	4 (1,4%)	9 (3,3%)

[a] $p < 0,001$.

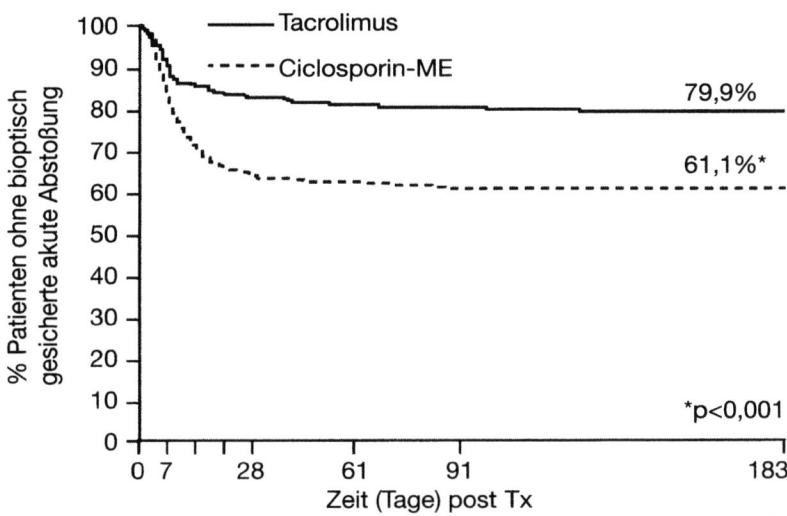

Abb. 6.1. Kaplan-Meier-Auswertung der bioptisch gesicherten akuten Abstoßungen

rin-Gruppe auf Tacrolimus umgestellt wurden (p < 0,001). 4 (1,4%) der mit Tacrolimus behandelten Patienten und 9 (3,3%) der mit Ciclosporin-ME behandelten Patienten hatten eine refraktäre akute Abstoßung.

Rekurrente akute Abstoßungen traten nur bei 3 Patienten (1,1%) der Tacrolimus-Gruppe auf, gegenüber 19 Patienten (7,0%) der Ciclosporin-Gruppe (p < 0,05). Bei einem der 3 Tacrolimus-Patienten war die rekurrente Abstoßung steroidsensibel, die anderen 2 Patienten wurden erfolgreich mit Antikörpern behandelt. 12 der 19 Ciclosporin-Patienten mit rekurrenten Abstoßungen wurden auf Tacrolimus wegen Steroidresistenz umgestellt. Die Umstellung war in allen Fällen erfolgreich und die Transplantatfunktion konnte erhalten werden.

In beiden Studiengruppen trat die Mehrheit der akuten Abstoßungen in den ersten zwei Wochen auf. Die Kaplan-Meier-Analyse zeigt, dass am Ende des ersten Monats 83,6% der Tacrolimus- und 65,6% der Ciclosporin-Patienten frei von akuter Abstoßung waren. Nach 6 Monaten waren dies noch 79,9% bzw. 61,1% der Patienten (p < 0,001; Abb. 6.1).

Bei einem Vergleich der histologischen Schweregrade der akuten Abstoßungen zeichnet sich ab, dass ein größerer Anteil der Ciclosporin-Patienten Abstoßungen mit höherem Schweregrad hatte (Abb. 6.2). 10,8% der Tacrolimus- und 18,1% der Ciclosporin-Patienten wiesen eine moderate Abstoßung (Banff II) auf. Eine schwere akute Abstoßung (Banff III) wurde bei nur 1,4% der Tacrolimus- und immerhin 6,6% der Ciclosporin-Patienten beobachtet. Von Interesse ist auch, dass mit zunehmender Schwere der akuten Abstoßung häufiger eine Umstellung der Patienten von Ciclosporin-ME auf Tacrolimus erfolgte.

Bioptisch-bestätigte chronische Abstoßungen traten in beiden Gruppen sehr selten auf (Tacrolimus: n = 2 vs. Ciclosporin-ME: n = 3).

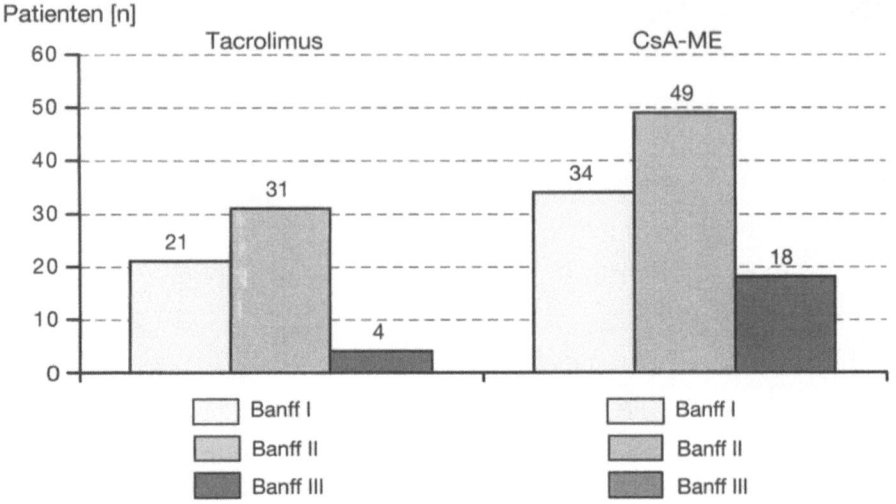

* Pro Patient wurde die Abstoßungsepisode gewertet, die den höchsten histologischen Schweregrad aufwies.

Abb. 6.2. Histologischer Schweregrad der akuten Abstoßungen

Dosierung der Basisimmunsuppression

In beiden Studiengruppen nahmen die mittlere Dosis und der mittlere Talblutspiegel des Basisimmunsuppressivums wie erwartet im zeitlichen Verlauf ab. In der ersten Woche lag die mittlere Tagesdosis bei 0,22±0,06 mg/kg Tacrolimus und 7,20±2,18 mg/kg Ciclosporin-ME und der mittlere Vollbluttalblutspiegel bei 17,9±7,09 ng/ml bzw. 277,89±116,71 ng/ml. Am Ende von Monat 6 betrug die mittlere Tagesdosis 0,12±0,07 mg/kg bzw. 3,63±1,49 mg/kg und der Talblutspiegel 11,76±3,97 ng/ml bzw. 175,07±60,21 ng/ml. Damit lagen die mittleren Talblutspiegel in beiden Studiengruppen innerhalb der angestrebten therapeutischen Bereiche.

Die mittlere Tagesdosis der Kortikosteroide und von Azathioprin war zu allen Zeitpunkten der Studie in den beiden Studiengruppen vergleichbar. Auch die kumulative Erhaltungsdosis der Kortikosteroide war nicht signifikant unterschiedlich.

Nierenfunktion

Die mittleren Serumkreatininwerte der beiden Gruppen waren im Studienverlauf fast identisch. In den ersten zwei Wochen nahm dieser Wert schnell ab und lag am Ende von Monat 6 bei 139 μmol/l in der Tacrolimus- und 147 μmol/l in der Ciclosporin-Gruppe. Bei nur 20,3% der mit Tacrolimus behandelten Patienten trat eine verzögerte Transplantatfunktion auf, definiert als mehr als eine Dialysebehandlung nach Transplantation. Dagegen hatten 26,9% der Patienten, die mit Ciclosporin-ME behandelt wurden, eine verzögerte Transplantatfunktion. Bei 4,2% (Tacrolimus) bzw. 6,3% (Ciclosporin) der Patienten war eine Langzeitdialyse über mehr als 30 Tage erforderlich.

Verträglichkeit

Häufigkeit und Art der unerwünschten Ereignisse waren in der Tacrolimus- und Ciclosporin-Gruppe in der Summe vergleichbar und entsprachen dem beobachteten Spektrum in früheren Studien (Mayer et al. 1997; Pirsch et al. 1997) Am häufigsten wurden in beiden Gruppen Harnwegsinfekte (Tacrolimus 28,3% vs. Ciclosporin-ME 26,2%) berichtet, am zweithäufigsten Hypertonie (Tabelle 6.2).

In der Tacrolimus-Gruppe traten Tremor (12,2% vs. 4,1%, $p<0,01$), Hypomagnesämie (6,6% vs. 1,5%, $p<0,01$), Thrombosen (4,5% vs. 1,5%, $p<0,05$) und Gastritis (3,1% vs. 0,4%, $p<0,05$) signifikant häufiger auf als in der Ciclosporin-Gruppe. 4 der 13 Thrombosen unter Therapie mit Tacrolimus und 4 der 4 Thrombosen der Ciclosporin-Gruppe waren schwerwiegend und führten in 4 bzw. 3 Fällen zum Transplantatverlust.

In der Ciclosporin-Gruppe war die Inzidenz von neu-aufgetretener oder sich verschlechternder Hypertonie deutlich höher (Tacrolimus: 15,7% vs. Ciclosporin-ME: 23,2%, $p=0,032$). Ebenso wurde eine Hypercholesterinämie signifikant häufiger unter Ciclosporin-ME beobachtet (Tacrolimus: 4,2% vs. Ciclosporin-ME: 8,9%, $p<0,05$). Außerdem traten Zahnfleischhyperplasie, Bilirubinämie, gastrointestinale Blutungen, Hirsutismus und cholestatischer Ikterus signifikant häufiger in der Ciclosporin-Gruppe auf (Abb. 6.3).

Der mittlere Cholesterinwert war bei Studienbeginn in beiden Gruppen vergleichbar (Tacrolimus 5,45±,19 mmol/l vs. Ciclosporin-ME 5,40±1,22 mmol/l, $p=0,548$). Bereits ein Monat nach Transplantation hatte sich der mittlere

Tabelle 6.2. Wichtige Nebenwirkungen

	Tacrolimus [n=286]	Ciclosporin-ME [n=271]
Harnwegsinfekt	81 (28,3%)	71 (26,2%)
Hypertonie	45 (15,7%)	63 (23,2%)[a]
Hypercholesterinämie	12 (4,2%)	24 (8,9%)[a]
Bilirubinämie	1 (0,3%)	9 (9,9%)[a]
Hirsutismus	0 (0,0%)	12 (4,4%)[a]
Tremor	35 (12,2%)	11 (4,1%)[a]
Hypomagnesiämie	19 (6,6%)	4 (1,5%)[b]
»new onset« PTDM (>30 Tage Insulin bei Patienten ohne vorbestehendem Diabetes)	12 (4,5%)	5 (2,0%)

[a] $p<0,05$; [b] $p<0,01$.

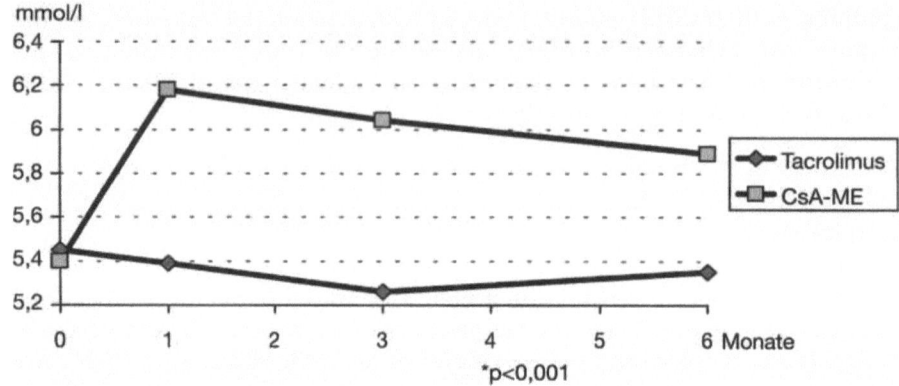

Abb. 6.3. Zeitlicher Verlauf der mittleren Cholesterinwerte im Serum

Cholesterinwert in der Ciclosporin-Gruppe auf 6,18 ± 1,25 mmol/l erhöht, nach 6 Monaten lag der Wert in dieser Gruppe bei 5,89 ± 1,29 mmol/l (s. Abb. 6.3). In der Tacrolimus-Gruppe blieb der mittlere Cholesterinwert stabil. In Monat 1 lag er bei 5,39 ± 1,20 mmol/l und in Monat 6 bei 5,35 ± 1,26 mmol/l. Die mittleren Cholesterinwerte waren damit ab dem ersten Monat signifikant höher ($p < 0,001$) in der Ciclosporin-Gruppe. Insgesamt haben 13 Tacrolimus-Patienten und 18 Ciclosporin-Patienten während der gesamten Studie Lipidsenker erhalten.

Bei vergleichbarer Inzidenz und Art der Infektionen in beiden Studiengruppen zeigte die Kaplan-Meier-Auswertung nach 6 Monaten allerdings, dass signifikant mehr Patienten der Tacrolimus-Gruppe frei von schwerwiegenden Infektionen waren (Tacrolimus: 84,2% vs. Ciclosporin-ME: 75,7%, $p = 0,013$). Insgesamt wurden drei Fälle von Malignität beobachtet (Tacrolimus: lymphomartige Reaktion, Schilddrüsenkarzinom; Ciclosporin-ME: Hautkarzinom).

In beiden Studiengruppen trat mit vergleichbarer Häufigkeit ein insulinpflichtiger Diabetes mellitus neu auf, d.h. 4,5% der Tacrolimus-Patienten und 2,0% der Ciclosporin-Patienten mussten über einen Zeitraum von mindestens 30 Tagen mit Insulin behandelt werden.

Diskussion

Diese randomisierte Studie zeigte, dass die Inzidenz der akuten Abstoßung in den ersten sechs Monaten nach einer Nierentransplantation signifikant geringer war, wenn Patienten eine immunsuppressive Kombination, bestehend aus Tacrolimus, Azathioprin und Kortikosteroiden, im Vergleich zu einer Immunsuppression mit Ciclosporin-Mikroemulsion, Azathioprin und Kortikosteroiden erhielten.

Der Vorteil der Tacrolimus-Therapie für die erste akute Abstoßung war auch für rekurrente und kortikosteroidresistente Abstoßungen zu erkennen. Diese hoch signifikanten Unterschiede in der vorliegenden Studie zwischen den beiden Behandlungsgruppen können nicht durch Unterschiede in der immunsuppressiven Dosierung erklärt werden. Die initialen Dosen und Zielblutspiegel von Tacrolimus waren identisch mit den Empfehlungen in der großen europäischen Vergleichsstudie zwischen Tacrolimus und der Orginalformulierung von Ciclosporin (Mayer et al. 1997). Die Dosierung der Ciclosporin-Mikroemulsion in der vorliegenden Studie erreichte ebenfalls Blutspiegel im therapeutischen Zielbereich. Darüber hinaus waren in beiden Studienarmen während des gesamten Studienablaufes bis zum 6. Monat die mittleren täglichen Dosierungen von Steroiden und Azathioprin vergleichbar und es bestand kein signifikanter Unterschied in der kumulativen Dosierung von Steroiden.

Da akute Abstoßungen ein wichtiger Risikofaktor für die langfristige Transplantatfunktion sind (Basadonna et al. 1993; Lindholm et al. 1993; Gulanikar et al. 1992), muss mit Interesse weiter verfolgt werden, ob sich die Reduktion der akuten Abstoßungsepisoden positiv auf den langfristigen Transplantationserfolg auswirkt.

Das Patienten- und Transplantatüberleben war 6 Monate nach Transplantation vergleichbar. Da die Intent-to-treat-Populationen ausgewertet wurden, ist allerdings davon auszugehen, dass sich die vermehrte Umstellung der Patienten von Ciclosporin-ME auf Tacrolimus wegen z.T. schwerer akuter Abstoßungen positiv auf das Transplantatüberleben der Ciclosporin-Gruppe ausgewirkt hat. Dies war auch in der US-amerikanischen Vergleichsstudie, in der Tacrolimus mit der alten Formulierung von Ciclosporin verglichen wurde, der Fall (Jensik et al. 1998).

Die Verträglichkeit von Tacrolimus und Ciclosporin-ME erwies sich als weitgehend vergleichbar. Für die Nierentransplantation ist jedoch von besonderem Interesse, dass unter der Therapie mit Tacrolimus die Häufigkeit von Hypertonie und Hypercholesterinämie signifikant geringer war. Darüber hinaus kam es in der Tacrolimus-Gruppe im Gegensatz zur Ciclosporin-Gruppe nicht zu einer Erhöhung der mittleren Serum-Cholesterinwerte. Dieses Ergebnis bestätigt die Resultate der ersten multizentrischen Vergleichsstudien (Claesson et al. 1998; Jensik et al. 1998). Dies gilt auch einerseits für das häufigere Auftreten einer Gingivahyperplasie und eines Hirsutismus unter Ciclosporin, andererseits eines Tremors unter Tacrolimus.

Im Vergleich zur Ciclosporin-Gruppe waren in der Tacrolimus-Gruppe nach 6 Monaten signifikant mehr Patienten frei von Therapieversagen, definiert als Transplantatverlust oder Ausscheiden wegen unerwünschter Ereignisse.

Die Ergebnisse dieser ersten großen randomisierten Vergleichsstudie demonstrieren unter Tacrolimus im Vergleich zur Ciclosporin-Mikroemulsion sowohl einen klinischen Vorteil bezüglich einer geringeren Inzidenz akuter Abstoßungen als auch ein potentiell verbessertes kardiovaskuläres Risikoprofil.

Beteiligte Zentren

Die folgenden 50 Zentren haben an dieser multizentrischen Studie teilgenommen:

Belgien

- Antwerpen, University Hospital (*G.A. Verpooten*)
- Brüssel-Jette, Academisch Ziekenhuis V.U.B. (*J. Sennesael*)
- Liege, Centre Hospitalier Universitaire (*M. Meurisse*)

Deutschland

- Erlangen, Med. Klinikum IV (*U. Kunzendorf/I. Hauser*)
- Homburg, Universitätsklinik des Saarlandes (*H. Köhler*)
- Jena, Klinikum der Friedrich-Schiller-Universität (*H. Sperschneider*)
- Köln, Städt. Krankenanstalt (*W. Arns*)
- München, Klinikum rechts d. Isar (*C. Heidecke*)
- Münster, Westfälische Wilhelms-Universität (*K.H. Dietl*)
- Regensburg, Universität (*B. Krämer*)
- Stuttgart, Katharinenhospital (*C. Olbricht*)
- Ulm, Universitätsklinik (*D. Abendroth*)

Italien

- Bari, Policlinico (*F. Selvaggi*)
- Bologna, Ospedale Policlinico S. Orsola (*V. Bonomini*)
- Brescia, Ospedale Regionale »Spedali Civili« (*R. Maiorca*)
- Cagliari, Azienda Ospedaliera »Ospedale G. Brotzu« (*P. Altieri*)
- Firenze, Unita Operativa Ospedaliera di Nefrologia (*M. Salvadori*)
- Genova, Ospedale San Martino (Azienda Ospedaliera) (*U. Valente*)
- Milano, Ospedale Maggiore (*C. Ponticelli*)
- Padova, Azienda Ospedaliera (*E. Ancona*)
- Palermo, Ospedale Civico e Benfratelli (*V. Sparacino*)
- Parma, Università degli Studi (*V. Cambi*)
- Pisa, Azienda Ospedaliera S. Chiara – Presidio di Cisanello (*F. Mosca*)
- Roma, Policlinico Universitario Agostino Gemelli (*M. Castagneto*)
- Sassari, Azienda Ospedaliera (*G. Sorba*)
- Torino, Azienda Ospedaliera S. Giovanni Battista (*G. Piccoli*)
- Treviso, Azienda Ospedaliera S. Maria dei Battuti (*G. Calconi*)
- Verona, Ospedale Civile Maggiore-Università (*G. Ancona*)
- Vicenza, Azienda Ospedaliera (*G. La Greca*)

Luxemburg

- Luxembourg, Centre Hospitalier (*P. Duhoux*)

Österreich

- Innsbruck, Landeskrankenhaus, (*R. Margreiter*)
- Linz, KH Elisabethinen (*H. Stummvoll*)
- Linz, Universität AHK (*G. Biesenbach*)
- Wien, Allgemeines Krankenhaus (*F. Mühlbacher*)

Spanien

- Badalona-Barcelona, Hospital Germans Trias i Pujol (*R. Lauzurica*)
- Barcelona, Hospital Vall d'Hebrón (*L. Capdevila*)
- Cádiz, Hospital Puerta del Mar (*M. Rivero*)
- Córdoba, Hospital Reina Sofía (*D. Del Castillo*)
- Granada, Hospital Virgen de las Nieves (*C. Asensio*)
- Madrid, Hospital Doce de Octubre (*J.M. Morales*)
- Madrid, Hospital Ramón y Cajal (*J. Ortuño*)
- Málaga, Hospital Carlos Haya (*M. González Molina*)
- Oviedo, Hospital Central de Asturias (*F. Suarez*)
- Pamplona, Clínica Universitaria de Navarra (*A. Purroy*)
- Salamanca, Hospital Clínico Universitario (*J.M. Tabernero*)
- Santander, Hospital Marqués de Valdecilla (*M. Arias*)
- Sevilla, Hospital Virgen del Rocío (*G. Rodríguez Algarra*)
- Valencia, Hospital General La Fe (*J. García*)
- Zaragoza, Hospital Miguel Servet (*J.A. Gutierrez*)

Schweiz

- Bern, Inselspital (*M. Schilling*)

Literatur

Basadonna GP et al. (1993) Early versus late acute renal allograft rejection: impact on chronic rejection. Transplantation 55:993–995

Claesson K et al. (1998) Lipoprotein patterns in renal transplant patients: A comparison between FK506 and Cyclosporine A patients. Tranplant Proc 30:1292–1294

Gulanikar AC et al. (1992) The incidence and impact of early rejection episodes on graft outcome in recipients of first cadaver kidney transplants. Transplantation 53:323

Jensik SC et al. (1998) Tacrolimus (FK506) in kidney transplantation: Three-year survival results of the US Multicenter, randomized, comparative trial. Transplant Proc 30:1216–1218

Lindholm A et al. (1993) The impact of acute rejection episodes on long-term graft function and outcome in 1347 primary renal transplants treated by 3 cyclosporine regimens. Transplantation 56:307–315

Mayer AD et al. (1997) Multicenter Randomized Trial Comparing Tacrolimus (FK506) and Cyclosporine in the Prevention of Renal Allograft Rejection. Transplantation 64:436–443

Pirsch JD et al. (1997) A Comparison of Tacrolimus (FK506) and Cyclosporine for immunosuppression after cadaveric renal transplantation. Transplantation 63:977–983

Solez K et al. (1993) International standardization of criteria for the histologic diagnosis of renal allograft rejection: the Banff working classification of kidney transplant pathology. Kidney Int 44:411–422

7 Zusammenhang zwischen akuter und chronischer Abstoßungsreaktion

W. ARNS, M. WEBER

ZUSAMMENFASSUNG

In zahlreichen Studien konnte nachgewiesen werden, dass eine akute Abstoßungsreaktion ein guter Prädiktor für eine spätere chronische Abstoßungsreaktion ist. Dies scheint auch für die neuen Immunsuppressiva (Tacrolimus, Mycophenolat Mofetil, Sirolimus) der Fall zu sein. Es konnte in einer retrospektiven Auswertung des USRDS kürzlich gezeigt werden, dass das relative Risiko für eine chronische Abstoßungsreaktion bei vorausgegangener akuter Abstoßungsreaktion sogar zugenommen hat im Vergleich mit älteren Daten. Da diese Substanzen die Häufigkeit der akuten Rejektionen vermindern, bleibt unklar, wieso die Langzeit-Transplantatüberlebensraten nur unwesentlich beeinflusst werden.

Therapiesensible Abstoßungsreaktionen haben keinen negativen Einfluss auf das Transplantatüberleben. Es gibt sogar Hinweise darauf, dass eine leichte Abstoßungsreaktion einen positiven Einfluss auf das Transplantatüberleben hat, möglicherweise durch Apoptose alloreaktiver T-Zellen.

Als Folge einer »Überimmunsuppression« wurden neben einer gehäuften Inzidenz von CMV-Infekten kürzlich auch Polyomavirusinfektionen beschrieben, die histologisch das Bild einer interstitiellen Nephritis induzieren können, was einer Transplantatabstoßung ähneln kann. Diese Infekte können alleine oder über eine infektgetriggerte Rejektion das Transplantatüberleben negativ beeinflussen. Unklar ist, welche Langzeitfolgen die intensivierte Immunsuppression vor allem im Hinblick auf die Tumor- und Lymphominzidenz besitzt.

Der Autor analysiert aktuelle Studien, stellt eigene Daten zu diesem Thema vor und entwickelt Strategien für die klinische Praxis.

Die akute Rejektion führt immer seltener zum unmittelbaren Transplantatverlust. Die Entwicklung einer chronischen Abstoßungsreaktion findet sich umgekehrt mit großer Wahrscheinlichkeit bei Auftreten einer vorangegangenen akuten Abstoßungsreaktion. Da der chronische Transplantatverlust am häufigsten durch eine chronische Abstoßungsreaktion verursacht wird, wird in epidemiologischen Untersuchungen der chronische Transplantatverlust mit der chronischen Abstoßungsreaktion gleichgesetzt, obwohl auch viele andere Faktoren ein späteres Transplantatversagen (z. B. arterielle Hypertonie, Hypercholesterinämie etc.) hervorrufen können.

Zur Epidemiologie der chronischen Abstoßungsreaktion/ des chronischen Transplantatverlustes

Der Zusammenhang zwischen einer akuten und einer chronischen Abstoßungsreaktion wird durch verschiedene Aspekte geprägt:
- Anzahl der Abstoßungsepisoden
- Klinischer und histologischer Schweregrad
- Zeitliches Auftreten (Timing) der Abstoßungsepisoden
- Residuen nach akuter Abstoßungsepisode
- Individuelle Probleme beim Spender oder Empfänger

Eine der ersten systematischen Arbeiten zu diesem Thema (Lindholm et al. 1993) untersuchte den Zusammenhang zwischen dem Auftreten einer akuten Abstoßungsreaktion und der Langzeitprognose bei 1347 mit Ciclosporin A behandelten Patienten nach Nierenersttransplantation, wobei sich für die Verstorbenenspende eine Transplantathalbwertzeit von 12,5 Jahren ohne Abstoßung bzw. von 6,6 Jahren mit Abstoßungsreaktion und für die Lebendspende von 39,2 bzw. 9 Jahren errechnen ließ. Auch die jüngsten Analysen der UNOS-Daten (Cecka 2000) bestätigen den Zusammenhang zwischen der akuten und chronischen Abstoßungsreaktion. Die chronische Abstoßungsreaktion stellte dabei die Hauptursache für den Transplantatverlust dar und limitierte damit die Lebensdauer der Transplantate. Bei 19.978 Patienten ohne akute Abstoßungsreaktion errechnete sich eine Transplantathalbwertzeit von 11,7 Jahren; bei 6322 Patienten, die wegen einer Abstoßungsreaktion in den ersten 6 Monaten nach Transplantation behandelt werden mussten, reduzierte sich dagegen die Halbwertzeit auf 7,6 Jahre.

Anzahl der Abstoßungsepisoden

Die Anzahl der akuten Abstoßungsreaktionen hat einen deletären Einfluss auf den Langzeitverlauf. Vanrentergheim (1995) wertete 861 Patienten nach Nierenersttransplantation seines Zentrums aus, die zwischen 1983 und 1992 transplantiert und mit Ciclosporin A und Prednison behandelt wurden. Die Transplantathalbwertzeit bei 1 Abstoßungsepisode unterschied sich mit 20 Jahren nicht von den Patienten ohne Abstoßungsepisode; trat jedoch mehr als eine akute Abstoßungsepisode auf, reduzierte sich die Halbwertzeit auf 12,7 Jahre (Vanrentergheim 1995). In einer anderen Untersuchung wurden bei 150 Patienten die Zeichen einer chronischen Abstoßungsreaktion näher untersucht, wobei sich nur bei mehr als einer akuten Abstoßungsepisode eine signifikant erhöhte Zahl von chronischen Abstoßungszeichen entwickelte (Vanrentergheim u. Peeters 1997).

Humar et al. (2000) fanden bei 36,9% von 1793 untersuchten Patienten nach Nierentransplantation mindestens eine akute Abstoßungsreaktion, von denen wiederum 46,4% ein Abstoßungsrezidiv aufwiesen. Die Transplantatüberlebensrate unterschied sich nach 5 Jahren zwischen den Gruppen signifikant (p = 0,0001), 85,1% mit 1 Rejektion, 52,5% mit Abstoßungsrezidiv. Die Rate der nachgewiesenen chronischen Rejektionen verlief dagegen invers: 21,9% und 64,1%.

Herausragende Ergebnisse erzielten jene Patienten, die keinerlei akute Abstoßungsreaktion erlitten hatten. Der Anteil der Patienten betrug 63,1% mit einer Transplantatüberlebensrate von 91% nach 5 Jahren und mit einer chronischen Abstoßungsrate von nur 3%. Transplantatverluste, die durch eine chronische Abstoßungsreaktion bedingt waren, fanden sich bei akuten Abstoßungsrezidiven 4fach erhöht gegenüber nur 1 Abstoßungsepisode (34,8% vs. 8,9%, p = 0,001), die 10-Jahrestransplantatfunktion betrug weniger als die Hälfte (29,6% vs. 64,0%, p = 0,001).

In einer multivarianten Analyse konnten besondere Risikofaktoren für ein Abstoßungsrezidiv ausgemacht werden: Steroidresistenz (RR 1,61; p = 0,01), vaskuläre Rejektion (RR 1,34; p = 0,03) sowie verzögerte Transplantatfunktion (RR 1,50; p = 0,005). Bei einer verzögerten Transplantatfunktion wirkt sich eine akute Abstoßungsreaktion ungleich schwerer aus, da sie auf ein ischämisch geschädigtes Organ trifft; außerdem wird bei fehlender Sofortfunktion häufig eine Abstoßungsreaktion später erkannt und somit später behandelt.

Klinischer und histologischer Schweregrad

Der Schweregrad einer akuten Abstoßungsreaktion wird nicht nur durch die Therapieresistenz, sondern auch durch den histologischen Schweregrad bestimmt. Van Saase et al. (1995) fand bei 40% eine akute Abstoßungsreaktion in den ersten 3 Monaten nach Nierentransplantation, 16% waren vaskuläre und 24% interstitielle Rejektionen mit einem Transplantatüberleben nach 1 Jahr von 49% bzw. 87% und nach 5 Jahren von 34% bzw. 71%.

Zeitliches Auftreten (Timing) der Abstoßungsepisoden

Den Einfluss des zeitlichen Auftretens einer akuten Abstoßungsepisode stellten Matas et al. (1994) eindrucksvoll dar: Während bei 150 Patienten ohne akute Abstoßungsreaktion die Transplantathalbwertzeit noch 33 Jahre betrug, lag sie bei einer Abstoßungsepisode, die im 1. Jahr nach Transplantation auftrat, bei 22 Jahren (n = 64) und bei später auftretenden Abstoßungsepisoden nur noch bei 2 Jahren (n = 14). Bei Patienten mit mehreren Abstoßungsreaktionen war die Transplantathalbwertzeit mit 5 Jahren (n = 50) ebenfalls deutlich reduziert. Bei einer früh auftretenden akuten Abstoßungsreaktion (in den ersten 2 Monaten nach Transplantation) entwickelt sich gegenüber einer späteren Reaktion weitaus seltener eine chronische Abstoßungsreaktion (36% vs. 63%). Möglicherweise erfolgt bei einer früher auftretenden Abstoßungsreaktion infolge der engmaschigeren Verlaufskontrolle in der Frühphase eine rechtzeitigere Abstoßungsbehandlung. Auch ist denkbar, dass die reaktiven T-Zellen, die für die Rejektion verantwortlich waren, apoptotisch wurden und sich eine Transplantattoleranz entwickelt hat. Ohne eine vorausgegangene akute Abstoßungsreaktion wurde sogar keine chronische Abstoßungsreaktion beobachtet (Basadonna et al. 1993).

Residuen nach akuter Abstoßungsepisode

Allerdings gibt es Hinweise darauf, dass eine erfolgreich behandelte akute Abstoßungsreaktion seltener zur chronischen Abstoßungsreaktion führt. Eine residualfreie Ausheilung kann dann unterstellt werden, wenn sich nach Therapieende die Nierenfunktion wieder vollständig erholt hat. Madden et al. (2000) konnten diesen Zusammenhang nachweisen, als sie 99 Patienten mit akuter Abstoßungsreaktion bis zu 8 Jahre nachuntersuchten und nach der Stabilität ihrer Nierenfunktion unterschieden. Alle Patienten mit stabiler Nierenfunktion hatten über den Beobachtungszeitraum eine komplette Remission durch die Abstoßungsbehandlung erfahren, instabile Patienten nur zu 32%.

Der Therapieresistenz einer akuten Abstoßungsreaktion räumten Foss et al. (2000) bei der Analyse der Osloer Patienten weniger Bedeutung ein. Bei den 1368 zwischen 1989 und 1998 nierentransplantierten Patienten trat in 61% mindestens eine akute Abstoßungsreaktion auf, was zu einer 5-Jahrestransplantatüberlebensrate von 64% führte im Vergleich zu 81% bei Patienten ohne Abstoßungsepisode ($p < 0{,}001$). War die Abstoßungsreaktion steroidsensibel, betrug die Transplantatüberlebensrate 68% gegenüber 57% bei Steroidresistenz.

Individuelle Probleme beim Spender oder Empfänger

Wissing aus Brüssel (Wissing et al. 2000) untersuchte bei 442 Patienten, die zwischen 1983 und 1997 nierentransplantiert wurden, den Einfluss einer akuten Abstoßungsreaktion im ersten Jahr nach Transplantation auf die Entwicklung einer chronischen Abstoßungsreaktion und fand eine dreifach erhöhte Rate von immunologisch bedingten Transplantatverlusten im Verlaufe von 10 Jahren im Vergleich zu jenen Patienten, die keine akute Abstoßungsepisode aufwiesen (24,4% vs. 8,1%). Die immunologisch bedingte Transplantatverlustrate war nach 10 Jahren bei Patienten mit Hypercholesterinämie (> 250 mg/dl) fast doppelt so hoch (36% vs. 19,2%). Offensichtlich führt die akute Abstoßungsreaktion zu einer morphologischen Parenchymschädigung, die in einen chronischen Verlauf mündet und durch zusätzliche Noxen – wie etwa eine metabolische Störung – aggraviert wird. Alternativ gibt es Untersuchungsergebnisse zur eigenständigen immunsuppressiven Wirkung der Statine, was die Transplantatprognose positiv beeinflussen könnte (Olbricht 1999).

Eine frühe akute Abstoßungsreaktion wirkt sich dann besonders nachteilig aus, wenn gleichzeitig eine verzögerte Transplantatfunktion vorliegt, also eine immunologische Empfängerreaktion zeitgleich mit einer Transplantatischämie auftritt. Shoskes (2000) hat diese Zusammenhänge kombiniert dargestellt: Bei 8714 Patienten, die zwischen 1991 und 1999 nierentransplantiert wurden, hat er ein Transplantatüberleben von 71% bzw. 49% nach 5 Jahren bei Sofortfunktion bzw. bei verzögerter Funktion gefunden (p = 0,00001). Da der Anteil der Patienten mit akuter Abstoßungsreaktion bei verzögerter Transplantatfunktion fast doppelt so hoch war als bei sofortiger Transplantatfunktion (27,6% vs. 14,7%, p = 0,0001), kann davon ausgegangen werden, dass das schlechtere Ergebnis bei verzögerter Transplantatfunktion insbesondere durch akute Abstoßungsreaktionen bedingt ist. Diesen Einfluss kann auch Cecka (2000) nachweisen, als er bei 8111 Patienten mit verzögerter Transplantatfunktion eine Transplantatüberlebensrate von 73% nach 3 Jahren ohne akute Abstoßungsreaktion und von 64% mit Abstoßungsreaktion feststellte. Es ist daher sinnvoll, bei verzögerter Transplantatfunktion eine subtile Diagnostik einschließlich Biopsien durchzuführen, um eine Abstoßungsreaktion rechtzeitig behandeln zu können. Tullius et al. (1998) haben diese Situation in einem Tiermodell nachvollzogen und die Vorgehensweise bestätigt, dass eine rasche Therapie für das Transplantatüberleben entscheidend ist. Die verzögerte Transplantatfunktion kann aber nicht generell als Indikation für eine Induktionstherapie (prophylaktische ATG-Behandlung) angesehen werden, da sich im Kurz- und Langzeitverlauf kein Unterschied herausstellte (Cecka 2000).

> **Wie hat sich der Einfluss der akuten auf die chronische Abstoßungsreaktion unter den neueren Immunsuppressiva verändert?**

Obwohl die 1-Jahresergebnisse der Transplantation in den zurückliegenden Jahren durch eine Reduktion der akuten Rejektionen deutlich verbessert werden konnten, lässt sich dieser Effekt nicht durchgehend im Langzeitverlauf nachweisen. Meier-Kriesche et al. (2000) bringen dies mit einem zunehmenden relativen Risiko der akuten Abstoßungsreaktion für den chronischen Transplantatverlust zum Ausdruck: 1,67 (1988–1989); 2,35 (1990–1991); 3,4 (1992–1993); 4,98 (1994–1995); 5,2 (1996–1997). Die geringere akute Abstoßungsrate hat einen zunehmenden Einfluss auf chronische Veränderung im Transplantat, was möglicherweise mit der stärkeren immunsuppressiven Therapie und den hiermit hervorgerufenen Nebenwirkungen im Zusammenhang stehen könnte. Opelz (1999) demonstriert den unveränderten Langzeitverlauf jenseits des ersten Transplantationsjahres durch den parallelen Kurvenverlauf der unterschiedlichen Zeitperioden, was einem gleich bleibenden chronischen Transplantatverlust über die Zeit entspricht. Allerdings findet sich im jüngsten USRDS-Register ein Trend zu einem besseren Langzeitergebnis (Abb. 7.1).

Erste Hinweise auf eine verringerte chronische Transplantatverlustrate zeigte auch die Auswertung der europäischen Mycophenolat-Mofetil- (MMF-)Studie nach 3 Jahren (European Mycophenolate Study Group 1999). Obwohl aus statistischer Sicht für eine solche Analyse nicht konzipiert, fand sich in der MMF-

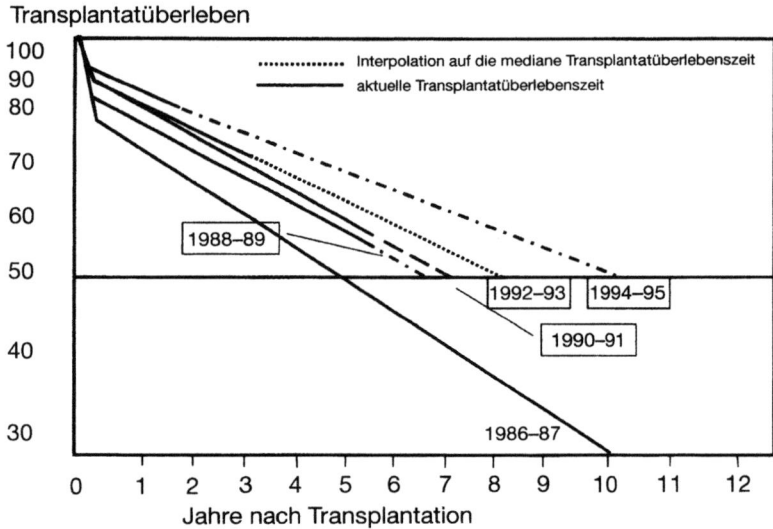

Abb. 7.1. Transplantatüberleben nach Nierenersttransplantation (Verstorbenenspende), 1986–1995 (Kouwenhoven et al. 2000)

behandelten Gruppe eine chronische Transplantatverlustrate von 15,2% gegenüber 22,0% im Vergleich zur Plazebogruppe (p = 0,03). Dies kann zumindest als Trend verstanden werden.

Schließlich haben Ojo et al. (2000) mit der Auswertung von 66.774 Nierentransplantationen des U.S. Renal Transplant Scientific Registry dem MMF im Vergleich zum Azathioprin (AZA) einen höheren Stellenwert in der Prophylaxe auch der chronischen Abstoßungsreaktionen zugewiesen. Wie in allen Untersuchungen ließ sich auch hier der Einfluss der akuten Abstoßungsreaktion auf den chronischen Transplantatverlust mit einem relativen Risiko von 2,41 (p < 0,001) eindrucksvoll nachweisen. Besonders ist jedoch hervorzuheben, dass der chronische Transplantatverlust bei vorausgegangener akuter Abstoßungsreaktion mit einem relativen Risiko von 0,73 (MMF vs. AZA, p < 0,001) und ohne vorausgegangener akuter Abstoßungsreaktion mit 0,8 (MMF vs. AZA, p < 0,001) angegeben wurde, was eine unmittelbare Beeinflussung nicht nur der akuten, sondern auch der chronischen Abstoßungskomponente durch MMF belegt.

Ein erhöhtes Abstoßungsrisiko ist bei immunisierten Patienten zu erwarten, was sich bei Takemoto et al. (2000) durch ein unterschiedliches Transplantatüberleben nachvollziehen lässt: Ohne Immunisierung (PRA < 10%) ergab sich eine Transplantathalbwertzeit bei 61.618 Patienten von 9,3 Jahren, bei einer mittleren Immunisierung (PRA 11–50%) bei 16.625 Patienten von 8,2 Jahren und bei höherer Immunisierung (PRA > 50%) bei 10.735 Patienten von 8,1 Jahren (p < 0,001). Eine Induktionstherapie vermindert zwar die Inzidenz der frühen akuten Abstoßungsreaktion von 27% auf 14% (p < 0,01; Cecka 2000), damit sind aber nicht unbedingt bessere Langzeiterfolge zu erwarten. Szczech u. Feldman (1999) analysierten 628 Patienten nach Nierentransplantation, die eine Basisimmunsuppression mit Ciclosporin A (CsA), Azathioprin und Prednison erhielten. Bei zusätzlicher Induktionstherapie reduzierte sich das Risiko eines Transplantatverlustes zwar nach 2 Jahren (RR 0,62; p = 0,012), dieser Effekt war aber nach 5 Jahren nicht mehr so deutlich nachweisbar (RR 0,82; p = 0,17). Hingegen zeigte sich bei einer Untergruppe immunisierter Patienten (PRA > 20%) der prophylaktische Effekt einer Induktionstherapie deutlicher ausgeprägt (RR 0,12 nach 2 Jahren; p = 0,001 bzw. RR 0,20 nach 5 Jahren; p < 0,001). Den positiven Einfluss einer Induktionstherapie auf das Transplantatüberleben können Santi et al. (2000) zwar nicht nachweisen, aber die immunisierten Patienten (PRA > 30%) mit Induktionstherapie haben nach 1 Jahr ein deutlich besseres Kreatinin (1,5 vs. 2,3 mg/dl; p = 0,05). Der positive frühe Effekt einer Induktionstherapie bei immunisierten Patienten könnte durch eine der Überimmunsuppression folgenden Problematik wie etwa chronischen Infektionen angelastet werden. Das Risiko einer Induktionstherapie zeigt sich auch in den Patientenüberlebensraten in der Untersuchung von Santi: 94% nach 3 Jahren ohne Induktionstherapie vs. 79% nach 3 Jahren mit Induktionstherapie.

Der Stellenwert der IL-2-Rezeptorantikörper sei am Beispiel einer Metaanalyse von Basiliximab verdeutlicht. Hierbei ließen sich von Keown et al. (2000) unter Zusammenfassung von 4 plazebokontrollierten Studien bei 1185 Patienten mit Ciclosporin-A-basierter Immunsuppression eine Minderung des akuten Abstoßungsrisikos um 15,6% (p < 0,001) bei nebenwirkungsarmer Verträglichkeit nachweisen. Da es sich um 6-Monatsergebnisse handelt, bleibt eine Beurteilung des Langzeitergebnisses abzuwarten, insbesondere im Hinblick auf einen Vergleich mit anderen Formen der Induktionstherapie. Es ist jedoch fraglich, ob eine Induktionstherapie mit IL-2-Rezeptorantagonisten bei höher immunisierten Patienten einer ATG-Behandlung gleichwertig oder überlegen ist.

Unter einer Initialtherapie mit Tacrolimus (Tac) im Vergleich mit Ciclosporin A (Del Castillo Caba 2000) fand sich eine deutlich reduzierte Rate von akuten primären Abstoßungsreaktionen (19,9% vs. 38%) und auch Abstoßungsrezidiven (5,3% vs. 17,5%). Auch in anderen Studien (Vincenti 2000) zeigte sich Tacrolimus gegenüber Ciclosporin A bei verbesserter Transplantatüberlebensrate überlegen (64,1% vs. 54,3% nach 5 Jahren, p = 0,014). Da eine erhöhte immunsuppressive Wirkung von Tacrolimus gegenüber Ciclosporin A unbestritten ist, ist in einigen Studienansätzen zunächst eine Initialtherapie mit Ciclosporin A und bei der ersten Abstoßungsreaktion ein Umsetzen auf Tacrolimus durchgeführt worden (Dudley 2000). In dieser Studie wurde bei der ersten Abstoßungsreaktion gleichzeitig mit der Abstoßungsbehandlung (Steroidpulstherapie) auf Tacrolimus umgesetzt oder (randomisiert) die Behandlung mit Ciclosporin A fortgesetzt. Bei dieser Vorgehensweise konnte ein Abstoßungsrezidiv durch Tacrolimus besser verhindert werden (89,1% vs. 61,4%; p = 0,002), wobei die Abstoßungen nach Umsetzen auf Tacrolimus häufiger therapiesensibel waren (72,6% vs. 43%; p = 0,001).

Eigene Erfahrungen

In einer eigenen Untersuchung hat unsere Arbeitsgruppe die gleiche Vorgehensweise gewählt. Die hier vorgestellten Ergebnisse sind von Patienten nach Erstnierentransplantation erhoben worden, die zwischen Januar 1996 und August 2000 transplantiert worden sind. Die initiale Immunsuppression bestand aus Ciclosporin A, Azathioprin oder Mycophenolat Mofetil und Prednison; seit September 1996 wurde Mycophenolat Mofetil statt Azathioprin verwendet. Immunisierte Patienten (PRA > 5%) erhielten eine Induktionstherapie mit ATG (Fa. Fresenius). Bei der ersten Abstoßungsreaktion, die immer bioptisch gesichert wurde, erfolgte gleichzeitig mit der Steroidpulstherapie eine Umstellung von Ciclosporin A auf Tacrolimus; eine Vergleichsgruppe (50% der Patienten) erhielt weiterhin Ciclosporin A. Der Schweregrad der Abstoßungsreaktionen wurde nach der klinischen Therapiebedürftigkeit eingeteilt: steroidsensible Abstoßungsreaktion (Grad 1); steroidresistente Abstoßungsreaktion mit nachfolgender ATG (Fa. Merieux)-Therapie (Grad 2); ATG-resistente oder vaskuläre Abstoßungsreaktion erhielten OKT3 (Grad 3).

Die Inzidenz der akuten Abstoßungsreaktion in den ersten 3 Monaten nach Transplantation (Tabelle 7.1) lag mit 41,3% in der Größenordnung, wie sie bei Ciclosporin-A/Mycophenolat-Mofetil-basierter Immunsuppression erwartet wurde. Der Anteil der immunisierten Patienten mit und ohne Abstoßungsreaktion war annähernd gleich (37,8% vs. 40,0%); eine Induktionstherapie, die bei diesen Patienten immer durchgeführt wurde, konnte also eine akute Abstoßungsreaktion nicht konsequent verhindern. Eine verzögerte Transplantatfunktion war häufiger mit einer akuten Abstoßungsrate verbunden (Tabelle 7.2), obwohl der Unterschied zur Patientenpopulation ohne Abstoßungsreaktion nicht so hoch wie in der zuvor zitierten Literatur ausfiel (31,1% vs. 18,1%). Die Inzidenz der Abstoßungsrezidive war zwar trotz Umstellung auf Tacrolimus im Vergleich zur weiterhin durchgeführten Ciclosporin-A-Therapie mit 13,5% gleich hoch, aber erneute Rezidive traten nur in der mit Ciclosporin A behandelten Gruppe auf (Tabelle 7.3).

Tabelle 7.1. Inzidenz der akuten Abstoßungsreaktion (AR) in den ersten 3 Monaten nach Transplantation. Unterteilt nach klinischem Schweregrad (Grad 1: steroidsensibel; Grad 2: ATG-Therapie erforderlich; Grad 3: OKT3-Therapie erforderlich) und durchgeführter Induktionstherapie

1. REJ	N		Induktiontherapie (> 5% PRA)	
1 (MP)	38	(21,2%)	16	(42,1%)
2 (ATG)	24	(13,4%)	6	(25,0%)
3 (OKT3)	12	(6,7%)	6	(50,0%)
AR	74	(41,3%)	28	(37,8%)
Ø AR	105	(58,7%)	42	(40,0%)
Σ	179	(100,0%)	70	(39,1%)

Tabelle 7.2. Inzidenz der 1. akuten Abstoßungsreaktion (1. REJ), unterteilt nach klinischem Schweregrad und Primärfunktion (*IF* Sofortfunktion; *DF* verzögerte Funktion; *NF* Nichtfunktion)

1. REJ	N	IF		DF		NF	
1 (MP)	38	27	(71,1%)	11	(28,9%)	0	
2 (ATG)	24	11	(45,8%)	11	(45,8%)	2	(8,3%)
3 (OKT3)	12	9	(75,0%)	1	(8,3%)	2	(16,7%)
AR	74	47	(63,5%)	23	(31,1%)	4	(5,4%)
Ø AR	105	79	(75,2%)	19	(18,1%)	7	(6,7%)
Σ	179	126	(70,4%)	42	(23,5%)	11	(6,1%)

Tabelle 7.3. Inzidenz der Abstoßungsrezidive, unterteilt nach Tacrolimus- (Tac-) und Ciclosporin-A- (CsA-)-Behandlung

1. REJ [Grad]	1. REJ Tac	1. REJ CsA	2. REJ Tac	2. REJ CsA	3. REJ Tac	3. REJ CsA
1 (MP)	22 (57,9%)	16 (42,1%)	5 (23,2%)	5 (13,2%)	0	1 (2,6%)
2 (ATG)	9 (37,5%)	15 (62,5%)	3 (12,5%)	3 (12,5%)	0	2 (8,3%)
3 (OKT3)	6 (50,0%)	6 (50,0%)	2 (16,7%)	2 (16,7%)	0	1 (8,3%)
Summe	37 (50,0%)	37 (50,0%)	10 (13,5%)	10 (13,5%)	0	4 (5,4%)

Nicht alle akuten Abstoßungsreaktionen konnten erfolgreich behandelt werden, ohne Schäden am Nierenparenchym zu hinterlassen. Ein signifikanter Unterschied zwischen den beiden Behandlungsgruppen hinsichtlich eventueller Abstoßungsresiduen konnte nicht nachgewiesen werden (Tabelle 7.4).

Tabelle 7.4. Inzidenz der Residuen der Abstoßungsreaktionen

akute REJ [Grad]	Tac [N]	Residuen		CsA [N]	Residuen	
1 (MP)	22	7	(31,8%)	16	5	(31,3%)
2 (ATG)	9	1	(11,1%)	15	2	(13,3%)
3 (OKT3)	6	3	(50,0%)	6	2	(33,3%)
Summe	37	11	(29,7%)	37	9	(24,3%)

Schlussfolgerung

Die akute Abstoßungsreaktion ist trotz neuerer Immunsuppression der beste Prädiktor für eine chronische Abstoßungsreaktion. Möglicherweise ist sie somit der verlässlichste klinische Indikator für eine mangelnde immunologische Kompatibilität oder Akzeptanz des Fremdorgans. Im Langzeitverlauf finden sich die verbesserten Frühergebnisse, die durch eine Reduktion der akuten Abstoßungsreaktionen bedingt sind, nicht im gleichen Ausmaß wieder. Eine mögliche Erklärung könnte die WOFIE-Hypothese (Riethoff 2000) liefern, die ein »Window of Opportunity for Immunological Engagement« definiert. Hierbei wird für eine mögliche Toleranzentwicklung eine minimale Organischämie und eine nur vorübergehende Destruktion oder Inaktivierung potentiell aggressiver T-Zellen vorausgesetzt. Eine exzessive und prolongierte Hochdosisimmunsuppression verhindert möglicherweise die für eine Toleranzentwicklung notwendige immunologische Interaktion zwischen Empfänger und Spenderorgan. Zudem führt sie häufiger zu schweren Infektionen oder Malignomen. Hierbei wird die Bedeutung chronischer Infektionen (CMV, EBV, HCV, BK-Virus) möglicherweise unterschätzt. So werden überwiegend unter der neueren immunsuppressiven Erhaltungstherapie Polyomavirusinfektionen gesehen, die das histopathologische Bild einer interstitiellen Infiltration bzw. Nephritis hervorrufen (Nickeleit et al. 2000).

Eine Calcineurininhibitor-basierte Immunsuppression hat sich unverändert als Standardbasistherapie bewährt. Ergänzend hat sich Mycophenolat Mofetil in der Initialtherapie und Erhaltungstherapie als effektiv erwiesen und ist möglicherweise dem Azathioprin auch in der Langzeittherapie überlegen. Tacrolimus sollte im Rahmen einer Abstoßungstherapie mit in das Behandlungskonzept eingeplant werden. Eine Induktionstherapie ist ausschließlich bei höher immunisierten Patienten zu empfehlen. Nur eine frühzeitige Abstoßungsbehandlung erhöht die Chance einer residualfreien Ausheilung einer akuten Abstoßungsepisode, wodurch auch die Gefahr einer chronischen Abstoßungsreaktion mit späterem Transplantatverlust reduziert werden kann.

Literatur

Basadonna GP, Matas AJ, Gillingham KJ et al. (1993) Early versus late acute renal allograft rejection: impact on chronic rejection. Transplantation 55:993–995
Cecka M. (2000) The UNOS scientific renal transplant registry. In: Cecka JM, Terasaki PI (eds) Clinical Transplants 1999. UCLA Immunogenetics Center, Los Angeles, California, pp 1–21
Del Castillo Caba D, European Tacrolimus vs. Ciclosporin-ME Renal Transplantation Study Group (2000) Analysis of primary and recurrent rejection following renal transplantation in a large comparative study. Transplantation Society, Rom (Abstract)
Dudley CRK, European Tacrolimus Renal Rejection Study Group (2000) Conversion at first rejection: a prospective trial comparing tacrolimus with cyclosporin-microemulsion in renal transplant recipients. Transplantation Society, Rom (Abstract)
European Mycophenolate Mofetil Study Group (1999) Mycophenolate mofetil in renal transplantation: 3-year results from the placebo-controled trial. Transplantation 68:391
Foss A, Leivestad T, Fauchald P et al. (2000) Episodes of acute rejection in Kidney transplantation have a major impact on long term graft survival. Transplantation Society, Rom (Abstract)
Humar A, Payne WD, Sutherland DER, Matas AJ (2000) Clinical determinants of multiple acute rejection episodes in kidney transplantat recipients. Transplantation 69:2357–2360
Keown PA, Balshaw R, Girault D, Kalo Z (2000) Meta-analysis of basiliximab for prophylaxis of acute rejection in renal transplantation. Transplantation Society, Rom (Abstract)
Kouwenhoven EA, Ijzermans JNM, De Bruin RWF (2000) Etiology and pathophysiology of chronic transplant dysfunction. Transpl Int 13:385–401 (Abstract)
Lindholm A, Ohlman S, Albrechtsen D, Tufveson G, Persson H, Persson NH (1993) The impact of acute rejection episodes on long-term graft function and outcome in 1347 primary cadaveric renal transplants treated by 3 cyclosporine regimens. Transplantation 56:343–352
Madden RL, Mulhern JG, Benedetto BJ, O'Shea MH, Germain MJ, Braden GL, O'Shaugnessy J, Lipkowitz GS (2000) Completely reversed acute rejection is not a significant risk factor for the development of chronic rejection in renal allograft recipients. Transpl Int 13:344–350
Matas AJ, Gillingham KJ, Payne WD, Najarian JS (1994) The impact of an acute rejection episode on long-term renal allograft survival. Transplantation 57:857–859
Meier-Kriesche H-U, Ojo AO, Hanson JA, Cibrik DM, Punch JD, Leichtman JD, Kaplan B (2000) Increa-

sed impact of acute rejection on chronic allograft failure in recent era. Transplantation 70:1098–1100
Nickeleit V, Klinkait T, Binet IF, Dalquen P, Del Zenero V, Thiel G, Mihatsch MJ, Hirsch HH (2000) Testing for polyomavirus type BK DANN in plasma to identify renal-allograft recipients with viral nephropathy. N Engl J Med 342:1309–1315
Olbricht CJ (1999) Lipidstoffwechselstörungen nach Organtransplantation. Deutsches Ärzteblatt 96:A411–A412
Ojo AO, Meier-Kriesche H-U, Hanson JA, Leichtman AB et al. (2000) Mycophenolate mofetil reduces late renal allograft loss independent of acute rejection. Transplantation 69:2405–2409
Opelz G, for the Collaborative Transplant Study (1999) Effect of immunosuppressive therapy on graft half-life projections. Transpl Proc 31:31S-33S
Riethoff C (2000) Prope tolerance and the WOFIE hypothesis. Transplantationsmedizin 10:166 (Abstract)
Santi S, Fop F, Segoloni G, Piccoli G (2000) The impact of antilymphocyte therapy on sensitized patients in renal transplantation. Transplantation Society, Rom (Abstract)
Shoskes DA, Cecka M (2000) The Effect of preservation and recipient immune factors on delayed graft function and its sequelae in cadaveric renal transplantation. Transplantation Society, Rom (Abstract)
Szczech LA, Feldman HI (1999) Effect of anti-lymphocyte antibody induction therapy on renal allograft survival. Transpl Proc 31:9S-11S
Takemoto SK, Cho YW, Gjertson DW (2000) Transplant risks. In: Cecka JM, Terasaki PI (eds) Clinical Transplants 1999. UCLA Immunogenetics Center, Los Angeles, California, pp 325–334
Tullius SG, Nieminen M, Bechstein WO et al. (1998) Prompt treatment of initial acute rejection episodes may improve long-term graft outcome. Transpl Int 11:S3-S4
Van Saase JLCM, Van der Woude FJ, Thorogood J, Hollander AA, Van Es LA, Weening JJ, Bockel JM, Bruijn JM (1995) The relation between acute vascular and interstitial renal allograft rejection and subsequent chronic rejection. Transplantation 59:1280–1285
Vanrenterghem Y, Peeters J (1997) The impact of acute rejection on the long-term incidence after renal transplantation. In: Touraine JL et al. (eds) Late graft loss. Kluwer Academic, London, pp 85–89
Vanrenterghem YFC (1995) Acute rejection and renal allograft outcome. Nephrol Dial Transpl 10 [Suppl 1]:29–31
Vincenti F, Tacrolimus Kidney Transplant Study Group (2000) Tacrolimus versus ciclosporine in kidney transplantation: five year results of the U.S. multicenter randomized comparative study. Transplantation Society, Rom (Abstract)
Wissing KM, Abramovicz D, Broeders N, Vereestraeten P (2000) Hypercholesterolemia is associated with increased kidney graft loss caused by chronic rejection in male patients with previous acute rejection. Transplantation 70:464

8 C4d – Ein attraktiver Marker für humorale Abstoßung?

G. A. Böhmig, M. Exner, B. Watschinger, H. Regele

ZUSAMMENFASSUNG

Die Bedeutung humoraler Immunmechanismen bei der akuten Nierentransplantatabstoßung stößt auf zunehmendes Interesse. Eine umfassende Diagnostik ist entscheidend für einen gezielten Einsatz »antihumoraler« Therapiestrategien (z. B. Immunadsorption). Während der letzten Jahre publizierte Studien favorisieren den immunhistochemischen Nachweis des Komplementspaltprodukts C4d als attraktiven Marker für die prognostisch ungünstige alloantikörpermediierte Abstoßungsreaktion. So sind kapilläre C4d-Ablagerungen im Nierentransplantat eng mit dem Nachweis spenderspezifischer Antikörper assoziiert. In einer retrospektiven Studie untersuchten wir bei biopsierten Nierentransplantatempfängern die Assoziation einer C4d-Positivität mit histologischen Kriterien einer Abstoßungsreaktion. Kapilläre C4d-Ablagerungen korrelierten nicht mit gängigen morphologischen Zeichen einer zellulären Abstoßung. C4d-positive Transplantatempfänger hatten, auch in Abwesenheit einer zellulären Abstoßung, eine schlechtere Transplantatfunktion als C4d-negative Patienten. Wir berichten über den erfolgreichen Einsatz einer Immunadsorptionsbehandlung bei einer Nierentransplantatempfängerin mit einer therapierefraktären C4d-positiven humoralen Abstoßungskrise. Unsere Beobachtungen unterstützen den früher postulierten diagnostischen Wert kapillärer C4d-Ablagerungen. Die tatsächliche Inzidenz und klinische Relevanz dieses Markers kann allerdings nur durch eine prospektive Studie geklärt werden.

Einleitung

Prototyp der antikörpermediierten (humoralen) Transplantatabstoßung ist die hyperakute Abstoßung. Diese schwerste Abstoßungsform ist durch präformierte Antikörper gegen Spenderantigene (Blutgruppenantigene, HLA-Antigene, Nicht-HLA-Antigene) bedingt. Seit Einführung des zytotoxischen Crossmatch-Tests wird die hyperakute Abstoßung nur selten beobachtet, sodass heute die akute und chronische Abstoßung im Vordergrund stehen. In der Nierentransplantation spielen zelluläre (T-Zell-vermittelte) Immunmechanismen eine wesentliche

Rolle. Eine Vielzahl von Studien weist allerdings auf eine Bedeutung humoraler Abstoßungsmechanismen auch bei der akuten und chronischen Abstoßung hin (Baldwin III u. Halloran 1998; Crespo et al. 2000; Feucht et al. 1996; McKenna et al. 2000). Eine hohe PRA-Reaktivität als Ausdruck einer humoralen Vorsensibilisierung geht mit einem geringeren Transplantatüberleben einher. Präformierte nichtkomplementbindende spenderspezifische HLA-Antikörper (Nachweis mittels sensitiver Crossmatch-Methoden) sind mit einem ungünstigen Transplantatüberleben assoziiert. Auch die Neubildung spenderspezifischer Alloantikörper nach Transplantation stellt einen prognostisch ungünstigen Faktor dar (Baldwin III u. Halloran 1998; Crespo et al. 2000; Feucht u. Opelz 1996; McKenna et al. 2000).

Während der letzten Jahre hat sich das Verständnis einer antikörpermediierten Komponente der Abstoßung deutlich erweitert. Der Begriff »akute humorale Abstoßung« ist als eigene Entität weitgehend etabliert (Crespo et al. 2000). Neuere Ergebnisse weisen auf eine Effektivität antihumoraler Strategien, v.a. extrakorporaler Verfahren zur Entfernung von Immunglobulinen, in der Therapie therapierefraktärer humoraler Abstoßungskrisen hin (Böhmig et al. 2000; Hickstein et al. 1998; Montgomery et al. 2000; Pascual et al. 1998; Persson et al. 1995; Pretagostini et al. 1996).

Der verlässliche Nachweis einer humoralen Abstoßungskomponente ist, insbesondere in Hinblick auf mögliche Therapieoptionen, von entscheidender Bedeutung.

Nachweis der akuten humoralen Abstoßung – Diagnostische Möglichkeiten

In nur wenigen Studien wurde die Histologie der alloantikörperassoziierten akuten Abstoßung eingehend untersucht (Baldwin III u. Halloran 1998; Crespo et al. 2000; Halloran et al. 1992; Halloran et al. 1990; Trpkov et al. 1996).

In einer ersten Arbeit beschrieben Halloran und Mitarbeiter (1990) sieben Nierentransplantatempfänger mit einer schweren antikörperassoziierten akuten Abstoßungskrise (Nachweis komplementbindender Antikörper gegen HLA-Klasse-I-Antigene des Spenders). Eine Ansammlung von Granulozyten in den peritubulären Kapillaren (PTC) sowie eine Mikroangiopathie dominierten das histologische Bild, während Korrelate einer zellulären Abstoßung in den Hintergrund traten. In einer nachfolgenden Studie wurde ein größeres Patientenkollektiv untersucht (Halloran et al. 1992). Bei antikörperpositiven Patienten fanden sich wieder als charakteristische histologische Veränderungen neutrophile Granulozyten in den PTC oder kapilläre Fibrinthromben. In manchen Biopsien war auch eine zelluläre Abstoßungskomponente (Tubulitis, Vaskulitis) zu finden (gemischte Antikörper- und T-Zell-mediierte akute Abstoßung). In einer neueren Studie untersuchte die Arbeitsgruppe um Halloran ausschließlich Nierentransplantempfänger (n = 44) mit einer nach Banff-Kriterien verifizierten zellulären Abstoßung (Trpkov et al. 1996). Bei 24 Patienten gelang der Nachweis komplementbindender spenderspezifischer Antikörper in einer nach der Transplantation entnommenen Serumprobe. Patienten mit einer antikörperpositiven

Abstoßung zeigten signifikant häufiger eine schwere Vaskulitis oder eine Glomerulitis. Umgekehrt fand sich eine Tubulitis häufiger bei antikörpernegativen Transplantatempfängern. Auffallend war bei antikörperassoziierten Abstoßungskrisen ein gehäuftes Auftreten neutrophiler Granulozyten in den PTC. Mikrovaskuläre Fibrinthromben waren ebenfalls gehäuft in der Gruppe der antikörperpositiven Patienten zu finden.

Die oben genannten Publikationen zeigen eine Assoziation bestimmter histologischer Veränderungen mit dem Auftreten spenderspezifischer Antikörper nach Transplantation. Viele der Veränderungen sind jedoch auch bei antikörpernegativen Abstoßungen zu finden. Dies könnte zumindest teilweise darauf beruhen, dass nur HLA-Klasse-I-spezifische Antikörper detektiert wurden, nicht aber Antikörper gegen HLA-Klasse II oder andere endothelial exprimierte polymorphe Antigene. Andererseits sind Veränderungen, wie Granulozytenansammlungen in den PTC, nicht bei allen antikörperpositiven Abstoßungen zu finden.

Eine pathohistologische Aufarbeitung einer Transplantatbiopsie sollte durch weitere diagnostische Tests ergänzt werden. Goldstandard ist der Nachweis spenderspezifischer Alloantikörper in einem zum Zeitpunkt der Abstoßung entnommenen Serum. Spenderlymphozyten werden als Surrogat für das transplantierte Organ in Crossmatch-Tests getestet. Antikörper gegen polymorphe Nicht-HLA-Antigene, die nur im Transplantat, nicht aber auf Spenderlymphozyten exprimiert werden, können so allerdings nicht erfasst werden. Der direkte immunhistochemische Nachweis gebundener Alloantikörper in der Transplantatbiopsie gelingt im Gegensatz zur hyperakuten Abstoßung bei der antikörperpositiven akuten Transplantatabstoßung in der Regel nicht. Dies ist möglicherweise Folge eines raschen endothelialen Turnovers (Feucht et al. 1991; Feucht u. Opelz 1996).

Ein postulierter Effektormechanismus der humoralen Abstoßung ist eine antikörpermediierte klassische Komplementaktivierung (Baldwin III et al. 2000). Der Nachweis einer Komplementaktivierung, z. B. mittels Immunhistochemie, könnte daher indirekt eine alloantikörpermediierte Schädigung des Transplantats anzeigen. Ein besonders attraktiver Kandidat für den immunhistochemischen Nachweis einer antikörperabhängigen Komplementaktivierung ist das stabile Komplementspaltprodukt C4d. Die Bildung von C4d ist schematisch in Abbildung 8.1 dargestellt. C4 besteht aus drei, durch Disulfidbrücken verbundenen Peptidketten (α-, β-, γ-Kette). Nach Aktivierung von C1 wird durch dessen katalytische Aktivität die α-Kette gespalten und das lösliche Fragment C4a freigesetzt. Das verbleibende Spaltprodukt C4b exponiert nun eine reaktionsfreudige elektrophile Thioesterbindung. Diese reagiert mit Amino- oder Hydroxylgruppen auf Proteinen, Kohlehydraten oder auch mit Wassermolekülen. In der Folge wird C4b entweder kovalent an benachbarte Strukturen gebunden oder zuvor durch Wassermoleküle neutralisiert. Bildet C4b keinen Komplex mit der Komplementkomponente C2, wird es durch die Aktivität von Faktor I weiter degradiert. Faktor I spaltet die α-Kette an zwei Stellen, wodurch das Spaltprodukt C4c freigesetzt wird. Das verbleibende Fragment, C4d, bleibt kovalent gebunden (Abb. 8.1).

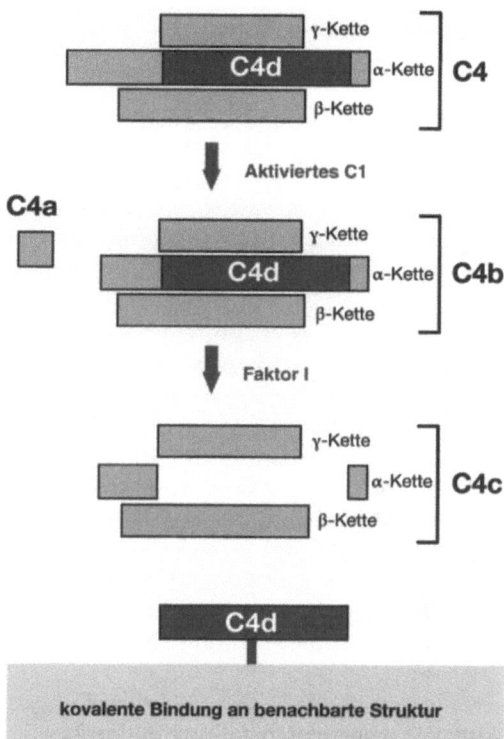

Abb. 8.1. Bildung von C4d durch Spaltung der Komplementkomponente C4

Diagnostische und klinische Relevanz von C4d in der Nierentransplantation

Feucht und Mitarbeiter (1991) untersuchten Anfang der 90er-Jahre erstmals die Ablagerung von C4d in Nierentransplantaten. Der Nachweis von C4d erfolgte mittels Immunhistochemie unter Verwendung monoklonaler Antikörper. 73 Transplantatbiopsien wurden untersucht. Wie in normalen Nieren fand sich bei allen transplantierten Nieren eine Ablagerung von C4d in den Glomeruli. Die Bedeutung dieser stets nachweisbaren glomerulären C4d-Ablagerung ist unklar. Eine glomeruläre Komplementaktivierung könnte jedoch beim Metabolismus von Immunkomplexen eine bedeutende Rolle spielen (Zwirner et al. 1989). Im Gegensatz dazu fanden sich nur bei transplantierten Nieren C4d-Ablagerungen in einer anderen anatomischen Lokalisation, den peritubulären Kapillaren (PTC). In wenigen Biopsien fand sich C4d auch im Bereich tubulärer Membranen. In dieser Studie fiel bereits eine Assoziation peritubulärer C4d-Ablagerungen mit einem hohen immunologischen Risiko (hohe PRA-Reaktivität) auf. In nur wenigen Biopsien gelang der direkte immunhistochemische Nachweis einer kapillären IgM- oder IgG-Ablagerung. Diese Studie wies erstmals auf eine Bedeutung einer peritubulären C4d-Ablagerung als möglicher Marker eines humoralen Immungeschehens hin.

In einer Folgestudie untersuchten Feucht und Mitarbeiter (1993) die Bedeutung einer peritubulären C4d-Ablagerung bei Patienten mit einer frühen Transplantatdysfunktion und fanden eine eindrucksvolle Assoziation einer kapillären C4d-Ablagerung mit einem ungünstigen Transplantatüberleben. Etwa die Hälfte der untersuchten Patienten zeigten eine kapilläre Ablagerung von C4d im Transplantat. Die Zahl der Transplantatverluste bei diesen Patienten war deutlich höher als bei C4d-negativen Patienten. Schließlich konnte eine enge Assoziation endothelialer C4d-Ablagerungen mit dem Nachweis von HLA-Klasse-I und/oder HLA-Klasse-II-Antikörpern (Panel-Reaktivität) gezeigt werden (Lederer et al. 1996).

Ein wesentliches diagnostisches Kriterium für eine akute humorale Abstoßung ist der Nachweis spenderspezifischer Antikörper in einem zum Zeitpunkt der Biopsie entnommenen Serum. Erst kürzlich wurde die Assoziation endothelialer C4d-Ablagerungen mit dem Auftreten spenderspezifischer Alloantikörper nach Transplantation untersucht. Collins und Mitarbeiter (1999) demonstrierten eine enge Assoziation einer C4d-Ablagerung in den PTC mit dem Auftreten einer nach klinischen, serologischen und histologischen Kriterien diagnostizierten akuten humoralen Abstoßung. In dieser Studie wurde diese Abstoßungsform nach folgenden Kriterien definiert:
– akute Dysfunktion des Transplantats,
– Akkumulation neutrophiler Granulozyten in den PTC oder Gefäßwandnekrosen und
– ein positives T-Zell- und/oder B-Zell-Crossmatch (komplementabhängiges oder nichtkomplementabhängiges Crossmatch) zum Zeitpunkt der Biopsie.
10 Patienten erfüllten diese Kriterien. Eine immunhistochemische Aufarbeitung der Transplantatbiopsien zeigte in allen Biopsien eine deutliche Ablagerung von C4d in den PTC. In Kontrollbiopsien (akute zelluläre Abstoßung oder CsA-Toxizität) fanden sich hingegen keine oder nur fokale C4d-Ablagerungen.

In bislang publizierten Arbeiten wurden die untersuchten Patientengruppen nach klinischen (Feucht et al. 1993; Lederer et al. 1996) oder histologischen und serologischen Kriterien (Collins et al. 1999) selektioniert. Die Verteilung und klinische Bedeutung einer C4d-Ablagerung in einem nichtselektionierten Kollektiv ist derzeit unklar. Die Inzidenz einer C4d-Ablagerung bei Patienten mit guter Transplantatfunktion ist nicht bekannt. Um diese Frage zu beantworten, ist eine prospektive Studie unter Verwendung von Protokollbiopsien notwendig.

In einer an unserem Zentrum durchgeführten retrospektiven Studie untersuchten wir 61 Patienten, die zwischen Januar 1998 und Dezember 1998 ein Nierentransplantat erhalten haben und aufgrund initialer Nichtfunktion oder einer akuten Funktionsverschlechterung des Transplantats biopsiert wurden. Alle bis Ende der Beobachtungszeit (Juli 2000) durchgeführten Biopsien (n = 102) wurden immunhistochemisch nachevaluiert. Vorraussetzung für eine retrospektive Analyse war die Verfügbarkeit eines Anti-C4d-Antikörpers, der auf Formalin-fixiertem Biopsiematerial einsetzbar ist, da kommerziell erhältliche monoklonale Antikörper nur auf Gefrierschnitten anwendbar sind. Durch Immunisierung eines Kaninchens mit einem synthetischen C4d-Peptid wurde ein polyklonaler Antikörper hergestellt (C4dpAb). Auf Gefrierschnitten (normale Nieren, Nieren-

C4d – Ein attraktiver Marker für humorale Abstoßung?

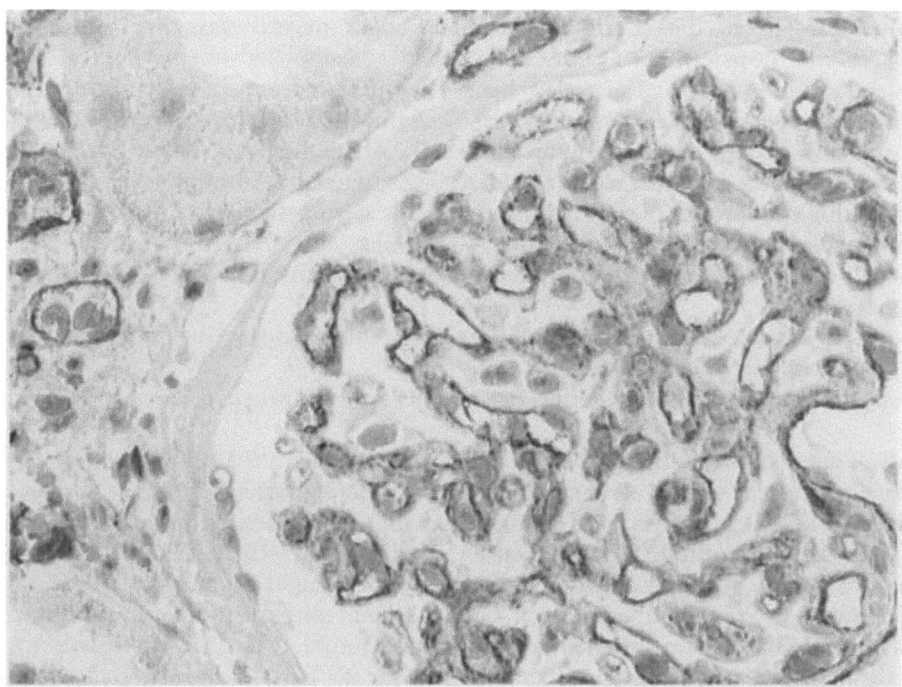

Abb. 8.2. Immunhistochemischer Nachweis von kapillären C4d-Ablagerungen (PTC, Glomeruli) in einer Transplantatbiopsie (Paraffinschnitt) unter Verwendung des polyklonen Anti-C4d-Antikörper C4dpAb

transplantate) zeigte dieser Antikörper beim Vergleich mit einem monoklonalen Anti-C4d-Antikörper ein identes Färbemuster (glomeruläre C4d-Ablagerung in allen Biopsien, peritubuläre Ablagerung in einer Subgruppe der Transplantatbiopsien). Auf Paraffinschnitten blieb die endotheliale Reaktivität des Antikörpers erhalten (peritubuläre Kapillaren, glomeruläres Endothel), während die in allen Gefrierschnitten nachweisbare Reaktivität im Mesangium und den glomerulären Basalmembranen, offenbar bedingt durch die Fixation und Einbettung des Gewebes, verloren ging. Entsprechend lassen sich zwei Färbemuster abgrenzen: eine peritubuläre C4d-Ablagerung und eine seltener auftretende, immer mit einer Färbung der PTC assoziierte glomerulär endotheliale C4d-Ablagerung. In Abbildung 8.2 ist ein Beispiel einer endothelialen C4d-Färbung in peritubulären und glomerulären Kapillaren gezeigt.

42 der 102 Biopsien (41,2%) zeigten eine C4d-Ablagerung in den PTC. In 15 dieser Biopsien (35,7%) konnte eine glomerulär endotheliale C4d-Färbung nachgewiesen werden. Wir fanden keine positive Korrelation mit gängigen Kriterien einer zellulären Abstoßung, wie Vaskulitis, Tubulitis oder interstitiellen mononukleären Infiltraten. Das Auftreten einer Glomerulitis war allerdings schwach mit einer glomerulär endothelialen C4d-Ablagerung assoziiert. Bemerkenswerterweise waren C4d-Ablagerungen in den PTC mit der Diagnose einer akuten

Abstoßung nach der Banff-Klassifikation sogar negativ assoziiert. Allerdings waren alle Biopsien (n = 3) mit einer Banff-III-Läsion C4d-positiv. Weiter untersuchten wir vier, nicht in der Banff-Klassifikation enthaltene histologische Kriterien (peritubuläre Granulozyten, thrombotische Mikroangiopathie, akuter Tubulusschaden, Erythrozytenextravasate). Abgesehen von einer schwachen Assoziation einer glomerulären C4d-Ablagerung mit thrombotischer Mikroangiopathie fanden wir, wohl bedingt durch die geringe Inzidenz dieser Veränderungen, keine statistisch signifikante Assoziation.

Für eine klinische Evaluation definierten wir in unserer Analyse zwei Patientengruppen:
1. C4d-positive Patienten: peritubuläre C4d-Ablagerungen in zumindest einer Transplantabiopsie (n = 31),
2. C4d-negative Patienten: keine C4d-Ablagerung im Transplantat (n = 30).

Alle acht hochsensibilisierten Patienten (Definition: PRA > 50%) waren C4d-positiv. Zudem waren retransplantierte Patienten signifikant häufiger C4d-positiv (16/31 C4d-positiv vs. 5/30 C4d-negativ). Bei drei Patienten war eine therapierefraktäre Abstoßung Ursache eines Transplantatverlusts (Banff II, n = 1; Banff III, n = 2). Alle drei Patienten zeigten C4d Ablagerungen in den PTC. Eine Analyse der Transplantatfunktion bei Patienten mit funktionierendem Transplantat ergab, dass zu allen untersuchten Zeitpunkten das Serumkreatinin bei C4d-positiven Patienten signifikant höher war als bei C4d-negativen Patienten (6 Monate: $1{,}89 \pm 0{,}71$ vs. $1{,}45 \pm 0{,}4$ ($p < 0{,}05$); 12 Monate: $1{,}95 \pm 0{,}79$ vs. $1{,}46 \pm 0{,}37$ ($p < 0{,}01$), 18 Monate: $1{,}97 \pm 0{,}74$ vs. $1{,}52 \pm 0{,}28$ ($p < 0{,}01$), letztes Kreatinin: $1{,}94 \pm 0{,}5$ vs. $1{,}58 \pm 0{,}33$ ($p < 0{,}01$)). Eine interessante Beobachtung war, dass deutliche, statistisch signifikante Unterschiede in der Transplantatfunktion auch zu finden waren, wenn Patienten mit einer histologisch verifizierten zellulären Abstoßung (Banff-Klassifikation) von der Berechnung exkludiert wurden. Diese Ergebnisse weisen darauf hin, dass eine peritubuläre C4d-Ablagerung unabhängig von Zeichen einer zellulären Abstoßung einen ungünstigen prognostischen Faktor darstellen dürfte (wie oben ausgeführt, erbrachte eine histopathologische Evaluation keine Assoziation einer C4d-Ablagerung mit anerkannten histologischen Kriterien einer zellulären Abstoßung).

C4d und Abstoßungstherapie

Die Möglichkeit einer korrekten Diagnose einer akuten humoralen Abstoßung und ihrer erfolgreichen Therapie ist an folgendem Fallbeispiel exemplarisch dargestellt (Böhmig et al. 2000): Eine 41-jährige Dialysepatientin wurde im November 1998 an unserem Zentrum nierentransplantiert. Organspender war ihr Ehemann. Die erforderlichen immunologischen Voruntersuchungen ergaben bei Blutgruppenkompatibilität ein komplettes HLA-Mismatch. Trotz der vielen Schwangerschaften (5 eheliche Kinder) als Risiko für eine Vorsensibilisierung deckten weder ein unspezifisches Antikörper-Screening noch ein konventionelles

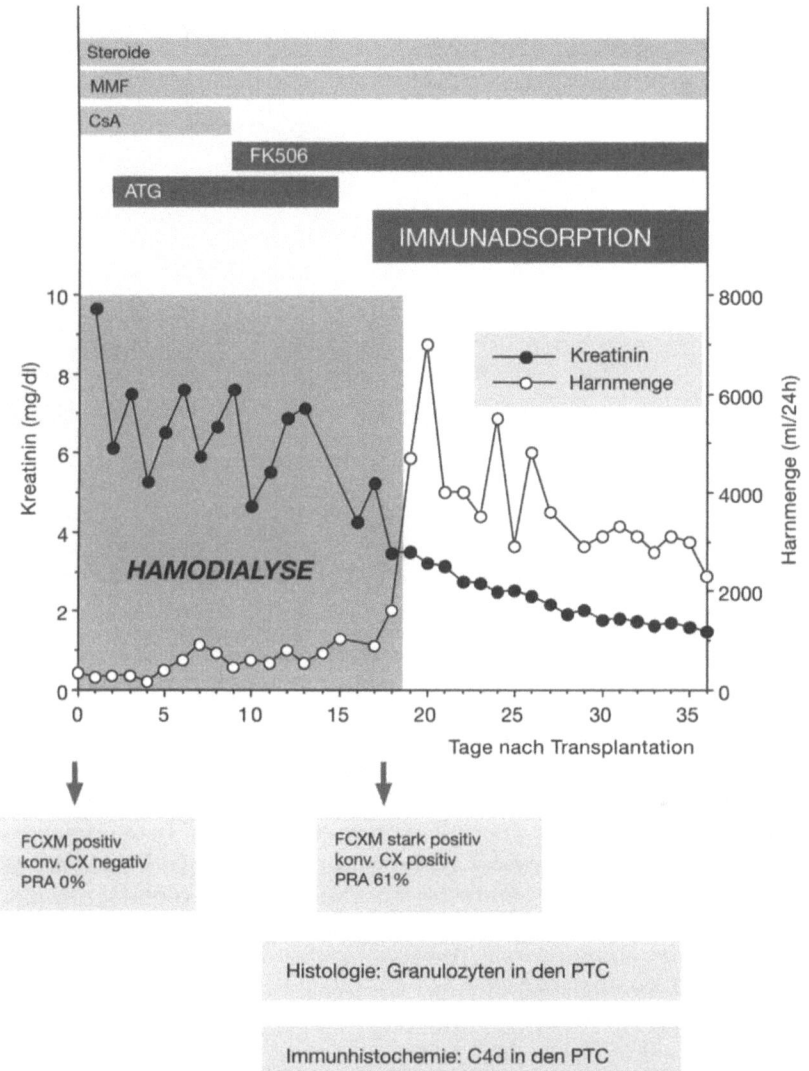

Abb. 8.3. Erfolgreicher Einsatz einer Immunadsorptionsbehandlung bei therapierefraktärer humoraler Nierentransplantatabstoßung. Nachweis einer antikörpervermittelten Abstoßung mittels Serologie (konventionelles Crossmatch, PRA-Reaktivität sowie Durchflusszytometrie-Crossmatch (FCXM), Histologie und Immunhistochemie

Crossmatch präformierte komplementbindende Alloantikörper auf. Das auch unserer Erfahrung nach exzellente Outcome nach Ehepartnertransplantation (trotz des oft hohen HLA-Mismatch) ließ einen problemlosen Verlauf erwarten. Umso überraschender war es, als die transplantierte Niere ihre Funktion nicht aufnahm. Der klinische Verlauf ist in Abbildung 8.3 dargestellt.

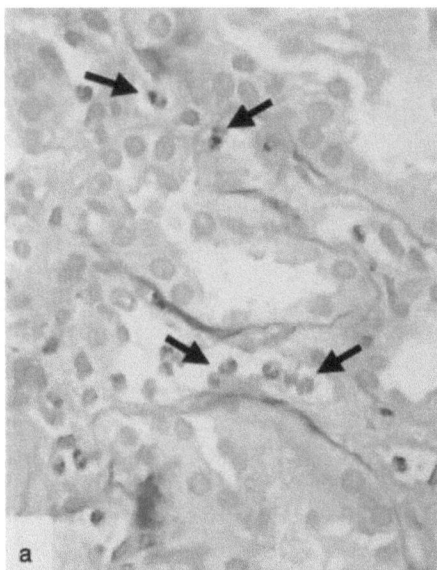 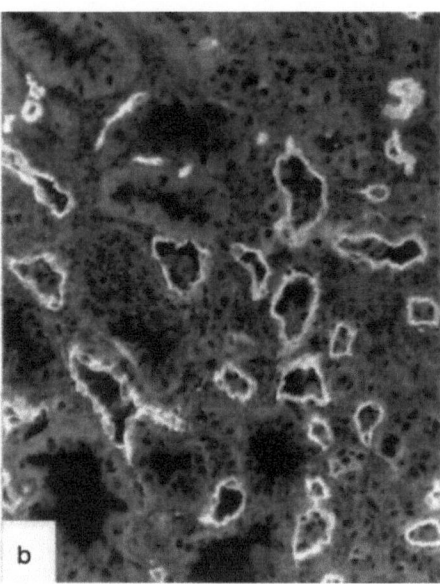

Abb. 8.4 a,b. Fallbeispiel einer akuten humoralen Nierentransplantatabstoßung. *a* Histopathologische Evaluation der ersten Transplantatbiopsie. Nachweis von neutrophilen Granulozyten im peritubulären Kapillarnetz (*Pfeile*). *b* Nachweis von C4d-Ablagerungen in den PTC in einem Gefrierschnitt (Immunfluoreszenz)

Wir vermuteten eine frühe Abstoßungskrise und verabreichten ATG, weiterhin eine Rescue-Therapie mit Tacrolimus, allerdings ohne Erfolg. Die Patientin blieb dialysepflichtig. In zwei Transplantatbiopsien (8. und 16. Tag) fand sich wider Erwarten kein überzeugender Hinweis auf eine zellvermittelte Abstoßung. Auffallend war jedoch eine deutliche Ansammlung neutrophiler Granulozyten im peritubulären Kapillarnetz und in den Glomeruli (Abb. 8.4a). Es stellte sich die Frage, ob eine rein humorale Transplantatabstoßung vorliegt. Die klinische Vorgeschichte (Schwangerschaften als Risikofaktor für eine humorale Sensibilisierung gegen, an die Kinder vererbte, Fremdantigene des Ehemanns), das fehlende Ansprechen auf eine »antizelluläre« Abstoßungstherapie sowie das histologische Bild stützen diese Hypothese. Folgende Befunde bestätigten die Annahme: Positivierung des konventionellen Crossmatch nach der Transplantation; Nachweis nichtkomplementbindender Antikörper gegen Spenderantigene mittels Durchflusszytometrie (FACS-Crossmatch); schließlich der Nachweis ausgedehnter Ablagerungen des Komplementspaltprodukts C4d im Transplantat (PTC, Glomeruli; Abb. 8.4b).

Am 17. Tag nach Transplantation initiierten wir eine Immunadsorptionsbehandlung (Protein A) mit dem Ziel, pathogene Alloantikörper zu entfernen. Innerhalb weniger Tage kam es zu ausreichender Harnproduktion (Abb. 8.3). Nach zwei Wochen haben sich die Nierenfunktionsparameter normalisiert, die Immunadsorptionstherapie konnte nach drei Wochen beendet werden. Die Patientin zeigt jetzt, etwa zwei Jahre nach der Transplantation, unter Therapie mit

Tacrolimus, MMF und Cortison eine ausgezeichnete Nierenfunktion. In diesem Fall zogen wir erstmals eine C4d-Positivität als ein Kriterium für eine spezifische Therapieentscheidung heran. Der Einsatz einer Immunadsorptionsbehandlung war insofern auch gerechtfertig, als die Patientin auch sonst alle Kriterien einer akuten humoralen Abstoßung (positives Crossmatch und Granulozytenansammlung in den PTC) erfüllte.

In der Literatur ist wiederholt eine Effektivität extrakorporaler Verfahren zur Entfernung pathogener Alloantikörper in der Therapie schwerer antikörpermediierter Abstoßungskrisen berichtet, allerdings durchwegs in unkontrollierten Studien. So berichteten Pascual und Mitarbeiter (1998) über einen erfolgreichen Einsatz einer Plasmaseparationsbehandlung, kombiniert mit Tacrolimus (in vier Fällen auch Umstellung auf Mycophenolat Mofetil), bei fünf Nierentransplantatempfängern mit akuter humoraler Abstoßung. Alle Patienten hatten eine humorale Abstoßungskrise, die nicht auf eine Therapie mit hochdosierten Steroiden und Antilymphozytenantikörpern ansprach. Histologisch fanden sich Zeichen einer humoralen Komponente (z. B. Granulozyten in den PTC), zusätzlich bei vier Patienten Zeichen einer zellulären Abstoßungskomponente. Bei allen Patienten konnte serologisch das Auftreten von spenderspezifischen Antikörpern nachgewiesen werden. Nach Einsetzen der »antihumoralen« Therapie kam es bei allen Patienten zu einer prompten Besserung der Transplantatfunktion. In einer erst kürzlich publizierten Studie untersuchten Montgomery und Mitarbeiter (2000) bei sieben Nierentransplantatempfängern die Effektivität einer Plasmapheresebehandlung, kombiniert mit intravenösem Immunglobulin, in der Therapie akuter humoraler Abstoßungskrisen (4 Patienten erhielten bei positivem Crossmatch vor Transplantation auch eine präemptive Plasmapheresebehandlung). In dieser Studie wird, wie auch in unserem Fall berichtet, eine Komplementablagerung (C4d) als zusätzliches Kriterium für eine therapeutische Intervention angeführt. Bei allen Patienten war dieses Therapieschema effektiv. In einigen wenigen Studien wurde über einen erfolgreichen Einsatz einer Immunadsorptionsbehandlung in der Therapie schwerer therapierefraktärer, nach histologischen und serologischen Kriterien definierten humoralen Abstoßungskrisen, berichtet (Hickstein et al. 1998; Persson et al. 1995; Pretagostini et al. 1996). Wenn auch eine Aussage über die Effektivität der Immunadsorption durch kleine Patientenkollektive sowie durch das Fehlen entsprechender Kontrollkollektive nur bedingt möglich ist, so weisen diese Arbeiten auf eine beachtliche Effektivität dieser Therapiestrategie hin.

Der verlässliche Nachweis einer humoralen Abstoßungskrise ist, vor allem in Hinblick auf mögliche Therapieoptionen, entscheidend. Der immunhistochemische Nachweis von C4d stellt möglicherweise eine wertvolle Ergänzung zur serologischen und histologischen Evaluation dar.

Literatur

Baldwin III WM, Halloran PF (1998) Clinical syndromes associated with antibody in allografts. In: Racusen LC, Solez K, Burdick JF (eds) Kidney transplant rejection, Marcel Dekker, New York, pp 127–147

Baldwin III WM, Samaniego M, Qian Z, Ota H, Wasowska BA, Sanfilippo F, Hruban RH (2000) Complement as a mediator of allograft injury: an inflammatory view. Transplantation Rev 14:41–51

Böhmig GA, Regele H, Säemann MD et al. (2000) Role of humoral immune reactions as target for antirejection therapy in recipients of a spousal-donor kidney graft. Am J Kidney Dis 35:667–673

Collins AB, Schneeberger EE, Pascual MA, Saidman SL, Williams WW, Tolkoff-Rubin N, Cosimi AB, Colvin RB (1999) Complement activation in acute humoral renal allograft rejection: diagnostic significance of C4d deposits in peritubular capillaries. J Am Soc Nephrol 10:2208–2214

Crespo M, Delmonico F, Saidman S, Tolkoff-Rubin N, Williams W, Colvin R, Cosimi AB, Pascual M (2000) Acute humoral rejection in kidney transplantation. Graft 3:12–17

Feucht HE, Felber E, Gokel MJ et al. (1991) Vascular deposition of complement-split proucts in kidney allografts with cell-mediated rejection. Clin Exp Immunol 86:464–470

Feucht HE, Opelz G (1996) The humoral immune response towards HLA class II determinants in renal transplantation. Kidney Int 50:1464–1475

Feucht HE, Schneeberger H, Hillebrand G, Burkhardt K, Weiss M, Riethmüller G, Land W, Albert E (1993) Capillary deposition of C4d complement fragment and early renal graft loss. Kidney Int 43:1333–1338

Halloran PF, Schlaut J, Solez K, Srinivasa NS (1992) The significance of the anti-class I response: II. Clinical and pathologic features of renal transplants with anti-class I-like antibody. Transplantation 53:550–555

Halloran PF, Wadgymar A, Ritchie S, Falk J, Solez K, Srinivasa NS (1990) The significance of the anti-class I response: I. Clinical and pathologic features of anti-class I-mediated rejection. Transplantation 49:85–91

Hickstein H, Korten G, Bast R et al. (1998) Protein A immunoadsorption (IA) in renal transplantation patients with vascular rejection. Transfus Sci 19:S53–57

Lederer SR, Schneeberger H, Albert E et al. (1996) Early renal graft dysfunction. The role of preformed antibodies to DR-typed lymphoblastoid cell lines. Transplantation 61:313–319

McKenna RM, Takemoto SK, Terasaki PI (2000) Anti-HLA antibodies after solid organ transplantation. Transplantation 69:319–326

Montgomery RA, Zachary AA, Racusen LC, Leffell MS, King KE, Burdick J, Maley WR, Ratner LE (2000) Plasmapheresis and intravenous immune globulin provides effective rescue therapy for refractory humoral rejection and allows kidneys to be successfully transplanted into crossmatch-positive recipients. Transplantation 70:887–895

Pascual M, Saidman S, Tolkoff-Rubin N et al. (1998) Plasma exchange and Tacrolimus-Mycophenolate rescue for acute humoral rejection in kidney transplantation. Transplantation 66:1460–1464

Persson NH, Bucin D, Ekberg H, Källen R, Omnell Persson M, Simanaitis M, Sterner G, Swedenborg P (1995) Immunoadsorption in acute vascular rejection after renal transplantation. Transplant Proc 27:3466

Pretagostini R, Berloco P, Poli L et al. (1996) Immunoadsorption with protein A in humoral rejection of kidney transplants. ASAIO J 42:M645–648

Trpkov K, Campbell P, Pazderka F, Cockfield S, Solez K, Halloran PF (1996) Pathologic features of acute renal allograft rejection associated with donor-specific antibody: analysis using the Banff grading schema. Transplantation 61: 1586–1592

Zwirner J, Felber E, Herzog V, Riethmüller G, Feucht HE (1989) Classical pathway of complement activation in normal and diseased human glomeruli. Kidney Int 36:1069–1077

9 Abstoßungsprophylaxe vs. Nephrotoxizität – rationeller Einsatz von Calcineurininhibitoren

U. Heemann, O. Witzke

ZUSAMMENFASSUNG

Calcineurininhibitoren (Ciclosporin A [CsA] und Tacrolimus [Tac]) haben die Fortschritte der modernen Transplantationsmedizin ermöglicht und stellen gegenwärtig den Grundpfeiler der immunsuppressiven Behandlung nach Organtransplantation dar. Die Behandlung mit Calcineurininhibitoren ist jedoch mit dosisabhängigen Nebenwirkungen, insbesondere einer Nephrotoxizität, vergesellschaftet. Diese Nephrotoxizität tritt zumindest in einer akuten Form auf. Darüber hinaus wird angenommen, dass es auch eine chronisch verlaufende Form gibt, die progressiv und zum Teil irreversibel fortschreitet. Die akute Nephrotoxizität ist dosisabhängig und führt zu Überlegungen, Calcineurininhibitoren in der Frühphase insbesondere bei bereits vorgeschädigten Nieren mit Vorsicht einzusetzen. Dies mindert den Wert der Calcineurininhibitoren für die Organtransplantation. Eine Optimierung des Monitoring der Blutspiegel von Ciclosporin A und Tacrolimus könnte das Auftreten der Nephrotoxizität verringern, allerdings kann es auch schon bei therapeutischen Dosierungen zu dieser Nebenwirkung kommen. Nach nichtrenaler allogener Transplantation bzw. bei der Behandlung von Autoimmunerkrankungen mit Calcineurininhibitoren wird die Diagnose der Nephrotoxizität in der Regel aus den klinischen Gegebenheiten gestellt. Eine Biopsie wird daher häufig nicht durchgeführt und verhindert somit die Überprüfung der Diagnose. In Zukunft wird versucht werden, Calcineurininhibitoren in erniedrigter Dosis in Kombination mit neuen, nichtnephrotoxischen Immunsuppressiva (Mycophenolat Mofetil, Sirolimus) zu verwenden oder zu Gunsten nichtnephrotoxischer Immunsuppressiva ganz auf Calcineurininhibitoren zu verzichten. Wichtiger wären allerdings Biopsien zum Ausschluss anderer Ursachen.

Einleitung

Die Therapie mit Calcineurininhibitoren (Ciclosporin A [CsA] und Tacrolimus [Tac]) ermöglicht 1-Jahresüberlebensraten von 90% und mehr nach allogener Nieren-, Leber- und Herztransplantation. Die Therapie mit Calcineurininhibitoren ist gegenwärtig allen anderen Therapieprinzipien in Bezug auf die Prophylaxe akuter Abstoßungen überlegen. Die Behandlung mit Calcineurininhibitoren ist jedoch mit dosisabhängigen Nebenwirkungen, insbesondere einer Nephrotoxizität, vergesellschaftet, die zur Morbidität transplantierter Patienten beiträgt. Allgemein wird angenommen, dass diese Nephrotoxizität auch für den Langzeitverlauf von Bedeutung ist. In dieser Übersicht sollen die Daten zur Nephrotoxizität der Calcineurininhibitoren kritisch diskutiert werden.

Die immunsuppressiven und nephrotoxischen Eigenschaften von Calcineurininhibitoren scheinen auf der Eigenschaft dieser Substanzen zur Inhibition des Calcineurins, einer Ca-abhängigen Phosphatase, zu beruhen. Beide derzeitig verwendeten Substanzen binden intrazellulär an Proteine, so genannte Immunophiline. Cyclosprin A bindet an Cyclophilin und Tacrolimus an das FK-bindende Protein 12 (FKBP12). Obwohl Ciclosporin A und Tacrolimus also an verschiedenen Angriffspunkten wirken, überschneiden sich die Endstrecken der Wirkung beider Substanzen durch die Calcineurinhemmung. Durch die Calcineurinhemmung wird der Transport des NFAT (»nuclear factor of activated T cells«) in den Nukleus von T-Zellen und somit die Expression verschiedener T-Zellaktiverungsgene unterbunden.

Formen der Nephrotoxizität

Die Nephrotoxizität von Calcineurininhibitoren manifestiert sich strukturell und funktionell. Die Pathomechanismen der funktionellen Form gelten aber gleichzeitig auch als langfristig mitverursachend für die chronischen strukturellen Veränderungen.

Renale Funktionsstörungen sind häufig unter der Therapie mit Calcineurininhibitoren. Auch bei Patienten mit scheinbar stabiler Nierenfunktion kommt es nach dem Absetzen von Ciclosporin A häufig zu einem Anstieg des renalen Blutflusses mit einem Absinken des renovaskulären Widerstandes und des systemischen Blutdruckes (Mourad et al. 1998). Die Mechanismen, die zur Vasokonstriktion vor allem der afferenten Arteriolen und kleinen Arterien führen, sind vielgestaltig. Eine erhöhte Produktion von Endothelin, eine erhöhte Aktivität des Renin-Angiotensin-Systems und ein erhöhter Sympathikotonus werden ebenso angeschuldigt wie eine verminderte Produktion vasodilatierender Moleküle, wie NO und Prostazykline (Benigni et al. 1999). Diese Funktionsstörungen korrelieren direkt mit der Dosis der eingesetzten Calcineurininhibitoren und sind zumeist vollständig reversibel.

Chronische strukturelle Veränderungen beruhen vermutlich auf hämodynamischen Veränderungen. Die pathophysiologische Bedeutung hämodynamischer Veränderungen auch für die chronische Nephrotoxizität konnte durch den präventiven Effekt einer Angiotensin-II-Rezeptorblockade mit Losartan bzw. ACE-Hemmung durch Enalapril unterstützt werden. Losartan und Enalapril waren im Tierversuch in der Lage, die strukturellen Veränderungen der chronischen Ciclosporin-A Nephropathie zu vermindern (Hamar et al. 1999; Szabo et al. 2000). Eine Verbindung von Angiotensin II und strukturellen Veränderungen könnte durch TGF-β gegeben sein. Angiotensin II induziert TGF-β in vivo und in vitro. TGF-β kann allerdings auch direkt durch Calcineurininhibitoren induziert werden. Dabei scheint Ciclosporin A ein höheres Potential für eine TGF-β-Induktion als Tacrolimus zu haben. TGF-β selbst ist ein Stimulus zur Akkumulation extrazellulärer Matrix, Zellproliferation und -hypertrophie und es wird diesem Molekül eine zentrale Rolle für die Progression der chronischen Niereninsuffizienz zugeschrieben (Johnson et al. 1999).

Eine Erklärung für die Verbindung zwischen hämodynamischen Veränderungen und chronischen Nierenschäden bietet allerdings auch die durch Calcineurininhibitoren induzierte Hypertonie. Die Hypertonie ist, wie in vielen Studien belegt werden konnte, direkt mit dem chronischen Transplantatversagen vergesellschaftet. Während ursprünglich angenommen wurde, dass die Hypertonie Folge der Verschlechterung der Nierenfunktion ist, geht man aufgrund neuerer Daten davon aus, dass ihr auch eine ursächliche Bedeutung bei der Transplantatschädigung zukommt.

Demzufolge kann man die zwischen einer dualen Immunsuppression aus Azathioprin/Prednison und aus Ciclosporin/Prednison bestehende gleiche Rate des Transplantatverlustes im Langzeitverlauf auch so interpretieren, dass die Parallelität nur aufgrund des schlecht eingestellten Hochdruckes resultiert, dass also die Vorzüge der Calcineurininhibitoren wegen des schlecht eingestellten Hochdruckes nicht ausreichend zur Geltung kommen.

Klinische Bedeutung der Calcineurinhemmer-Nephrotoxizität

Schon bei der akuten, dosisabhängigen Nephrotoxizität ist die korrekte Interpretation nicht einfach. Ein Problem bei der Festlegung der Prävalenz und Inzidenz der durch Calcineurinhemmer induzierten Nephrotoxizität ist die Schwierigkeit der Diagnosestellung und die Differentialdiagnose zu vorbestehenden Schäden der transplantierten Niere und zur chronischen Transplantatabstoßung. Hier sollte betont werden, dass die Diagnose der Calcineurinhemmer-Nephrotoxizität letztlich histologisch gestellt werden muss, da sich andere, nichtinvasive Verfahren als nicht sensitiv bzw. spezifisch genug erwiesen haben. Wegen der nunmehr verfügbaren therapeutischen Optionen sollte die Diagnose frühzeitig genug gestellt werden, um andere Ursachen effizienter behandeln zu können.

Die klinische Bedeutung der Calcineurininhibitor-Nephrotoxizität ist bereits im Langzeitverlauf der ersten klinischen Studien mit dieser Substanz erkannt worden. Trotz eindrucksvoller Unterschiede in der Prävention akuter Abstoßungen und bei den Einjahrestransplantatüberlebensraten im Gegensatz zur konventionellen Behandlung mit Azathioprin und Steroiden war der Verlust von Transplantaten nach 10 Jahren in beiden Gruppen bei etwa 10%. Die damaligen Dosen waren deutlich höher als die heute verwendeten und der Hypertonie wurde keine Bedeutung beigemessen (Hamar et al. 2000).

Besser konnte die Ciclosporin-A-Nephrotoxizität bei Patienten studiert werden, die kein Nierentransplantat erhalten hatten. Es wurde berichtet, dass 52% herztransplantierter Patienten nach 2 Jahren ein Serumkreatinin > 150 µmol/l aufwiesen. 13% der herztransplantierten Patienten wiesen nach 4 Jahren ein Serumkreatinin von > 250 µmol/l auf (Zietse et al. 1994). Diese Zahlen konnten in weiteren Studien in etwa bestätigt werden. Eine Sammelstatistik wies ein Risiko von 2,6% für eine dialysepflichtige Niereninsuffizienz nach Herztransplantation aus. Diese dialysepflichtigen Patienten weisen eine deutlich erhöhte Mortalität auf. In einer vergleichenden Studie trat ein erhöhtes Serumkreatinin in gleichem Ausmaß unter der Therapie mit Ciclosporin A und Tacrolimus auf (47% vs. 46%) (Goldstein et al. 1997).

Auch bei lebertransplantierten Patienten ergeben sich zusätzliche Probleme durch die Nephrotoxizität der Calcineurininhibitoren. Bei diesen Patienten hat die akute Form der durch Calcineurinhemmer induzierten Nephrotoxizität eine besondere Bedeutung, da durch ein Nierenversagen die schwierige Operation mit evtl. Volumendepletion noch verstärkt wird (Gonwa et al. 1995). In einer vergleichenden Studie mit Ciclosporin A bzw. Tacrolimus als Basisimmunsuppression nach Lebertransplantation konnten Platz und Mitarbeiter (1994) bei 60% der Patienten eine frühzeitige Niereninsuffizienz diagnostizieren, 10% wurden dialysepflichtig. Im mittelfristigen Verlauf schien sich dann die Nierenfunktion bei den meisten Patienten zu stabilisieren, doch wurden 2–3% der Patienten chronisch dialysepflichtig. Als Risikofaktoren für ein dialysepflichtiges Nierenversagen nach 2 Jahren konnte die kumulative Ciclosporin-A-Dosis pro Körpergewicht im Verlauf nach 5 Jahren, aber auch der Ciclosporin-A-Talspiegel im ersten Monat etabliert werden. Somit spielt auch die Ciclosporin-A-Exposition zu einem frühen Zeitpunkt für die renale Langzeitprognose lebertransplantierter Patienten eine Rolle (Fisher et al. 1998, Falkenhain et al. 1996).

Bei knochenmarktransplantierten Patienten konnte nach 8 Jahren bei 67% von Patienten eine Ciclosporin-A-bedingte Nephrotoxizität histologisch nachgewiesen werden. Bei dieser Studie wurden allerdings deutlich über den heutigen Dosen liegende Ciclosporin-Dosen verwandt. Zudem wurden die Biopsien nicht randomisiert ausgewertet.

Insgesamt gibt es keine Zweifel an einer akuten dosisabhängigen Nephrotoxizität, die in einigen Fällen in strukturelle Schäden übergehen kann. Demgegenüber sind die Daten zu Langzeitschäden sehr dürftig, da auf Biopsien unter der Annahme einer Calcineurininhibitor-induzierten Nephrotoxizität verzichtet wird.

Bei der Nierentransplantation sind die Ergebnisse noch schwieriger zu interpretieren, da die Abgrenzung der Nephrotoxizität von dem histologischen Korrelat einer chronischen Transplantatabstoßung zumindest sehr schwierig ist. Auch hier deuten allerdings einige Daten darauf hin, dass Patienten, bei denen eine Nephrotoxizität durch Calcineurininhibitoren im ersten Jahr nachgewiesen worden war, im Langzeitverlauf signifikant häufiger eine chronische Transplantatnephropathie entwickelten.

Zusammenfassend kann also festgestellt werden, dass sich eine durch Calcineurinhemmer induzierte Nephrotoxizität im Langzeitverlauf nur schwer nachweisen lässt und die Bedeutung daher ebenfalls nicht klar eingeschätzt werden kann.

Wie kann eine durch Calcineurinhemmer induzierte Nephrotoxizität verhindert oder therapiert werden?

Messung der Blutspiegel von Ciclosporin A und Tacrolimus

Regelmäßige Blutspiegelbestimmungen sind ein Standardverfahren bei einer Therapie mit Calcineurininhibitoren. Zusätzlich sollte bei jeder Medikamentenänderung dieser Patienten ein Blutspiegel bestimmt werden, um mögliche pharmakologische Interaktionen nicht zu übersehen.

Ein technisches Problem der Blutspiegelmessung von Ciclosporin A (Neoral®) ist die geringe Korrelation zwischen dem Talspiegel und der totalen Ciclosporin-A-Exposition ($r^2 = 0{,}19$). Es ist schwierig, einen optimalen Dosisbereich, der Abstoßungen verhindert, aber gleichzeitig eine Nephrotoxizität meidet, anzugeben. Somit ist es nicht möglich, einfach die Dosis von Ciclosporin A zu reduzieren, um einer Nephrotoxizität vorzubeugen. Es ist vielmehr so, dass Patienten mit höheren Ciclosporin-A-Talspiegeln eine bessere Langzeitprognose aufweisen. Dies spricht eher gegen die Bedeutung der chronischen Nephrotoxizität.

In letzter Zeit ist deswegen versucht worden, das therapeutische Monitoring einer Ciclosporin-A-Therapie zu verbessern. Dies scheint durch die Messung der Gesamtexposition (»area under the curve« = AUC) des Ciclosporin A zu gelingen. Es konnte nachgewiesen werden, dass niedrige AUC mit der erhöhten Wahrscheinlichkeit einer Abstoßung, höhere AUC mit einer akuten Nephrotoxizität korrelieren. Diese Daten, die retrospektiv gewonnen wurden, konnten durch eine prospektive Studie für die ersten Monate nach Nierentransplantation weiter untermauert werden. Dabei wurde die AUC in den ersten 0–4 Stunden nach Einnahme von Ciclosporin A bestimmt. Eine AUC > 4400 mgxh/l war mit einer sehr niedrigen Rate von akuten Abstoßungen korreliert, eine AUC > 5500 mgxh/l mit einer signifikanten Nephrotoxizität. In einer weiteren Studie konnte eine entsprechende Korrelation für den Zweistundenwert nach Einnahme von Ciclosporin A in etwa nachvollzogen werden (Cantarovich et al. 1999). Allerdings lässt auch diese Studie noch viele Fragen offen. Weiterhin ist nicht klar, wie die optimalen Spiegel für die Langzeitbehandlung mit Ciclosporin A aussehen und ob die AUC bzw. Zweistundenmessung der Talspiegelmessung auch im Langzeitverlauf überlegen ist.

Im Gegensatz zu Ciclosporin A existiert bei Tacrolimus eine Korrelation zwischen Talspiegeln und Gesamtexposition ($r = 0{,}93$). Dadurch scheint die Substanz verlässlicher steuerbar zu sein als Ciclosporin A, wenn nur Talblutspiegel gemessen werden. Dies könnte womöglich einer der Faktoren sein, warum Tacrolimus in den meisten vergleichenden Studien (sowohl Nieren- als auch Lebertransplantation) effektiver in der Prävention akuter Abstoßungen war (auch wenn Patienten- und Transplantatüberleben im 1-Jahresverlauf jeweils ähnlich ausfielen).

Das Ausmaß der Nephrotoxizität war in mehreren Studien nicht unterschiedlich bei Ciclosporin-A- und Tacrolimus-behandelten Patienten. Allerdings wurden in diesen Studien hohe Tacrolimus-Talspiegel angestrebt (15–25 ng/ml in den ersten Wochen und dann im Langzeitverlauf > 10 ng/ml). Heute wird im Langzeitverlauf ein Talspiegel von 5–10 ng/ml angestrebt.

Pharmakologische Ansätze bei Nephrotoxizität

Den hämodynamischen vasokonstriktiven Veränderungen einer Therapie mit Calcineurinhemmern könnte durch den Gebrauch von Antihypertensiva vorgebeugt werden.

In Tierversuchen haben sich auch ACE-Hemmer und Angiotensin-II-Antagonisten als partiell effektiv in der Prävention von Ciclosporin-A-bedingten Schäden erwiesen, wobei die verwendeten Dosen sehr hoch waren. Es ist nicht klar, ob dieser Effekt spezifisch für eine Ciclosporin-A-induzierte Nephrotoxizität ist oder ob der generelle nephroprotektive Effekt dieser Substanzklassen zum Tragen gekommen war. Eine weitere Strategie besteht natürlich in der Vermeidung weiterer nephrotoxischer Substanzen unter einer Therapie mit CsA oder Tac.

Leider gibt es derzeit keine randomisierten, kontrollierten Studien beim Menschen, die zeigen, dass die durch Calcineurinhemmer induzierte Nephrotoxizität durch pharmakologisches Management vermindert oder vermieden werden könnte.

Dosisreduktion oder Absetzen der Calcineurininhibitoren

Die Reduktion der Dosis bzw. das Absetzen der Calcineurininhibitoren erscheint als einfachstes Verfahren zur Prävention einer Nephrotoxizität. Allerdings muss immer eine effektive Immunsuppression gewährleistet werden, und fast alle Versuche des Absetzens und der Dosisreduktion der Calcineurininhibitoren sind mit einer erhöhten Inzidenz akuter Abstoßungen erkauft. So wurde in einer großen retrospektiven Studie gezeigt, dass bei Patienten mit einer Triple-Therapie aus Prednison, Azathioprin und CsA eine CsA-Dosierung unter 5 mg/kg/d der größte Risikofaktor für eine chronische Abstoßungsreaktion war und somit eine unzureichende Immunsuppression anzeigte. Zahlreiche andere Studien haben ebenfalls belegt, dass niedrige CsA-Dosierungen mit einer erhöhten Inzidenz akuter und chronischer Abstoßungen einhergehen, das Auftreten und der Progress einer Ciclosporin-A-Nephrotoxizität aber nicht sicher vermieden werden können (Hueso et al. 1998, Grinyo 1999).

In zwei anderen randomisierten, kontrollierten Studien wurde deshalb wenige Monate nach der Nierentransplantation eine Konversion von Ciclosporin A auf Azathioprin vorgenommen. Nach 5-jährigem Follow-up zeigte sich kein negativer Einfluss auf das Patienten- oder Transplantatüberleben und die Nierenfunktion der mit Azathioprin behandelten Patienten war besser als die der mit Ciclosporin A behandelten. Trotzdem hat diese Strategie keinen allgemeinen Anklang gefunden; vermutlich wegen der erhöhtem Inzidenz akuter Abstoßungen während des Wechsels von Ciclosporin A zu Azathioprin und des daraus resultierenden möglichen irreversiblen Transplantatverlustes im Einzelfall. Auch ist die Langzeittherapie mit Azathioprin und Prednison nach Nierentransplantation in den Langzeitanalysen von Opelz nach dem 1. Jahr stets mit einer schlechteren Prognose verbunden (im Vergleich zur Therapie mit Ciclosporin A) (Hollander et al. 1995, MacPherson et al. 1998).

Nicht zuletzt ist der Rückgang des Kreatinins nach Absetzen von Calcineurininhibitoren nicht notwendigerweise Ausdruck einer relevanten Verbesserung der Nierenfunktion. Der Einsatz von ACE-Hemmern etwa geht regelhaft mit einem Anstieg des Kreatinins einher und wird dennoch als nephroprotektiv angesehen.

Eine weitere Strategie zur Vermeidung hoher Expositionen an Calcineurinhemmern in der Anfangsphase nach der Transplantation ist die Verwendung von Antikörpern zur Induktionstherapie. Obwohl diese Induktionstherapien in der Anfangsphase eine Nephrotoxizität vermindern und die Primärfunktionsrate erhöhen können, sind mit diesen Therapien wieder andere Komplikationen verbunden (Infektionen, Lymphome im Langzeitverlauf). Außerdem sind diese Induktionsschemata vermutlich nur kurzfristig wirksam, sodass nach einer gewissen Zeit eine Therapie mit einem Calcineurininhibitor in ausreichender Dosis begonnen werden muss, also immer noch die Gefahr einer Nephrotoxizität besteht. Deshalb soll hier auf die Induktionstherapien nicht näher eingegangen werden.

Hochdruck und Calcineurininhibitoren

Calcineurininhibitoren sind mit der Entwicklung eines Hochdruckes assoziiert. Die genaue Ursache ist zwar derzeit noch nicht abschließend geklärt, die Tatsache an sich ist aber unbestritten. Wie bereits eingangs erwähnt, führt Hochdruck zu Nierenschäden und somit zum Verlust transplantierter Nieren. Umso erstaunlicher ist, dass dem Hochdruck in der Prävention des chronischen Transplantatversagens nach wie vor nur eine geringe Bedeutung beigemessen wird. Hier bietet sich ein direkter Ansatzpunkt für eine deutliche Verbesserung der Langzeitprognose nach Transplantation. Dies gilt natürlich in übertragenem Sinn auch für die Transplantation nichtrenaler Organe. Nach wie vor gibt es keine großen prospektiv randomisierten Studien zur Evaluation des bestmöglichen Antihypertensivums in Kombination mit Calcineurininhibitoren. Die Tatsache, dass die Kurven unter einer Azathioprin-gestützten Therapie nicht besser sind als die einer Ciclosporin-basierten, deuten auf ein erhebliches Potential in dieser Richtung. Für die Annahme der Wichtigkeit des Hochdruckes spricht auch, dass die strukturellen Schäden der chronischen Nierenabstoßung viele Ähnlichkeiten mit hypertoniegeschädigten Nieren aufweisen.

Fazit

Solange davon ausgegangen wird, dass im Prinzip jede Niere nach Transplantation durch Calcineurininhibitoren im Langzeitverlauf geschädigt wird, wird anderen Ursachen nur unzureichende Bedeutung zugemessen. Eine wichtige andere Ursache, die es sich zu therapieren lohnt, ist die Hypertonie. Begrüßenswert wäre eine gesteigerte Biopsiefrequenz insbesondere bei Nierenfunktionsverschlechterungen nach der Transplantation nichtrenaler Organe, um andere Ursachen auszuschließen.

Literatur

Benigni A, Bruzzi I, Mister M et al. (1999) Nature and mediators of renal lesions in kidney transplant patients given Ciclosporine for more thab one year. Kidney Int 55:345-351

Cantarovich M, Elstein E, De Varennes B et al. (1999) Clinical benefit of Neoral dose monitoring with Ciclosporine 2-hr post-dose levels compared with trough levels in stable heart transplant patients. Transplantation 68(12):1839-1842

Falkenhain ME, Cosio FG, Sedmak DD (1996) Progressive histologic injury in kidneys from heart and liver transplant recipients receiving Ciclosporine. Transplantation 62:364-370

Fisher NC, Nightingale PG, Gunson BK, Lipkin GW, Neuberger JM. (1999) Chronic renal failure following liver transplantation: a retrospective analysis. Transplantation 66(1):59-66

Goldstein DJ, Zuech N, Sehgal et al. (1997) Ciclosporine-associated end-stage nephropathy after cardiac transplantation. Transplantation 63:664-668

Gonwa Ta, Klintmalm GB, Levy M et al. (1995) Impact of pretransplant renal function on survival after liver transplantation. Transplantation 59:361-365

Grinyo JM (1999) Progress with Ciclosporine-sparing regimens. Transplant Proc 31 [Suppl 8A]:11S-16S

Hamar P, Liu S, Viklicky O et al. (2000) Cyclosporine A and Azathioprine are equipotent in chronic kidney allograft rejection. Transplantation 69: 1290-1295

Hamar P, Peti-Peterdi J, Rázga Z et al. (1999) Co-inhibition of immune and renin-angiotensin systems reduces the pace of glomerulosclerosis in the rat remnant kidney. JASN 10:234-238

Hollander AA, van Saase JL, Kotte AM et al. (1995) Beneficial effects of conversion from Ciclosporine to azathioprine after kidney transplantation. Lancet 345:610-614

Hueso M, Bover J, Seron D et al. (1998) Low-dose Ciclosporine and mycophenolate mofetil in renal allograft recipients with suboptimal renal function. Transplantation 66:1727-1731

Johnson DW, Saunders Hj, Johnson JJ et al. (1999) Fibrogenic effects of Ciclosporine on the tubulointerstitium: role of cytokines and growth factors. Exp Nephrol 7(5):470-478

MacPherson SG, McMillan MA, Rodger RS, Watson MA. (1998) Long-term outcome of a prospective randomized trial of conversion from cyclosporine to azathioprine treatment one year after renal transplantation. Transplantation 66(9):1186-92

Mourad G, Vela C, Ribstein J et al. (1998) Long-term improvement in renal function after Ciclosporine reduction in renal transplant recipients with histologically proven chronic Ciclosporine nephropathy. Transplantation 65:661-667

Platz KP, Müller AR, Blumhardt G et al. (1994) Nephrotoxicity following orthotopic liver transplantation: a comparison between Ciclosporine and FK506. Transplantation 58:170-178

Szabo A, Lutz J, Schleimer K, et al. (2000) Effect of angiotensin-converting enzyme inhibition on growth factor mRNA in chronic renal allograft rejection in the rat. Kidney Int 57:982-991

Zietse R, Balk AH, vd Dorpel MA et al. (1994) Time course of the decline in renal function in cyclosporine-treated heart transplant recipients. Am J Nephrol 14(1):1-5.

10 Resümee zum Themenbereich »Abstoßung und Nephrotoxizität«

U. Frei

Von den Faktoren, die ganz spezifisch das Transplantat betreffen, stellen die Abstoßung und die Nephrotoxizität zweifellos die wichtigsten dar. Wenn auch die Zahl der abstoßungsbedingten Transplantatverluste im vergangenen Jahrzehnt wesentlich abgenommen haben, so stellen Abstoßungen, insbesondere ihre chronisch und vaskulär betonten Formen, doch einen wesentlichen bestimmenden Faktor für das langfristige Transplantatüberleben dar. So hielt auch das Auditorium, das zu 44,6% aus Nephrologen bestand, bei einer Umfrage zu 53% die chronische Abstoßung für die wichtigste Ursache des Transplantatverlustes, gefolgt von der arteriellen Hypertonie und dem Tod des Patienten. Die Wichtigkeit der Nephrotoxizität wurde weit geringer gesehen, wohl aber hatten Folgen der immunsuppressiven Therapie wie Hypertonie und Fettstoffwechselstörungen einen hohen Stellenwert.

In diesem Buchabschnitt zeigt zunächst Böhmig auf, dass es in der histologischen Diagnostik auch nach vielen Jahren neue und interessante Gesichtspunkte gibt, die insbesondere die in den letzten Jahren vernachlässigte humorale Abstoßung in ihrem Stellenwert neu definieren. Die mit eindrucksvollen Bildern untermauerte Analyse des Komplementfaktors C4d im Gewebe, gibt Anhaltspunkte, wie man in Zukunft abstoßungsbedingte chronische Gefäßschäden besser identifizieren kann. In einem weiteren Beitrag spannt Arns aufgrund einer sehr gründlichen Literaturrecherche, ergänzt durch eigenen Daten, den Bogen von der akuten zur chronischen Abstoßung. Er stellt im Detail dar, dass Abstoßung nicht gleich Abstoßung ist, dass der Zeitpunkt, der Schweregrad, das Therapieansprechen, die Assoziation mit einem akuten Nierenversagen und die Präexistenz einer Sensibilisierung in unterschiedlichem Ausmaß zum Langzeitergebnis beitragen. Dieser Beitrag zeigt insbesondere deutlich die Risikokonstellation auf, denen ein besonderes Augenmerk zu gelten hat.

Die beiden weiteren Beiträge befassen sich mit dem Einsatz der Calcineurininhibitoren, ihrer Anwendbarkeit und ihren Vor- und Nachteilen. Frau Sperschneider referiert die Ergebnisse ein multizentrischen Studie, die zwar keine signifikanten Unterschiede bei Kurzzeitüberleben von Patient und Transplantat zeigt, jedoch deutliche Unterschiede in der Häufigkeit und Schwere von Abstoßungsreaktionen aufweist. Auch das Nebenwirkungsprofil dieser Studie zeigt Vorteile von Tacrolimus bei den Risikofaktoren Hypertonie und Hyperlipidämie und nur begrenzte Nachteile bei den neurologischen Nebenwirkungen. Herr Heemann versucht, in einer Zusammenfassung nochmals die Gesichtspunkte für den Einsatz von Calcineurininhibitoren aufzuzeigen. Sowohl die Optimierung des Monitorings als auch die Kontrolle der Nebenwirkungen in Kombinationsschemata wird diskutiert, sodass der Leser gute Anhaltspunkte für einen rationalen Einsatz dieser Substanzen erhält, die er ja, wie wiederum die Umfrage zeigte, in der Therapie nicht missen möchte.

IV Kardiovaskuläre Risikofaktoren

11 Hochdruck nach Nierentransplantation: Banalität oder Übeltäter?

R. Schindler

ZUSAMMENFASSUNG

Die so genannte »chronische Abstoßung« ist nach wie vor das größte Problem nach Nierentransplantation. Die Daten des United States Renal Data System (USRDS) belegen, dass sich die projizierte Halbwertszeit von Nierentransplantaten in den letzten Jahren stetig verbessert hat, von 5,2 Jahren für 1986–1987 auf 10,2 Jahre für 1994–1995. Dennoch gehen jedes Jahr ca. 5% der Transplantate verloren. Eine schlecht definierte Entität, die »chronische Abstoßung« oder chronische Allograftnephropathie (CAN) genannt wird, ist die führende Ursache des Transplantatverlustes, insbesondere wenn Tod mit funktionierendem Transplantat von der Analyse ausgeschlossen wird. Traditionell werden die Ursachen für CAN unterteilt in alloantigenabhängige (MHC-Mismatching, akute Abstoßung) und alloantigenunabhängige (Hyperfiltration, Inflammation beim hirntoten Spender, Hochdruck beim Empfänger). Alle diese möglichen Ursache stellen einen Risikofaktor für spätere CAN dar. Neuere klinische Analysen belegen, dass der Hochdruck beim Empfänger einen wesentlichen, wenn nicht den wichtigsten Risikofaktor für CAN darstellt. Dies wird unterstützt durch tierexperimentelle Arbeiten, die eine Aggravierung der CAN durch die Induktion eines Hochdrucks belegen. In diesen Arbeiten konnte auch eine vermehrte Expression von Wachstumsfaktoren und MHC-Expression in Transplantaten von hypertensiven Tieren nachgewiesen werden. Der Hochdruck scheint daher möglicherweise kausal an der Entstehung der »chronischen Abstoßung« beteiligt zu sein. Eine deutliche Verbesserung der Langzeitergebnisse nach Nierentransplantation durch stärkere Berücksichtigung des Risikofaktors Hochdruck ist zu erwarten.

Einleitung

Für die meisten Patienten stellt die Nierentransplantation die optimale Nierenersatztherapie dar. Dies wurde kürzlich durch den Nachweis bestätigt, dass eine Transplantation nicht nur die Lebensqualität verbessert, sondern auch das Patientenüberleben deutlich verlängert (Hariharan et al. 2000). In den letzten Jahren konnte durch den Einsatz von Calcineurininhibitoren die Inzidenz an akuten Abstoßungen reduziert und das 1-Jahrestransplantatüberleben drastisch verbessert werden. Zwar hat sich nicht nur das 1-Jahres-, sondern auch das Langzeitüberleben von Nierentransplantaten verbessert, es gehen jedoch nach wie vor ca. 7% der Nierentransplantate pro Jahr aufgrund eines Prozesses verloren, der als »chronische Transplantatdysfunktion« oder »chronische Abstoßung« angesehen wird. Der Einfluss von neuen, potenten Immunsuppressiva auf diesen chronischen Transplantatverlust war enttäuschend gering, sodass es von großer Bedeutung ist, die Aufmerksamkeit auf nichtimmunologische Faktoren wie den Hochdruck zu lenken.

Prävalenz

Die Prävalenz des Hochdrucks nach Nierentransplantation ist nicht genau bekannt. Je nach Definition eines Hochdrucks (WHO: >140/90; Joining National Committee of Hypertension: >130/85; National Kidney Foundation: >125/75 mmHg) liegt sie zwischen 60 und 90%. Genaue Angaben werden darüber hinaus dadurch erschwert, dass keine 24-Stunden-Blutdruckmessungen in größeren Kollektiven vorliegen. Dies ist umso mehr von Bedeutung, als bei über 90% der Patienten, die mit Calcineurininhibitoren behandelt werden, eine fehlende nächtliche Blutdrucksenkung zu beobachten ist, die nur mittels 24-Stunden-Messungen zu erfassen ist (Schomig et al. 2000). Aus eigenen Untersuchungen in 683 Patienten (Frei et al. 1995) geht hervor, dass ein Jahr nach Transplantation 90% der Patienten mit Antihypertensiva behandelt werden müssen (Abb. 11.1). Opelz et al. (1998) berichteten, dass trotz antihypertensiver Therapie mehr als 50% der Patienten systolische Blutdruckwerte von >140 mmHg

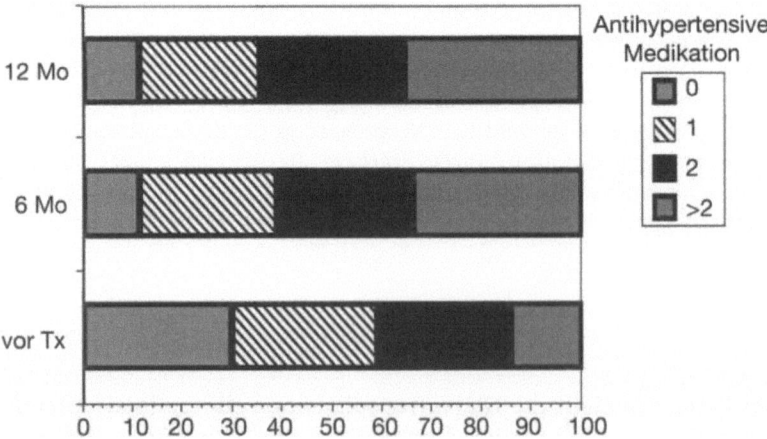

Abb. 11.1. Anteil der Patienten mit antihypertensiver Medikation vor und nach Transplantation. (Daten nach Frei et al. 1995)

aufweisen. Diese Zahlen belegen, dass die Prävalenz der Hypertonie nach Transplantation außerordentlich hoch ist und dass bei der Mehrzahl der Patienten der Hochdruck nicht gut eingestellt ist. Die Gründe hierfür mögen in der Therapieresistenz des Hochdrucks liegen oder darin, dass dem Hochdruck nicht genügend Bedeutung beigemessen wird.

Hochdruck als klinischer Risikofaktor für Transplantatversagen

Der Hypertonus des Empfängers wurde von mehreren Gruppen als einer der wesentlichen Risikofaktoren für ein chronisches Transplantatversagen identifiziert (Cosio et al. 1999; Frei et al. 1995; Mange et al. 2000; Opelz et al. 1998). Frei und Mitarbeiter (1995) untersuchten die Risikofaktoren für einen progredienten Funktionsverlust des Transplantates. Der stärkste Prädiktor für ein Transplantatversagen war das Auftreten von späten akuten Abstoßungen (Tabelle 11.1), gefolgt vom Vorliegen eines Hochdrucks vor und ein Jahr nach Transplantation. Der Hochdruck schien einen stärkeren Einfluss auf den Langzeiterfolg zu haben als das HLA-Matching (s. Tabelle 11.1). Opelz et al. (1998) konnten bei mehr als 29.000 Patienten belegen, dass der systolische und diastolische Blutdruck ein Jahr nach Transplantation den Transplantatverlust in den nächsten Jahren vorhersagt. Verglichen mit der Gruppe mit Werten <140 mmHg systolisch war das Risiko des Transplantatverlustes bei Werten von 140–160 um 16% und bei Werten von über 180 mmHg sogar um 106% höher. Mange et al. (2000) berichteten für 277 Patien-

Tabelle 11.1. Risikofaktoren für eine chronische Transplantatdysfunktion. (Daten nach Frei et al. 1995)

	Gruppe 1 CTD (n = 106)	Gruppe 2 stabile Funktion (n = 533)	Rel. Risiko (95% Konfidenzintervall)	p
HLA-B/DR Mismatchs				
0 HLA-B/DR Mismatchs	16,0%	25,9%		
1–4 HLA-B/DR Mismatche	83,9%	74,1%	1,86 (1,01–3,41)	0,04
Akute Rejektion				
Keine akute Rejektion	62,3%	71,8%		
Erste akute Rejektion bis 60 Tage	18,9%	24,6%		
Erste akute Rejektion nach 60 Tagen	18,9%	3,6%	5,53 (2,7–11,4)	<0,001
Antihypertensiva bei Tx				
0	22,9%	31,3%		
1	20,6%	31,0%		
2	22,9%	27,6%		
>2	33,6%	10,1%	3,42 (1,98–5,92)	<0,001
Antihypertensiva 12 Monate nach Tx				
0	1,9%	12,4%		
1	13,4%	27,2%		
2	26,2%	30,0%		
>2	58,5%	30,4%	3,10 (1,65–5,80)	<0,001

ten eines Zentrums, dass das relative Risiko für ein Transplantatversagen je 10-mmHg-Erhöhung des systolischen Blutdrucks um den Faktor 1,15 und je 10-mmHg-Erhöhung des diastolischen Blutdrucks um den Faktor 1,27 anstieg. Cosio et al. (1999) zeigten einen hochsignifikanten Zusammenhang zwischen Blutdruck und Transplantatüberleben über die nächsten 6 Jahre bei über 550 Patienten, die eine akute Abstoßung erlitten hatten. Für Patienten ohne frühere akute Abstoßung ließ sich kein Einfluss des Blutdrucks feststellen, was für ein Zusammenwirkung von akuter Abstoßung und Hochdruck spricht.

Diese Studien, die an verschiedenen Kollektiven und mit unterschiedlicher Methodik durchgeführt wurden, belegen übereinstimmend die überragende Bedeutung des Hochdrucks für die Prognose von Nierentransplantaten.

Mechanismen der Transplantatschädigung durch Hochdruck

Eine Assoziation zwischen Hochdruck und Transplantatversagen bedeutet natürlich noch keinen kausalen Zusammenhang. Dass der Hochdruck selbst eine Transplantatschädigung bewirken mag, wird dadurch unterstützt, dass bereits der Blutdruck vor Transplantation mit einem schlechteren Langzeitverlauf assoziiert ist (Frei et al. 1995). In tierexperimentellen Arbeiten konnte gezeigt werden, dass ein Hypertonus inflammatorische Reaktionen, repräsentiert durch eine Induktion von Zytokinen, in der Niere verursacht (Abb. 11.2). Die Infusion von Angiotensin II (Ang II) bewirkt eine Proliferation von glatten Gefäßmuskelzellen und induziert mRNA für PDGF-B an Stellen mit tubulointerstitiellen Schäden. PDGF-A Genexpression ist erhöht in glatten Muskelzellen von spontan hypertensiven Ratten in vitro, verglichen mit normotensiven Tieren. Eine verstärkte Expression von PDGF bei hypertensiven Tieren wurde auch in vivo berichtet.

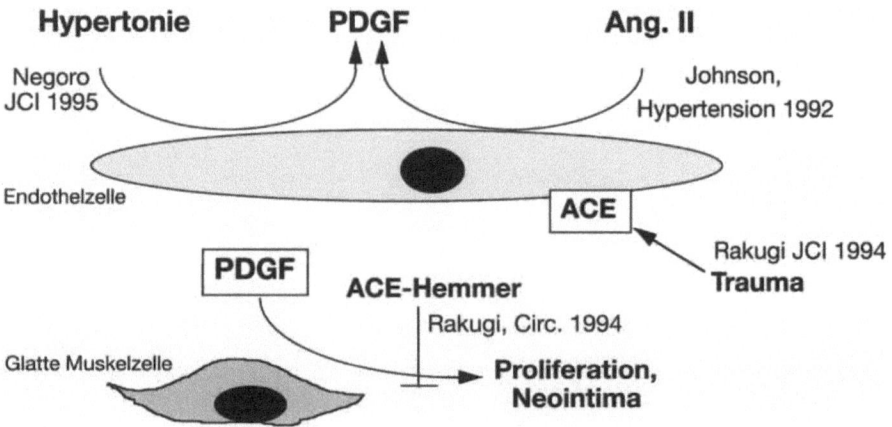

Abb. 11.2. Interaktionen zwischen Hypertonie und Wachstumsfaktoren für glatte Muskelzellen mit Ausbildung einer Neointima

In einem chronischen Abstoßungsmodell der Ratte untersuchten wir, ob ein DOCA-Salz-induzierter Hypertonus beim Empfängertier den chronisch progredienten Funktionsverlust nach Nierentransplantation beeinflusst und welchen Effekt der Hochdruck auf die Genexpression von Zytokinen und Wachstumsfaktoren im Transplantat ausübt (Schindler et al. 1999, 2000). Es wurden 4 Gruppen von Tieren 3 und 6 Monate nach Transplantation untersucht: Iso-Tx, Iso-Tx + Hochdruck, Allo-Tx und Allo-Tx + Hochdruck. Es konnte gezeigt werden, dass
1. nach 6 Monaten allotransplantierte Tiere mit Hochdruck eine höhere Proteinurie aufweisen als Tiere ohne Hochdruck,
2. ein Hochdruck in Allotransplantaten zu einer Zunahme von interstitieller Matrix und Kollagenexpression sowie zu einer Zunahme der proliferierenden Zellen führt,
3. Hochdruck eine vermehrte Expression von mRNA für PDGF-B und TGF-β im Transplantat bewirkt und
4. es in hypertensiven Tieren zu einer vermehrten Expression von MHC-Antigen und MHC-mRNA kommt.

Diese Befunde deuten darauf hin, dass ein Hochdruck beim Empfängertier zusammen mit alloantigenabhängigen Faktoren ursächlich an der Entstehung einer »chronischen Abstoßung« beteiligt ist. Alloantigenabhängige und -unabhängige Faktoren besitzen eine gemeinsame Endstrecke der Transplantatschädigung. Die Aktivierung einer Immunantwort mit nachfolgender Induktion von Wachstumsfatoren und MHC-Expression wurde bisher auf alloantigenabhängige Faktoren wie akute Abstoßung zurückgeführt. Alloantigenunabhängige Faktoren wie Hochdruck scheinen ebenso inflammatorische Mechanismen auszulösen oder wirken synergistisch oder zumindest additiv mit alloantigenabhängigen Faktoren auf inflammatorische Mechanismen. Diese Vorstellungen werden unterstützt durch Befunde, dass die renale Schädigung durch Hypertonie nach 5/6-Nephrektomie in der Ratte durch Immunsuppression mit Mykophenolat Mofetil (MMF) vermindert wird (Fujihara et al. 1998).

Therapie des Hochdrucks nach Nierentransplantation

An erster Stelle der Therapie muss das Bewusstsein der nachbetreuenden Zentren und niedergelassenen Nephrologen gefördert werden, dass der Hochdruck eine entscheidende Bedeutung für die Langzeitprognose nach Transplantation besitzt. Sporadische ambulante Blutdruckmessungen sind unzureichend, um insbesondere nächtliche Blutdruckerhöhungen zu erfassen und müssen durch regelmäßige 24-Stunden-Messungen ergänzt werden. Die Bedeutung der Erfassung des zirkadianen Blutdruckverhaltens zeigen Untersuchungen bei Diabetikern. Das Risiko, terminal niereninsuffizient zu werden, ist bei fehlender nächtlicher Absenkung um den Faktor 8 erhöht (Nakano et al. 1999). Eine reduzierte Kochsalzzufuhr ist in jedem Fall empfehlenswert, da eine Hypervolämie dem Effekt einer medikamentösen Therapie entgegenwirkt. Durch kochsalzarme Ernährung kann ein signifikanter Abfall des Blutdrucks bei nierentransplantierten Patienten erreicht werden (Curtis et al. 1988).

Da Calcineurininhibitoren wesentlich zur Entstehung des Hochdrucks nach Nierentransplantation beitragen, liegt es nahe zu versuchen, durch Änderungen der Immunsuppression den Hochdruck positiv zu beeinflussen. Ob Tacrolimus weniger hypertensiv wirkt als CsA, ist nicht endgültig geklärt. In einer multizentrischen europäischen Studie, die Tacrolimus mit CsA nach Nierentransplantation verglich, waren die Inzidenz an Hochdruck (37% vs. 39%) und die Notwendigkeit für antihypertensive Therapie (70% vs. 73%) vergleichbar (Mayer et al. 1997). Auch in den großen Studien Tacrolimus vs. CsA nach Lebertransplantation zeigte sich kein Unterschied hinsichtlich des Hochdrucks (European FK506 Multicentre Liver Study Group 1994, The U.S. Multicenter FK506 Liver Study Group 1994). Dagegen berichteten andere Gruppen eine niedrigere Hochdruckinzidenz für Tacrolimus nach Leber- und Herztransplantation verglichen mit CsA (Reyes et al. 2000; Taylor et al. 1999). Hierbei ist jedoch anzumerken, dass in diesen Studien unter Tacrolimus oft versucht wurde, auf Steroide zu verzichten, was zur geringeren Hochdruckinzidenz beigetragen haben mag. Neuere Studien scheinen die geringere hypertensive Wirkung von Tacrolimus zu bestätigen (s. Kapitel Sperschneider in diesem Band), bis zu diesem Zeitpunkt kann jedoch noch kein endgültiges Urteil gegeben werden. Erste Erfahrungen mit Sirolimus haben gezeigt, dass in der Sirolimus-Gruppe weniger Patienten hypertensiv sind (17%) als in der CsA-Gruppe (33%; Groth et al. 1999). Allerdings wirkt Sirolimus ungünstig auf andere kardiovaskuläre Risikofaktoren wie Hyperlipidämie. Attraktiv ist die kürzlich propagierte additiv wirkende Kombination von Sirolimus und Tacrolimus, die eine niedrige Dosierung beider Medikamente erlauben könnte mit entsprechender Reduktion von Nebenwirkungen (McAlister et al. 2000). Ein alternatives Konzept besteht in der Reduktion der Dosis von Calcineurininhibitoren unter Zugabe von MMF. Unter MMF kann die CsA-Dosis ohne Abstoßungsepisoden reduziert werden, was zu einer Verbesserung der Transplantatfunktion und einer Abnahme der Hochdruckinzidenz führte (Hueso et al. 1998; Schrama et al. 2000). MMF kann auch mit niedrig dosiertem Tacrolimus kombiniert werden. Diese Kombinationstherapien niedrig dosierter Einzelsubstanzen scheinen derzeit das viel versprechendste Konzept zu sein, die Nebenwirkungen einzelner Substanzen zu minimieren ohne Beeinträchtigung der immunsuppressiven Wirkung. Bisher existieren jedoch nur relativ kurze Nachbeobachtungszeiten für diese Kombinationen und längeres Follow-up ist nötig, um die Resultate endgültig zu beurteilen.

Bei der Wahl der antihypertensiven Medikation zur Behandlung von nierentransplantierten Patienten herrscht keine Übereinstimmung. Diuretika sind wegen der Natrium- und Wasserretention bei eingeschränkter Transplantatfunktion oft Mittel der ersten Wahl. Betablocker haben insbesondere wegen der hohen kardialen Morbidität und Mortalität von nierentransplantierten Patienten ihren festen Stellenwert in der Therapie. Hemmer des Renin-Angiotensin-Aldosteron-Systems (RAAS) besitzen einen theoretischen Vorteil, da sie in der Lage sind, im Tierexperiment die chronische Abstoßung zu mildern und die Proteinurie in diesem Modell zu verhindern. Dies gilt sowohl für ACE-Hemmer als auch für Angiotensin-II-Rezeptorblocker (Szabo et al. 2000; Ziai et al. 2000). Eine Studie zeigte sogar eine eindeutige Überlegenheit eines Angiotensin-II-Rezeptorblocker gegenüber einem Kalziumantagonisten zur Verhinderung der Transplantatschädigung im Tiermodell (Amuchastegui et al. 1998). Klinische Daten zum Vergleich von Hemmern des RAAS und Kalziumantagonisten existieren jedoch nicht. Allerdings konnte gezeigt werden, dass nach Ausschluss einer Nierenarterienstenose Hemmer des RAAS auch bei nierentransplantierten Patienten ohne Risiken wie akute Transplantatverschlechterung oder Hyperkaliämie verabreicht werden können (Suwelack et al. 2000). In dieser Studie wurden 59 Patienten mit Quinapril oder Atenolol behandelt. Zwar fand sich kein Unterschied hinsichtlich der leicht sich verschlechternden Transplantatfunktion zwischen den Gruppen, aber unter Quinapril kam es zu einem Rückgang der Proteinurie, während sie unter Atenolol deutlich anstieg. Der bei nichtnierentransplantierten Populationen mittlerweile etablierte nephroprotektive Effekt von ACE-Hemmern scheint also auch nach Nierentransplantation zu gelten. Daher sollten Patienten nach Nierentransplantation Hemmer des RAAS unter Berücksichtigung der Vorsichtsmaßnahmen (Ausschluss von Transplantatarterienstenose, kurzfristige Kontrolle der Retentionswerte) nicht vorenthalten werden. Oft müssen jedoch in der klinischen Praxis zur Kontrolle des Hochdrucks neben Diuretika sowohl Kalziumantagonisten als auch Hemmer des RAAS eingesetzt werden. In Ausnahmefällen muss sogar die Nephrektomie der Eigennieren erwogen werden, um eine befriedigende Blutdruckeinstellung zu erreichen und eine frühe Transplantatschädigung zu vermeiden.

Literatur

Amuchastegui SC, Azzollini N, Mister M, Pezzotta A, Perico N, Remuzzi G (1998) Chronic allograft nephropathy in the rat is improved by angiotensin II receptor blockade but not by calcium channel antagonism. J Am Soc Nephrol 9:1948–1955

Cosio FG, Pelletier RP, Sedmak DD, Pesavento TE, Henry ML, Ferguson RM (1999) Renal allograft survival following acute rejection correlates with blood pressure levels and histopathology. Kidney Int 56:1912–1919

Curtis JJ, Luke RG, Jones P, Diethelm AG (1988) Hypertension in cyclosporine-treated renal transplant recipients is sodium dependent (see comments). Am J Med 85:134–138

European FK506 Multicentre Liver Study Group (1994) Randomised trial comparing tacrolimus (FK506) and cyclosporin in prevention of liver allograft rejection. Lancet 344:423–428

Frei U, Schindler R, Wieters D, Grouven U, Brunkhorst R, Koch KM (1995) Pre-transplant hypertension- a major risk factor for chronic progressive renal allograft dysfunction? Nephrol Dial Transplant 10:1206–1211

Fujihara CK, Malheiros DM, Zatz R, Noronha ID (1998) Mycophenolate mofetil attenuates renal injury in the rat remnant kidney. Kidney Int 54:1510–1519

Groth CG, Backman L, Morales JM et al. (1999) Sirolimus (rapamycin)-based therapy in human renal transplantation: similar efficacy and different toxicity compared with cyclosporine. Sirolimus European Renal Transplant Study Group (see comments). Transplantation 67:1036–1042

Hariharan S, Johnson CP, Bresnahan BA, Taranto SE, McIntosh MJ, Stablein D (2000) Improved graft survival after renal transplantation in the United States, 1988 to 1996. N Engl J Med 342:605–612

Hueso M, Bover J, Seron D et al. (1998) Low-dose cyclosporine and mycophenolate mofetil in renal allograft recipients with suboptimal renal function. Transplantation 66:1727–1731

Mange KC, Cizman B, Joffe M, Feldman HI (2000) Arterial hypertension and renal allograft survival. JAMA 283:633–638

Mayer AD, Dmitrewski J, Squifflet JP et al. (1997) Multicenter randomized trial comparing tacrolimus (FK506) and cyclosporine in the prevention of renal allograft rejection: a report of the European Tacrolimus Multicenter Renal Study Group. Transplantation 64:436–443

McAlister VC, Gao Z, Peltekian K, Domingues J, Mahalati K, MacDonald AS (2000) Sirolimus-tacrolimus combination immunosuppression (letter). Lancet 355:376–377

Nakano S, Ogihara M, Tamura C et al. (1999) Reversed circadian blood pressure rhythm independently predicts endstage renal failure in non-insulin-dependent diabetes mellitus subjects. J Diabetes Complications 13:224–231

Opelz G, Wujciak T, Ritz E (1998) Association of chronic kidney graft failure with recipient blood pressure. Kidney Int 53:217–222

Reyes J, Jain A, Mazariegos G et al. (2000) Long-term results after conversion from cyclosporine to tacrolimus in pediatric liver transplantation for acute and chronic rejection. Transplantation 69:2573–2580

Schindler R, Tanriver Y, Tullius S, Neuhaus P, Frei U (1999) Chronic allograft nephropathy in the rat is aggravated by hypertension and improved by ACE-inhibition (abstract). Europ Soc of Organ Transplantation Oslo

Schindler R, Tanriver Y, Frei U (2000) Hypertension and allograft nephropathy-cause, consequence, or both? Nephrol Dial Transplant 15:8–10

Schomig M, Schwenger V, Ritz E (2000) Circadian rhythm of blood pressure in renal disease. Curr Hypertens Rep 2:490–494

Schrama YC, Joles JA, van Tol A, Boer P, Koomans HA, Hene RJ (2000) Conversion to mycophenolate mofetil in conjunction with steppwise withdrawal of cyclosporine in stable renal transplant recipients. Transplantation 69:376–383

Suwelack B, Gerhardt U, Hausberg M, Rahn KH, Hohage H (2000) Comparison of quinapril versus atenolol: effects on blood pressure and. Am J Cardiol 86:583–585, A510

Szabo A, Lutz J, Schleimer K et al. (2000) Effect of angiotensin-converting enzyme inhibition on growth factor mRNA. Kidney Int 57:982–991

Taylor DO, Barr ML, Radovancevic B et al. (1999) A randomized, multicenter comparison of tacrolimus and cyclosporine immunosuppressive regimens in cardiac transplantation: decreased hyperlipidemia and hypertension with tacrolimus. J Heart Lung Transplant 18:336–345

The US Multicenter FK506 Liver Study Group (1994) A comparison of tacrolimus (FK506) and cyclosporine for immunosuppression in liver transplantation. N Engl J Med 331:1110–1115

Ziai F, Nagano H, Kusaka M et al. (2000) Renal allograft protection with losartan in Fisher-Lewis rats. Kidney Int 57:2618–2625

12 Therapeutische Ansätze zur Behandlung eines schlecht einstellbaren Hypertonus
Die bilaterale laparoskopische Nephrektomie

P. FORNARA, C. DOEHN, L. FRICKE

ZUSAMMENFASSUNG

Der arterielle Hypertonus ist ein bedeutender Risikofaktor für das kardiovaskuläre System und die Langzeitfunktion nach Nierentransplantation. Trotz potenter antihypertensiver Medikation persistiert bzw. aggraviert sich bei einigen nierentransplantierten Patienten die Hypertonie.

1994 führten wir die erste laparoskopische bilaterale Nephrektomie bei einer Patientin mit medikamentös nicht einstellbarem Hypertonus durch. Seither sind insgesamt 54 nierentransplantierte Patienten laparoskopisch bilateral nephrektomiert worden. Bei allen Patienten war vor Indikationsstellung eine subtile Differenzialdiagnostik erfolgt. Trotz Einnahme von 3–7 verschiedenen Antihypertensiva war der Blutdruck unbefriedigend eingestellt. Zur Einstufung des Schweregrades der Hypertonie wurde ein Medikamentenscore entwickelt, der die antihypertensive Potenz verschiedener Substanzen und Dosierungen berücksichtigt. Bei 48 von 54 Patienten kam es zu einer Normalisierung bzw. deutlichen Verbesserung der Hypertonie (mittlerer arterieller Druck) und bei 45 von 54 Patienten zu einer Reduzierung der Antihypertensiva (Medikamentenscore). Diese Veränderungen waren über alle Patienten jeweils statistisch hoch signifikant.

Die laparoskopische bilaterale Nephrektomie stellt bei nicht einstellbarer Hypertonie einen optimalen therapeutischen Ansatz dar. Insbesondere der postoperative Verlauf gestaltet sich extrem günstig, da sie im Gegensatz zu konventionell offen laparoskopisch operierten Patienten postoperativ keine Postaggressionsstoffwechsellage entwickelt. Obwohl individuell der Einfluss einer bilateralen Nephrektomie auf den Blutdruck prospektiv schwer abschätzbar ist, ist die sehr hohe Erfolgsrate (86%) im Hinblick auf das Langzeitorganüberleben sehr vielversprechend.

Einleitung

Die arterielle Hypertonie stellt eines der bedeutendsten Risikofaktoren für das kardiovaskuläre System und den frühen nichtimmunologischen Funktionsverlust nach Nierentransplantation dar (Curtis et al. 1981; Kasiske 1988; Fabrega et al:

1990; Luke 1991; Paul u. Benediktsson 1995; Sanders u. Curtis 1995). Veränderungen des arteriellen Blutdruckes nach Nierentransplantation sind auf verschiedene Faktoren zurückzuführen, inklusive der immunsuppressiven Therapie (Ciclosporin, Tacrolimus, Steroide [Luke 1991; Curtis 1992; Textor et al. 1994]). Weitere Faktoren sind rezidivierende akute sowie chronische Abstoßungsreaktionen (Almond et al. 1993; Basadona et al. 1993; Yilmaz u. Häryri 1993), eine Disproportion zwischen dem Transplantat und Körpervolumen des Empfängers (Almond et al. 1993; Brenner u. Milford 1993; Heemann et al. 1993), Hyperlipoproteinämie (Dimeny et al. 1993; Walli et al. 1993) sowie Stenosen der Transplantatarterie (Luke 1991; Kasiske 1987; Laskow u. Curtis 1992). In vielen Fällen bleibt die Ursache einer Hypertonie nach Nierentransplantation unklar. Durch das Zusammenspiel verschiedener Noxae, wobei sich hier prä- und postoperative Faktoren summieren bzw. multiplizieren, kommt es zu einem chronischen Transplantatschaden auf dem Boden einer progredienten Vaskulopathie, die unweigerlich zum Funktionsverlust des Transplantates führt. Häufig sind zur Behandlung einer nach Transplantation aufgetretenen Hypertonie andere, potentere Antihypertensiva erforderlich als unter der Dialysebehandlung. In diesen Fällen kann die Entfernung der Eigennieren zur Verbesserung oder Normalisierung der arteriellen Hypertonie führen (Curtis et al. 1981; Cohen 1973; Castaneda et al. 1983; Curtis et al. 1985). Die konventionelle, offen chirurgische Nephrektomie ist als großer, invasiver Eingriff einzustufen, der mit einer nicht zu unterschätzenden Morbidität (Viner et al. 1975; Yarimmizu et al. 1978; Darby et al. 1991) assoziiert ist.

Die laparoskopische simultane bilaterale Nephrektomie hat sich hingegen als effektive, minimal-invasive, wenig belastende therapeutische Alternative in den letzten Jahren etabliert (Eraky et al. 1995; Gill et al. 1995). Die Anwendung laparoskopischer Techniken nach Nierentransplantation hat sich bezüglich des Einflusses auf die Transplantatfunktion als deutlich vorteilhafter erwiesen als die herkömmlichen offenen Techniken (Fornara et al. 1997).

Seit der ersten 1994 am Transplantationszentrum der Medizinischen Fakultät zu Lübeck europaweit durchgeführten laparoskopischen simultanen Nephrektomie nach Nierentransplantation sind mittlerweile 54 Patienten mit einer medikamentös schlecht einstellbaren Hypertonie nach Nierentransplantation simultan laparoskopisch nephrektomiert worden. Im Folgenden sollen die Langzeitergebnisse, aber auch die Indikationsstellung diesen operativen Technik dargestellt werden.

Material und Methoden

Seit 1994 bis Januar 2001 sind insgesamt 54 Patienten an Transplantationszentrum der Medizinischen Fakultät der Universität zu Lübeck und am Transplantationszentrum der Universitätsklinik und Poliklinik für Urologie der Martin-Luther-Universität Halle/Saale behandelt worden.

In allen Fällen handelte es sich um Patienten mit einem medikamentös schlecht coupierbarem Hypertonus.

Als schlecht einstellbar galt eine Hypertonie, die unter salzarmer Diät und antihypertensiver Therapie mit Maximaldosierungen von mindestens drei unterschiedlichen Antihypertensiva inklusive eines Diuretikums nur unzureichend eingestellt werden konnte.

Unter ambulanten Bedingungen wurden die Blutdrücke mehrmals täglich kontrolliert, inklusive einer Langzeitaufzeichnung. Andere Faktoren wurden ausgeschlossen, wobei ausnahmslos nichtinvasive diagnostische Maßnahmen Anwendung fanden. Eine Nierenarterienstenose wurde z. B. dopplersonographisch ausgeschlossen. Die Untersuchung wurde bei jedem Patienten von zwei erfahrenen Kollegen unabhängig voneinander durchgeführt. Vor dem Hintergrund der bekannten niedrigen Spezifität und Sensitivität der Reninkonzentrationsbestimmungen wurde darauf bewusst verzichtet, nicht zuletzt auch, weil die Reninkonzentration keinen prädiktiven Wert bezüglich der Blutdruckkontrolle nach erfolgter bilateraler laparoskopischer Nephrektomie besitzt.

Die Spiegel von Ciclosporin oder Tacrolimus wurden mehrfach bestimmt und befanden sich ausnahmslos innerhalb des therapeutischen Fensters.

Bei Patienten mit eingeschränkter Transplantatfunktion (Serumkreatinin >200 µmol/l) wurde eine Transplantatbiopsie durchgeführt, um eine Abstoßung bzw. eine medikamentös bedingte Toxizität auszuschließen. Bei allen 54 für die laparoskopische Binephrektomie vorgesehenen Patienten wurde am Ende der differenzialdiagnostischen Abklärung eine von den Eigennieren ausgehende schwere Hypertonie angenommen. Insgesamt handelte es sich um 20 weibliche und 34 männliche Patienten mit einem Durchschnittsalter von 38,5 Jahren (Range: 23–70 Jahre).

In 46 Fällen war eine postmortal entnommene Niere, bei den restlichen 8 eine Lebendspenderniere transplantiert worden. In 6 Fällen handelte es sich um eine Zweittransplantation, ein Patient war dritttransplantiert.

In 42 der 54 Patienten hatte das Transplantat eine sehr gute Funktion mit Serumkreatininwerten zwischen 100 und 200 µmol/l, bei den restlichen lag das Kreatinin zwischen 200 und 320 µmol/l.

Grunderkrankung, demographische Daten, Intervall zur Nierentransplantation sowie immunsuppressives Regime der ersten 14 laparoskopisch binephrektomierten Patienten sind in Tabelle 12.1 aufgeführt. Selbstverständlich beziehen sich die postoperativen Daten inklusive der Langzeitergebnisse auf die Gesamtzahl von 54 Patienten.

Die Patienten wurden 1 Tag vor dem Eingriff stationär aufgenommen und den routinemäßigen präoperativen diagnostischen Maßnahmen zugeführt (Labor, Serumspiegel der Immunsuppressiva, EKG, Thorax usw.). Auf eine angiographische Darstellung der Eigennierengefäße wurde verzichtet, ebenso auf eine Zystoskopie. Zwei Stunden präoperativ wurde eine Single-shot-i.v.-Gabe eines Cephalosporins (2 g Cephotaxim) oder eines Acylamin-Penicillin (4,5 g Taxobactam) verabreicht. Unter Vollnarkosebedingungen wurde ausnahmslos – auch bei Patienten, die anamnestisch eine intermittierende oder kontinuierliche Peritonealdialyse hatten, – ein transperitonealer Zugang gewählt.

Operativ wird zunächst nach Etablierung des Pneumoperitoneums und Insertion der Trokare entlang der Toldt-Linie rechts das Colon ascendens mobilisiert,

Tabelle 12.1. Demographische Daten der ersten bilateral laparoskopisch nephrektomierten 14 Patienten nach NTx

Nr.	Geschlecht	Alter	Grunderkrankung	Intervall n. NTx (Monate)	Immunsuppression CsA	Aza	Predn
1	w	31	GN	21	3,6	–	8
2	w	59	Diab.	2	2,9	1,0	–
3	w	36	HUS	2	4,8	2,0	12
4	m	23	GN	51	2,8	–	6
5	m	30	n.k.	205	3,0	–	6
6	m	45	GN	32	3,4	1,2	–
7	m	36	Hyp.	57	2,5	–	8
8	w	30	PN	87	3,8	1,0	–
9	w	23	PN	2	3,8	2,0	10
10	m	32	GP	3	4,0	2,0	12
11	w	38	GN	7	2,7	1,4	4
12	m	47	Hyp.	8	3,1	1,5	–
13	m	57	GN	276	3,3	–	–
14	m	52	Hyp.	18	2,7	1,0	–

nach Darstellung des Retroperitonealraumes der Harnleiter und die Nierengefäße isoliert und nach exakter Präparation einzeln ligiert. Nach Durchtrennung der Gefäße wird die Niere frei mobilisiert und anschließend in einen Bergebeutel (Firma Auto Suture-Tyco/Healthcare) eingebracht. Kontralateral wird identisch vorgegangen, anschließend werden nach Erweiterung einer Trokarinzision auf ca. 20–25 mm die Organe in toto aus dem intraperitonealen Raum geborgen.

Die immunsuppressiven sowie antihypertensiven Medikamente konnten ausnahmslos oral am Abend des OP-Tages weiter verabreicht werden. In keinem Fall wurden substantielle Veränderungen der laufenden Immunsuppression erforderlich. Bei den Respondern konnte schon während des stationären Aufenthaltes mit der progressiven Reduktion der Antihypertensiva begonnen werden. Bei allen Patienten erfolgte ein genaues Monitoring der Transplantatfunktion sowie eine exakte Bilanzierung der Ein- und Ausfuhr.

Während des gesamten stationären Aufenthaltes erfolgte im 3-Stunden-Intervall tagsüber und 4-Stunden-Intervall nachts die Erfassung der kardiovaskulären Parameter, wobei im Einzelfall die Erfassung des Blutdruckwertes über eine automatische Blutdruckmesseinheit erfolgte. Anzahl, Charakteristik und Dosierung der Antihypertensiva wurden exakt präoperativ, während des gesamten stationären Aufenthaltes sowie aber auch im Rahmen der ambulanten Nachsorge erfasst.

Die mittlere Beobachtungszeit liegt derzeit bei 40 Monaten, (Range 1–76 Monate).

Um eine statistische Auswertung vor dem Hintergrund der Vergleichbarkeit der prä- und postoperativen Therapieschemata zu ermöglichen, wurde ein spezielles Punktesystem erarbeitet (Tabelle 12.2), das in einigen Punkten dem von Vetter et al. (1988) vorgeschlagenen Schema entspricht. Ferner fanden Anwendung die Empfehlungen der Deutschen Liga zur Bekämpfung des Bluthoch-

Tabelle 12.2. Potenz- und dosisorientierte Einstufung der antihypertensiven Therapie nach Fricke (Medikamentenscore)

Antihypertensiva	Medikament	Dosis in mg		Punkte	
1. Diuretika	Furosemid	40	120	4	12
2. β-Blocker	Metoprolol	50	200	8	32
	Atenolol	25	100	8	32
	Celiprolol	100	400	8	32
ACE-Hemmer	Captopril	50	150	8	24
	Enalapril	5	20	8	32
	Fosinopril	10	40	8	32
Ca-Antagonisten	Nifedipin	15	60	8	32
	Nitrendipin	10	40	8	32
	Nilvaldipin	8	32	8	32
Alpha-1-Blocker	Prazosin	3	15	8	40
	Doxazosin	3	12	8	32
3. Zntr. Alpha-2-Stimulatoren	Clonidin	0,15	0,6	12	48
	Moxnidin	0,2	0,8	12	48
Vasodilatator	Dihydralazin	25	150	12	72
4. Vasodilatator	Minoxidil	5	60	16	192

druckes. Wir haben hierzu eine Punktezahl zwischen 4 und 16 Punkten für jedes einzelne Medikament in Abhängigkeit der pharmakologischen Eigenschaften und Dosierung vorgesehen. Die maximale Punktezahl liegt bei 236 Punkten für die potenteste Kombination bei maximaler Dosierung der einzelnen Medikamente.

Die Auswertung erfolgte mit einer kommerziellen Computersoftware. Zur Kalkulation der statistischen Signifikanz (Vergleich der Dosierungen der antihypertensiven Medikamente und der arteriellen Blutdruckwerte) fanden der Friedmann-Test ergänzt durch den Wicoxon/Wilcox-Test Anwendung. Ein p-Wert $< 0{,}05$ wurde als signifikant ansehen.

Ergebnisse

Die Werte des mittleren arteriellen Druckes fielen von 130 mmHg (Medianwerte) präoperativ auf 104 mm Hg 6 Monate postoperativ ($p < 0{,}001$). Die Blutdruckwerte im Verlauf sind für jeden einzelnen der ersten 14 behandelten Patienten in Abbildung 12.1 wiedergegeben.

Einer dieser Patienten (Patient Nr. 10) musste nach bilateraler laparoskopischer Nephrektomie die gleichen Medikamente einnehmen wie präoperativ, unter diesen konnte jedoch nun eine optimale Einstellung seines Blutdruckes erreicht werden. Unter Berücksichtigung der Low-Responder konnte bei 86% Patienten eine signifikante Reduzierung der antihypertensiven Therapie erreicht werden.

Vor der bilateralen laparoskopischen Nephrektomie wurde für alle Patienten ein medianer Punktewert von $105{,}9 \pm 23{,}5$ Punkte (Range 64–140 Punkte) errech-

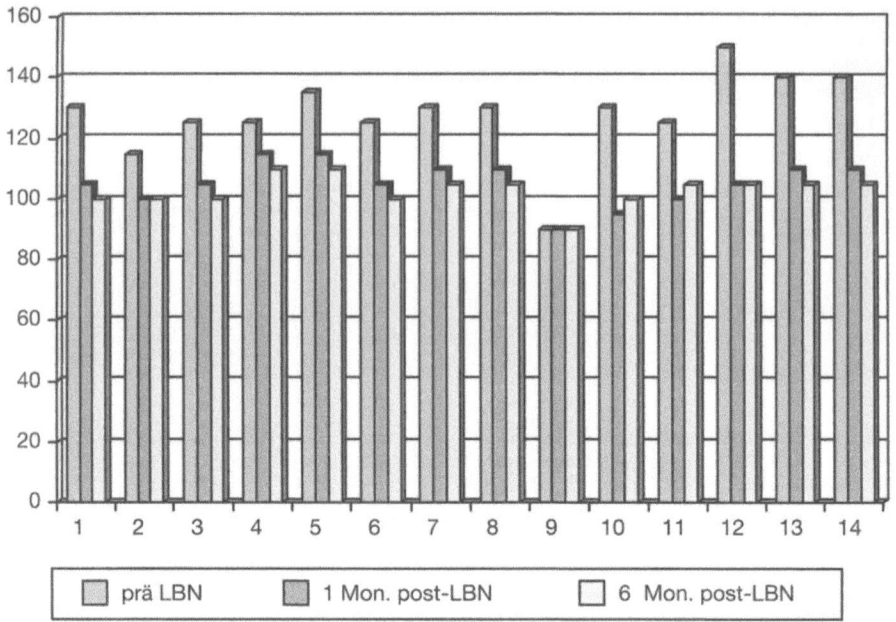

Abb. 12.1. Mittlerer arterieller Druck der ersten 14 Patienten vor und nach laparoskopischer Binephrektomie nach NTx

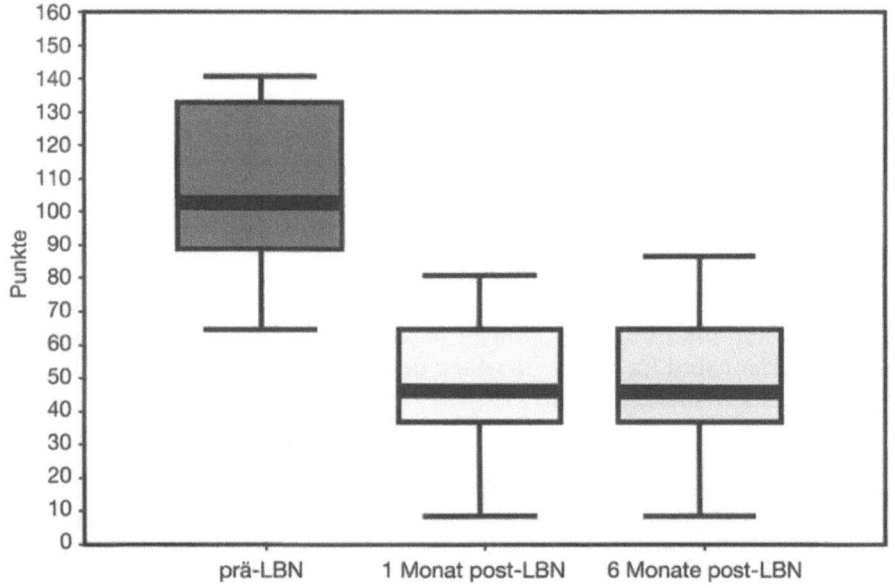

Mittelwert (schwarzer Balken) und Standardabweichung

Abb. 12.2. Antihypertensiva vor und nach laparoskopischer Binephrektomie nach NTx

net. Ein Monat nach der bilateralen laparoskopischen Nephrektomie betrug die Punktezahl im Mittel lediglich $50{,}9 \pm 25{,}9$ Punkte ($p < 0{,}001$) und nach 6 Monaten kam es zu einer weiteren, wenn auch geringen Abnahme der Punkte auf $48{,}9 \pm 20{,}9$ ($p < 005$; Abb. 12.2).

Die Nierenfunktion blieb bei allen Patienten stabil, mit drei Ausnahmen, wobei es sich hier um Patienten handelte, die schon vor der bilateralen laparoskopischen Nephrektomie eine schlechte Transplantatfunktion hatten (Kreatinin > 300 µmol/l).

Im Verlauf nach bilateraler laparoskopischer Nephrektomie verloren insgesamt 5 Patienten auf dem Boden einer chronischen Rejektion ihr Transplantat und mussten wieder in das Dialyseprogramm aufgenommen werden.

Die mediane Operationszeit betrug 125 min und die mediane Hospitalisierung lag bei 5 Tagen. Die Konversionsrate lag bei 16% und die Komplikationsrate (»overall rate« inklusive der »minor complications« wie z.B. zum Zeitpunkt der Entlassung noch persistierender Wundschmerz) bei 17%.

Eine Konversion erfolgte insgesamt in 3 Fällen: einmal wegen massiver Adhäsionen, in einem Fall wegen einer arteriellen Blutung aus einer oberen Polarterie rechts und im letzten Fall wegen einer venösen Sickerblutung, die bei Operationsende noch bestand und einer offen-operativen Versorgung zugeführt wurde.

Mit Ausnahme der Patienten, die konvertiert werden mussten, konnten alle anderen Patienten noch am Abend des Operationstages ihre Medikamente oral einnehmen. Die Mobilisation erfolgte ab dem 1. postoperativen Tag. Die Entlassungen erfolgten am 5. postoperativen Tag, (Range 3–7).

Diskussion

Nach erfolgreicher Nierentransplantation kommt es nicht selten zu einer Verschlechterung der arteriellen Hypertonie, sodass die Patienten eine Veränderung ihrer antihypertensiven Therapie erfahren (Paul u. Benediktsson 1995; Textor et al. 1994; Ponticelli et al. 1993; Raine 1995): Teilweise sind diese Veränderungen der Hypertonie durch die chronische Transplantatinsuffizienz sowie durch die Immunsuppression verursacht (Luke 1991; Curtis 1992; Textor et al. 1994; Luke 1987; Curtis 1990, 1992). Dabei handelt es sich um ein kompliziertes, multifaktorielles Geschehen. Eine effektive medikamentöse Behandlung der Hypertonie nach Nierentransplantation ist von eminenter Bedeutung für die Prävention arteriosklerotischer Komplikationen (Kasiske 1988; Fabrega 1990; Textor 1993), aber auch zur Sicherung des Langzeitüberlebens sowie der Langzeitfunktion des Transplantates (Fabrega 1990; Paul u. Benediktsson 1995; Sanders u. Curtis 1995; Kasiske 1987).

Die bilaterale Nephrektomie ist schon seit längerer Zeit als mögliche therapeutische Option zur Behandlung der schlecht einstellbaren Hypertonie nach Nierentransplantation bekannt (Castaneda et al. 1983; Curtis 1985; Bales et al. 1994; Midtvedt et al. 1996). Die therapeutische Effektivität der bilateralen Nephrektomie wurde erstmalig von Castaneda in 15 von 19 Patienten (Castaneda et al. 1983) und von Curtis in 6 Patienten (Curtis 1985) beschrieben. Bales et al. (1994) beschrieben 1994 erstmals die laparokopische bilaterale Nephrektomie.

In unserem Transplantationszentrum haben wir die bilaterale laparoskopische Nephrektomie nur beim Vorliegen folgender Voraussetzungen durchgeführt:
1. deutliche Verschlechterung der Hypertonie nach der Nierentransplantation;
2. schlechte medikamentöse Kontrolle trotz Gabe von mindestens drei (oder mehr) Antihypertensiva bei Maximaldosierung jedes einzelnen Medikaments;
3. Ausschluss einer Stenose der Transplantatarterie;
4. Ausschluss anderer Ursachen der Hypertonie;
5. Ausschluss einer chronischen Transplantatabstoßung;
6. junge Patienten ohne Zeichen einer generalisierten Arteriosklerose;
7. Einverständnis – nach ausführlicher Aufklärung – des Patienten.

Der mediane systolische Blutdruck lag in der Patientengruppe präoperativ bei 180 mmHg (130–240) und 1 Monat bzw. 6 Monate nach bilateraler laparoskopischer Nephrektomie bei 150 mmHg (110–190) bzw. 140 mmHg (115–180), der mediane diastolische Blutdruck lag präoperativ bei 100 mmHg (60–130) und 1 Monat sowie 6 Monate danach bei 80 mmHg (50–110; Abb. 12.3).

Ein Ansprechen des systolischen und diastolischen Blutdruckes wurde als dauerhafte Senkung unter 180 bzw. 100 mmHg definiert und bei 74% der Patienten nach 1 Monat und bei 85% nach 6 Monaten nach der bilateralen laparoskopischen Nephrektomie erreicht.

Der mittlere arterielle Druck fiel von 130 mmHg präoperativ auf 104 mmHg 1 Monat postoperativ und auf 95 mmHg 6 Monate nach der laparoskopischen bilateralen Nephrektomie (Abb. 12.4).

Die mediane Anzahl antihypertensiver Medikamente konnte von 4 (Kasiske 1988; Fabrega et al. 1990; Luke 1991; Paul u. Benediktsson 1995; Sanders u. Curtis

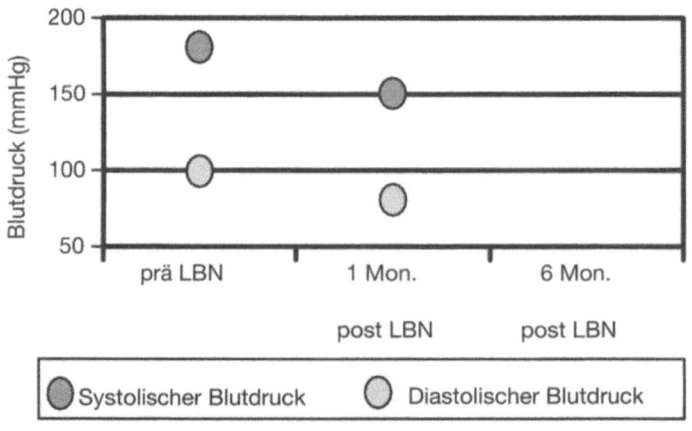

(overall Werte n=54)

Abb. 12.3. Systolischer und diastolischer Druck vor und nach laparoskopischer Binephrektomie nach NTx

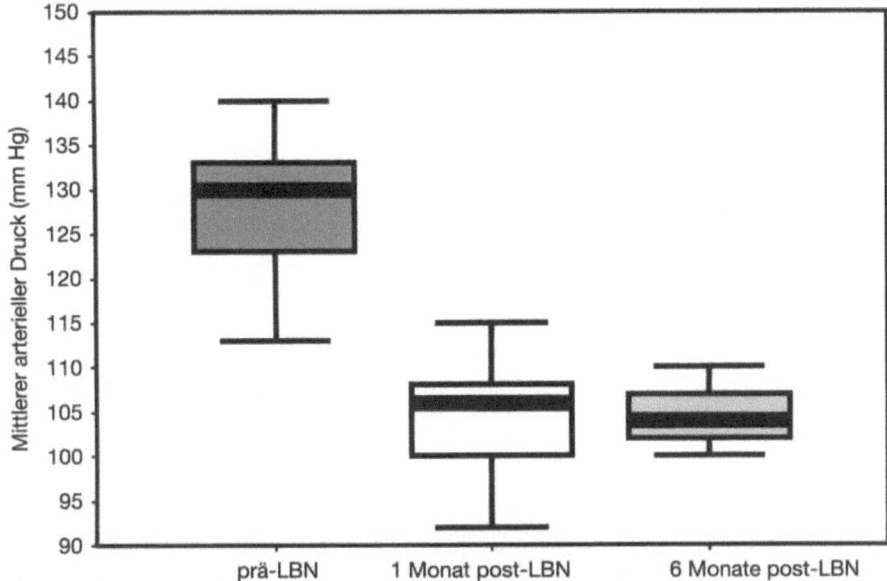

Mittelwert (schwarzer Balken) und Standardabweichung

Abb. 12.4. Mittlerer arterieller Druck vor und nach laparoskopischer Binephrektomie nach NTx

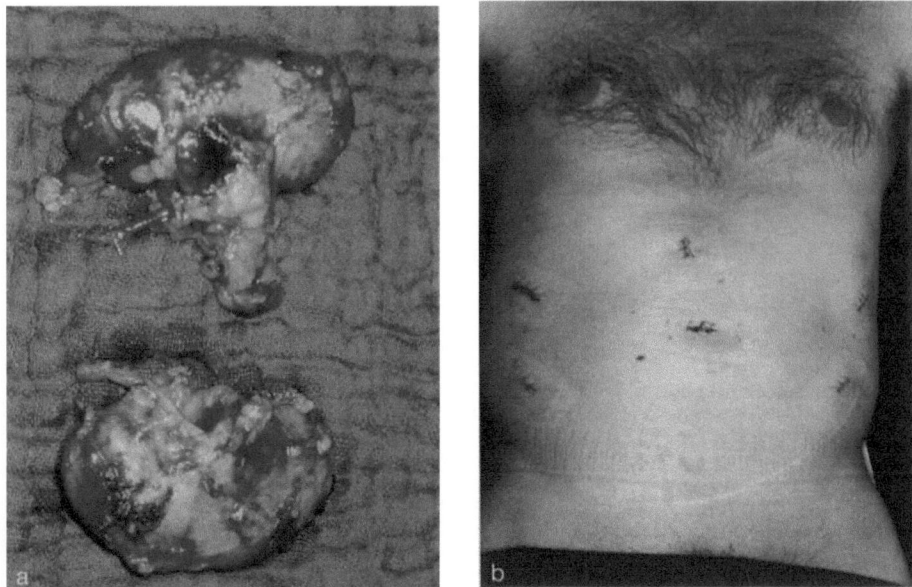

Abb. 12.5a, b. *a* Präparat nach Binephrektomie; *b* Patient nach laparoskopischer Binephrektomie

1995; Curtis 1992) auf 3 (0–5) gesenkt werden. Eine Reduktion um mindestens ein antihypertensives Medikament wurde bei 66% der Patienten erreicht.

Die Komplikations- und Konversionsraten sind kompatibel mit denen großer Serien nichttransplantierter Patienten, die einer einseitigen laparoskopischen Nephrektomie zugeführt wurden (Eraky et al. 1995; Gill et al. 1995).

Zusammenfassend bietet sich die bilaterale laparoskopische Nephrektomie als effektive therapeutische Alternative für die Patienten an, die bei guter Transplantatfunktion einen medikamentös unzureichend einstellbaren Hypertonus nach Transplantation aufweisen (Abb. 12.5a,b).

Ein besonderer Vorteil der Methode ist, dass die orale Immunsuppression unverändert fortgeführt werden kann, da die bilaterale laparoskopische Nephrektomie die Darmperistaltik sowie auch die Darmfunktion inklusive der resorptiven Prozesse nicht beeinflusst. In keinem der hier vorgestellten Patienten kam es zu einer operationsbedingten Verschlechterung der Transplantatfunktion.

Die Morbiditätsrate ist gering, in keinem Fall kam es zu einer schwerwiegenden Komplikation.

Prognostische Faktoren, die Responder und Nonresponder nach einer laparoskopischen bilateralen Nephrektomie schon präoperativ identifizieren lassen, können derzeit noch nicht definiert werden.

In unseren Augen ist der ideale Patient jung und hat eine gute Transplantatfunktion. Die Responder reagieren unmittelbar postoperativ, spätestens innerhalb von 4 Wochen nach der laparoskopischen bilateralen Nephrektomie und bleiben danach stabil. Tritt eine Blutdrucksenkung nicht innerhalb dieses Zeitraumes ein, so ist sie auch nicht in den darauf folgenden Monaten zu erwarten.

Literatur

Almond PS, Matas A, Gillingham K et al. (1993) Risk factors for chronic rejection in renal allograft recipients. Transplantation 55:752
Bales GT, Fellner SK, Chodak GW, Rukstalis DB (1994) Laparoscopic bilateral nephrectomy for renin-mediated hypertension. Urology 43: 874
Basadona GP, Matas A, Gillingham K et al. (1993) Early versus late acute renal allograft rejection: impact on chronic rejection. Transplantation 55:993
Brenner BM, Milford EL (1993) Nephron underdosing: a programmed cause of chronic renal allograft failure. Am J Kidney Dis 21 [Suppl 2]:66
Castaneda MA, Garvin PJ, Codd JE, Carney K (1983) Selective posttransplantation bilateral native nephrectomy. Arch Surg 118:1194
Cohen SL (1973) Hypertension in renal tranplant recipients: role of bilateral nephrectomy. Br Med J 3:78
Curtis JJ, Lucas BA, Kotchen TA, Luke RG (1981) Surgical therapy for persistent hypertension after renal transplantation. Transplantation 31:125
Curtis JJ, Luke RG, Diethelm AG, Whelchel JD, Jones P (1985) Benefits of removal of native kidneys in hypertension after renal transplantation. Lancet 2:739
Curtis JJ (1990) Cyclosporine and hypertension. Clin Transplant 4:337
Curtis JJ (1992) Cyclosporin and posttransplant hypertension. J Am Soc Nephrol 2 [Suppl 3]:243
Curtis JJ (1992) Hypertension and kidney transplantation. Curr Opin Nephrol Hypertens 1:100
Darby CR, Cranston D, Raine AEG, Morris PJ (1991) Bilateral nephrectomy before transplantation: indications, surgical approach, morbidity and mortality. Br J Surg 78:305
Davidson RA, Wilcox CS (1992) Newer tests for the diagnosis of renovascular disease. JAMA 268:3353
Dimeny E, Tufveson G, Lithell H, Larsson E, Siegbahn A, Fellstrom B (1993) The influence of pretransplant lipoprotein abnormalities on the early results of renal transplantation. Eur J Clin Invest 23:572

Eraky I, El-Kappany HA, Ghonheim MA (1995) Laparoscopic nephrectomy: Mansoura experience with 106 cases. Br J Urol 75:271
Fabrega AJ, Lopez-Boardo M, Gonzales S (1990) Problems in the longterm renal allograft recipients. Crit Care Clin 6:979
Fornara P, Doehn C, Fricke L, Hoyer J, Jocham D (1997) Laparoscopy in renal transplant patients. Urology 49:521
Gill IS, Kavoussi LR, Clayman RV et al. (1995) Complications of laparoscopic nephrectomy in 185 patients: a multi-institutional review. J Urol 154:479
Heemann UW, Tullius SG, Azuma H, Tilney NI (1993) Reduced functioning kidney mass accelerates chronic rejection in rats. Surg Forum 44:418
Kasiske BL (1987) Possible causes and consequences of hypertension in stable renal transplant patients. Transplantation 44:639
Kasiske BL (1988) Risk factors for accelerated atherosclerosis in renal transplant recipients. Am J Med 84:985
Laskow DA, Curtis JJ (1990) Post-transplant hypertension. Am J Hypertens 3:721
Luke RG (1987) Hypertension in renal transplant recipients. Kidney Int 31: 1024.
Luke RG (1991) Pathophysiology and treatment of posttransplant hypertension. J Am Soc Nephrol 2:37
Midtvedt K, Hartmann A, Bentdal O, Brekke IB, Fauchald P (1996) Bilateral nephrectomy simultaneously with renal allografting does not alleviate hypertension 3 months following living-do-nor transplantation. Nephrol Dial Transplant 11:2045
Neuringer JR, Brenner BM (1992) Glomerular hypertension: cause and consequence of renal injury. J Hypertens 10:91
Paul LC, Benediktsson H (1995) Post-transplant hypertension and chronic renal allograft failure. Kidney Int 48 [Suppl 52]):34
Ponticelli C, Montagnino G, Aroldi A, Angelini C, Braga M, Tarantino A (1993) Hypertension after renal transplantation. Am J Kidney Dis 21:73
Raine AEG (1995) Does antihypertensive therapy modify chronic allograft failure? Kidney Int 48:107
Sanders CE, Curtis JJ (1995) Role of hypertension in chronic renal allograft dysfunction. Kidney Int 48 [Suppl 52]:43
Textor SC (1993) Renovascular hypertension. Curr Opin Nephrol Hypertens 2:775
Textor SC, Canzanello VJ, Taler SJ et al. (1994) Cyclosporine-induced hypertension after transplantation. Mayo Clin Proc 69:1182
Vetter W, Vetter H, Edmonds D, Greminger P, Siegenthaler W (1988) Hypertoniebehandlung heute. Internist 29:224
Viner NA, Rawl JC, Braren V, Rhamy RK (1975) Bilateral nephrectomy: an analysis of 100 consecutive cases. J Urol 113:291
Walli AK, Grone E, Miller B, Grone HJ, Thiery J, Seidel D (1993) Role of lipoproteins in progressive renal disease. Am J Hypertens 6:358
Yarimizu SN, Susan LP, Straffon RA, Stewart BH, Magnusson MD, Nakamoto SS (1978) Mortality and morbidity in pretransplant bilateral nephrectomy: analysis of 305 cases. Urology 12:55
Yilmaz S, Häyry P (1993) The impact of acute episodes of rejection on the generation of chronic rejection in rat renal allografts. Tranplantation 56:1153

13 Diabetes-mellitus-assoziierte kardiovaskuläre Risikofaktoren

R. Landgraf

ZUSAMMENFASSUNG

Während früher metabolische Entgleisungen und/oder schwere Infektionen das Schicksal eines Menschen mit Diabetes weitgehend entschieden, bestimmen heute vorwiegend vaskuläre Komplikationen Morbidität und Mortalität des Patienten mit Diabetes. Der Diabetes mellitus ist zu einer Gefäßerkrankung geworden, wobei sowohl die diabetesspezifische Mikroangiopathie (Augen, Nieren, Herz, Nervensystem), wie auch die diabetesassoziierte Makroangiopathie (koronare Herzerkrankung, zerebrale Durchblutungsstörung, periphere arterielle Verschlusskrankheit) parallel oder zeitlich versetzt klinisch relevant werden und zu der extremen Multimorbidität und Übersterblichkeit vieler Diabetiker beitragen.

Die Höhe des Serumcholesterins ist ein wesentlicher Prädiktor für ein kardiovaskuläres Ereignis sowohl bei Diabetikern als auch bei Nichtdiabetikern. Auch der postprandialen Hypertriglyzeridämie kommt bei der Entstehung der Makroangiopathie eine immer größere Rolle zu. Viele prospektive Studien haben gezeigt, dass sowohl der systolische als auch der diastolische Blutdruck ein besonders gefährlicher CV-Risikofaktor ist. Neben diesen klassischen kardiovaskulären Risiken, zu denen auch der Nikotingenuss (ca. 20–30% aller Diabetiker sind Raucher), ungesunde Ernährung (einschließlich Alkoholmissbrauch) und mangelnde körperliche Bewegung sowie eine genetische Prädisposition zählen, finden sich eine Reihe weiterer Faktoren, die zur Entwicklung oder Beschleunigung von diabetischen Gefäßveränderungen bei Diabetikern beitragen. Als gemeinsamer pathogenetischer Faktor für viele dieser Veränderungen wird unter anderem eine Insulinresistenz angenommen und im metabolischen Syndrom zusammengefasst.

Heute wird insbesondere in der Diabetologie extremer Wert darauf gelegt, dass nicht ein einzelner Risikofaktor herausgestellt und behandelt wird, sondern dass für jeden Patienten ein individuelles Risikoprofil ermittelt und mit dem Patienten ein Behandlungs- und Präventionskonzept erarbeitet, vereinbart und trainiert wird. Das Ziel ist das komplexe Gefäßrisiko des Diabetikers unter Berücksichtigung des individuellen Therapiezieles und der bei den einzelnen Patienten realisierbaren Möglichkeiten zu reduzieren. Die Frage lautet demnach nicht mehr, wie hoch sind die Fettwerte, das HbAlc, der Blutdruck und der BMI, sondern wie hoch ist das Gesamtrisiko für meinen Patienten und an welchen »Stellen« des Risikos sind am ehesten erfolgreich konsequente therapeutische Schritte einzuleiten. Dieses Konzept sollte auch in anderen Gebieten mit hohem Gefäßrisiko, wie z.B. in der Transplantationsmedizin, erfolgversprechend sein.

Einleitung

Während früher metabolische Entgleisungen und/oder schwere Infektionen das Schicksal eines Menschen mit Diabetes mellitus weitgehend entschieden, bestimmen heute vorwiegend vaskuläre Komplikationen Morbidität und Mortalität des Patienten mit Diabetes. Der Diabetes ist somit zu einer chronisch verlaufenden Gefäßerkrankung geworden, wobei sowohl die diabetesspezifische Mikroangiopathie mit den typischen Organmanifestationen an Augen, Nieren, Herz und Nervengewebe als auch die diabetesassoziierte Makroangiopathie (koronare Herzerkrankung, zerebrale Durchblutungsstörungen und periphere arterielle Verschlusskrankheit) parallel oder zeitlich versetzt klinisch relevant werden und zu der extremen Multimorbidität vieler Diabetiker beitragen und die Übersterblichkeit der Menschen mit Diabetes bedingen.

Die hohe Prävalenz des Diabetes, die derzeit auf 5–7% in der Gesamtbevölkerung geschätzt wird und die ständig steigt – nach Schätzungen der WHO soll sich weltweit die Anzahl der Diabetiker bis zum Jahr 2010 verdoppeln –, zeigt die medizinische Herausforderung und die sozioökonomische Bedeutung dieser Erkrankung auch für unser Gesundheitssystem. Diabetiker haben ein 2–4fach höheres Risiko für eine koronare Herzerkrankung und für einen Schlaganfall, ein 4–6fach höheres Risiko für eine Herzinsuffizienz und eine 10–30fach höhere Prävalenz für eine periphere arterielle Verschlusskrankheit. Im Gegensatz zu gleichaltrigen Menschen setzt die Makroangiopathie bei Diabetikern früher ein, verläuft rascher progredient, ist meist distaler und betrifft mehr Gefäße. Typisch ist, dass sich die diabetische Makroangiopathie bei Frauen und Männern vergleichbar häufig manifestiert und Frauen eine eher noch schlechtere Prognose ihrer Gefäßprobleme haben. Insgesamt ist die Prognose eines Myokardinfarktes, eines Schlaganfalls und anderer arteriosklerotischer Gefäßveränderungen bei Diabetikern signifikant schlechter als bei Nichtdiabetikern. Aber auch die Mikroangiopathie trägt erheblich zur vaskulären Multimorbidität bei. So ist Diabetes in den westlichen Ländern die Hauptursache für Neuerblindungen und ca. 30–50% aller terminal niereninsuffizienten dialysepflichtigen Patienten sind Diabetiker. Diese Menschen haben in 60–80% eine arterielle Hypertonie mit allen Konsequenzen für die Entstehung und die Progredienz der Arteriosklerose. Die diabetesbedingte periphere Neuropathie ist Hauptursache für das diabetische Fußsyndrom mit der Folge einer hohen Zahl von Amputationen (ca. 28.000/Jahr).

Die meisten Diabetiker (>90%) haben eine Typ-2-Erkrankung, während nur 5–8% an einer Typ-1-Erkrankung leiden. Da die genannten arteriosklerotischen Gefäßveränderungen im Alter zunehmen und die Prävalenz des Typ-2-Diabetes jenseits des 60. Lebensjahres signifikant steigt, betreffen die oben genannten Gefäßkomplikationen in hohem Maße Typ-2-Diabetiker. Diese Feststellung ist von besonderer Bedeutung, da noch immer in unserer Gesellschaft die Typ-2-Erkrankung als harmloser »Alterszucker« abgetan wird und nicht genügend Ressourcen zur Verbesserung der Diabetikerbetreuung und damit zur Prävention von Gefäßkomplikationen bereitgestellt werden. Die Diabetespopulation (ca. 5% der Bevölkerung) benötigen ca. 12% der Gesamtausgaben in unserem Gesundheitssystem, vorwiegend für reparative und leider nicht für präventive Maßnahmen.

Chronische Hyperglykämie

Spätestens seit der MRFIT-Studie (Multiple Risk Factor Intervention 1982; Stamler et al. 1993) ist bekannt, dass neben den klassischen Gefäßrisiken wie Rauchen, Hypertonie und Hypercholesterinämie (Stamler et al. 1999) die chronische Hyperglykämie ein unabhängiger Risikofaktor für die Entstehung und Progression der diabetischen Angiopathie ist. Dabei haben große prospektive Studien bei Typ-1-Diabetikern (Diabetes Control and Intervention Trial Research Group 1993; Reichard et al. 1993) und Typ-2-Diabetikern (Ohkubo et al. 1995; Stratton et al. 2000) gezeigt, dass die Höhe und Dauer der Hyperglykämie von entscheidender Bedeutung ist für die Vaskulopathie und dass bereits eine diskrete Verbesserung des Stoffwechsels, gemessen am HbA_{1c}, mit einer signifikanten Risikoreduktion von diabetischen Sekundärfolgen einhergeht. Seit diesen Studien ist auch bekannt, dass es keinen Schwellenwert der Blutglukose gibt, ab welchem es zur Entwicklung einer Angiopathie kommt. So konnte z.B. aus den epidemiologischen Daten der UKPDS errechnet werden, dass eine Senkung des mittleren HbA_{1c} um 1%-Punkt mit einer Risikoreduktion für jeden diabetesabhängigen Endpunkt um 21%, für diabetesabhängigen Tod ebenfalls um 21%, für Myokardinfarkte um 14% und für mikroangiopathische Komplikationen um 37% verbunden ist (Stratton et al. 2000). Das niedrigste Risiko wurde bei Typ-2-Diabetikern gefunden, deren HbA_{1c} im Normbereich lag (<6%). Es bestand eine lineare Beziehung zwischen diabetesbedingten Sekundärkomplikationen und HbA_{1c} in einem Bereich zwischen 5,5 und 9,5%. Die Tatsache, dass therapierte Typ-2-Diabetiker in der Bundesrepublik in der Regel einen HbA_{1c}-Spiegel zwischen 8,5 und 9,5% haben, zeigt eindrücklich die Notwendigkeit einer Verbesserung der Betreuung von Typ-2-Diabetikern.

Postprandiale Hyperglykämie

Das kardiovaskuläre Risiko bei Typ-2-Diabetikern ist bereits zum Zeitpunkt der klinischen Diagnosestellung signifikant erhöht. Diese Beobachtung ist mit der im Mittel um ca. 7 Jahre verzögerten Diagnose des Typ-2-Diabetes und mit Befunden aus einer Reihe großer epidemiologischer Studien (Übersicht bei Balkau et al. 1998) vereinbar, die gezeigt haben, dass bereits eine postprandiale Hyperglykämie bei noch normalen Nüchternglukosewerten das kardiovaskuläre Risiko um das ca. 2fache erhöht. Diese metabolische Störung – als gestörte Glukosetoleranz bekannt – ist meist nicht an einem erhöhten HbA_{1c} erkennbar, sondern nur mit Hilfe eines oralen Glukosetoleranztestes zu diagnostizieren. Eine gestörte Glukoseverwertung scheint der Manifestation einer Typ-2-Diabeteserkrankung um Jahre oder Jahrzehnte vorauszugehen. Die Blutglukose muss demnach als kontinuierlicher Risikofaktor für eine kardiovaskuläre Erkrankung angesehen werden, ähnlich wie der Blutdruck und das Serumcholesterin und dies unabhängig, ob eine definierte metabolische Störung vorliegt oder nicht (Landgraf 1999). Um Störungen der Glukoseverwertung oder »isolierte« postprandiale Hyperglykämien zu diagnostizieren, ist eine gezielte Suche notwendig (Landgraf 1999). Der Tatsache, dass bereits diskrete Abweichungen der Blutglukose das Risiko für die Entwicklung oder Progression von diabetischen Folgekrankheiten erhöht, wurde kürzlich Rechnung getragen und neue diagnostische Kriterien für eine gestörte Glukosetoleranz und eines Diabetes definiert (The Expert Committee 1997; World Health Organization 1999). Diese Definition ist jedoch bereits erneut zur Diskussion gestellt worden als 13 europäische Kohortenstudien über den Zusammenhang zwischen Nüchternglukose (wichtigstes Kriterium in den Leitlinien der WHO und der amerikanischen Diabetes-Gesellschaft) und der Mortalität analysiert wurden(The Decode Study Group 1999). In dieser Analyse konnte klar gezeigt werden, dass die Nüchternglukose allein nicht die Individuen mit hyperglykämiebedingtem erhöhtem kardiovaskulärem Mortalitätsrisiko identifizierten kann, sondern dass insbesondere der Blutglukosewert 2 Stunden nach oraler Glukosebelastung wichtige prognostische Informationen liefert.

Die derzeit akzeptierten diagnostischen Richtlinien und therapeutischen Zielwerte, die auch Inhalt der Leitlinien der Deutschen Diabetes-Gesellschaft sind, sind in den Tabellen 13.1 und 13.2 wiedergegeben.

Tabelle 13.1. Diagnosekriterien für einen Diabetes mellitus oder eine gestörte Glukosetoleranz

	Plasmaglukose [mg/dl]		Vollblutglukose [mg/dl]	
	venös	kapillär	venös	kapillär
Nüchtern[a]				
Diabetes	≥125	≥125	≥110	≥110
Gestörte Glukosetoleranz	>110<125	>110<125	>100<110	>100<110
OGTT 2-Stundenwert				
Diabetes	≥200	≥220	≥180	≥200
Gestörte Glukosetoleranz	>140<200	>160<220	>120<180	>140<200

[a]Mindestfastendauer von 8 Stunden; OGTT: 75 g Glukose in 300 ml Wasser über 3–5 min getrunken

Tabelle 13.2. Kriterien für die Güte der Blutglukosekontrolle unter Therapie

	Niedriges Risiko	Makroangio-athisches Risiko	Mikroangio-pathisches Risiko
HbA$_{1c}$ (%)	≤6,5	>6,5	>7,5
Venöse Plasmaglukose [mg/dl]			
Nüchtern	<110	≥110	>125
Selbstgemessene Blutglukose			
Nüchtern	<100	≥100	≥110
Postprandial	<135	≥135	>160

Blutglukoseinstabilität als kardiovaskuläres Risiko

Die Blutglukose ist bei Gesunden extrem gut reguliert und die Blutglukoseschwankungen sind sehr klein. So konnte Marks 1988 bei 30 gesunden Personen unter alltäglichen Bedingungen einen mittleren Blutglukosewert von 76±14 mg/dl und maximale Werte von 88±18 mg/dl messen. Neben der integrierten Stoffwechselkontrolle, messbar am HbA_{1c}, scheint die Stabilität der Blutglukose von entscheidender Bedeutung für das kardiovaskuläre Risiko. So konnten Muggeo et al. (1995, 2000) in einer groß angelegten prospektiven Studie (Verona Diabetes Study) zeigen, dass die Variabilität der Nüchternglukose ein unabhängiger Prädiktor für die Mortalität von Typ-2-Diabetikern ist. Je höher die Blutglukoseschwankungen selbst unter Fastenbedingungen, umso größer das Mortalitätsrisiko. Glukose-Spiking, dem bisher wenig Aufmerksamkeit in der Diagnostik und Therapiekontrolle sowie im Blutglukoseselbstmonitoring geschenkt wurde, scheint eine wichtige Rolle bei der Pathogenese diabetischer Komplikationen zu spielen (Landgraf 1999; Ceriello 1997). Der Goldstandard der Therapiekontrolle, das HbA_{1c}, reflektiert demnach nicht vollständig das vaskuläre Risiko. Dies scheint nicht nur für Typ-2-Diabetiker zu gelten (s. oben), sondern auch für Typ-1-Diabetiker, wie weitere Analysen der DCCT vermuten lässt (Diabetes Control and Intervention Trial Research Group 1993).

Langzeitinterventionen zur Reduktion des kardiovaskulären Risikos

Seit Jahren wird die wichtige Frage gestellt, ob es einen »point of no return« bei der Entwicklung und Progression der diabetischen Sekundärfolgen gibt. Obgleich dieses Problem derzeit nicht mit letzter Klarheit beantwortet werden kann, so haben doch viele prospektive Studien (Diabetes Control and Intervention Trial Research Group 1993; Reichard et al. 1993; Ohkubo et al. 1995; Stratton et al. 2000) klar belegt, dass die Optimierung der Blutglukoseregulation unabhängig von der Dauer des Diabetes zu einer signifikanten vaskulären Risikoreduktion führt. Alle klassischen Interventionsstudien, d.h. Wechsel von konventioneller auf intensivierte Insulintherapie (Diabetes Control and Intervention Trial Research Group 1993; Reichard et al. 1993; Ohkubo et al. 1995) oder Polypharmakatherapie, einschließlich Wechsel auf konventionelle Insulinbehandlung (Stratton et al. 2000), führten zwar zu einer Verbesserung der Blutglukose, jedoch keineswegs zu einer Glukosenormalisierung. Diese scheint aber von essentieller Bedeutung für die Verminderung der vaskulären Morbidität und Mortalität zu sein (s. oben). Die einzige derzeit zur Verfügung stehende Therapie zur langfristigen Normalisierung des Glukosestoffwechsels ist die Pankreastransplantation (Landgraf 1996; Landgraf et al. 2000). In der Tat konnten prospektive Studien zeigen, dass im Vergleich zu Patienten mit terminaler Niereninsuffizienz und konsekutiver Nierentransplantation die Pankreastransplantation meist in Kombination mit einer Nierenverpflanzung zu einer signifikanten Verbesserung einer Reihe von diabetischen Sekundärkomplikationen führt. Am eindrücklichsten jedoch ist die dramatische Reduktion der Mortalität bei pankreas- im Vergleich zu nierentransplantierten Diabetikern (Navarro et al. 1996; Smets et al. 1999; Tyden et al. 1999; Becker et al. 2000). Dies bedeutet, dass selbst bei weit fortgeschrittenem diabetischen »Spätsyndrom« eine Glukosenormalisierung einen positiven Einfluss auf das Überleben und die diabetischen Sekundärfolgen hat und dass sich völlig unabhängig von der Dauer des Diabetes und dem Grad der diabetischen Komplikationen eine Intensivierung der therapeutischen Bemühungen zur Optimierung des diabetischen Stoffwechsels lohnt. Mit Senkung des HbA_{1c} geht meist eine Verbesserung des Fettstoffwechsels (Senkung der Triglyzerid-, Gesamtcholesterin- und LDL-Cholesterinspiegel) einher und die postprandiale Hypertriglyzeridämie als potentielles Gefäßrisiko sinkt (Karpe 1997).

Konsequenzen für die Praxis

Die klassischen Risiken für kardiovaskuläre Komplikationen, wie arterieller Hypertonus, Fettstoffwechselstörungen und Rauchen, sind um die Hyperglykämie unbedingt zu ergänzen. Bereits diskrete Erhöhungen der Blutglukose (basal und/oder postprandial) führen zu einer signifikanten Zunahme der vaskulären Komplikationen. Jeder potentielle Diabetiker, d.h. Menschen älter als 45 Jahre, positive Familienanamnese auf Diabetes, Frauen, die schwere (>4500 g) Kinder geboren haben, Menschen mit Übergewicht, Hypertonie und Fettstoffwechselstörungen und Patienten mit einer Mikro-/Makroalbuminurie und/oder Niereninsuffizienz sollten auf Störungen der Glukoseverwertung regelmäßig untersucht werden, wobei die neuen Kriterien der Diagnose herangezogen werden müssen (s. Tabelle 13.1).

Ist ein Diabetes, gleich welchen Schweregrades, festgestellt, ist unverzüglich mit einer entsprechenden, individuell ausgerichteten Therapie zu beginnen, wobei eine strukturierte Schulung und konsekutives Training die Basis jeder Therapie darstellen. Dies bedeutet, dass mit Zunahme der vaskulären Komplikationen eine interdisziplinäre Betreuung der meist multimorbiden Patienten notwendig wird, wobei zumindest Diabetologen, Kardiologen und Nephrologen eine Funktionseinheit darstellen und gemäß publizierter Leitlinien handeln sollten.

Literatur

Balkau B, Shipley M, Jarrett RJ, Pyörälä K, Pyörälä M, Forhan A, Eschwege E (1998) High blood glucose concentration is a risk factor for mortality in middle-aged nondiabetic men. Diabetes Care 21:360–367

Becker BN, Brazy PC, Becker YT et al. (2000) Simultaneous pancreas-kidney transplantation reduces excess mortality in type 1 diabetic patients with end-stage renal disease. Kidney Int 57:2129–2135

Ceriello A (1997) Acute hyperglycaemia and oxidative stress generation. Diabetic Med 14:S45-S49

Diabetes Control and Intervention Trial Research Group (1993) The effect of intensive treatment of diabetes on the development and progression of long-term complications in insulin-dependent diabetes mellitus. N Engl J Med 329:977–986

Diabetes Control and Intervention Trial Research Group (1995) The relationship of glycemic exposure (HbA1c) to the risk of development and progression of retinopathy in the Diabetes Control and Complications Trial. Diabetes 44:969–983

Gerstein HC (1997) Glucose: a continuous risk factor for cardiovascular disease. Diabetic Med 14: S25-S31

Karpe F (1997) Mechanisms of postprandial hyperlipidemia-remnants and coronary artery disease. Diabetic Med 14: S60-S66

Landgraf R (1996) Impact of pancreas transplantation on secondary complications and on quality of life. Diabetologia 39:1415–1424

Landgraf R (1999) Approaches in the management of postprandial hyperglycemia. Exp Clin Endocrinol Diabetes 107 [Suppl 4]:128–132

Landgraf R. Müller-Felber W, Piehlmeier W, Dieterle C (2000) Impact of pancreas/islet transplantation on the course of diabetic complications. In: Di Mario U, Leonetti F, Pugliese G, Sbraccia P, Signore A (eds) Diabetes in the New Millenium.Wiley and Sons, Chichester, New York, pp 355–366

Muggeo M, Verlato G, Bonora E, Ciani F, Moghetti P, Eastman R, Crepaldi G, de Marco R (1995) Long-term instability of fasting glucose predicts mortality in elderly NIDDM patients: the Verona Diabetes Study. Diabetologia 8:672–679

Muggeo M, Zoppini G, Bonora E, Brun E, Bonadonna RC, Moghetti P, Verlato G (2000) Fasting plasma glucose variability predicts 10-year survival of Type 2 diabetc patients. The Verona Diabetes Study. Diabetes Care 23:45–50

Multiple Risk Factor Intervention Trial Research Group (1982) Multiple Risk Factor Intervention Trial: risk factor changes and mortality results. JAMA 248:1465–1477

Navarro X, Kennedy WR, Aeppli D, Sutherland DER (1996) Neuropathy and mortality in diabetes: Influence of pancreas transplantation. Muscle & Nerve 19:1009–1016

Ohkubo Y, Kishikawa H, Araki E et al. (1995) Intensive insulin therapy prevents progression of diabetic microvascular complications in Japanese patients with non-insulin-dependent diabetes mellitus: a randomized prospective 6-year study. Diabetes Res Clin Pract 28: 103–117

Reichard P, Nilsson BY, Rosenquist U (1993) The effect of long-term intensified insulin treatment on the development of microvascular complications of diabetes mellitus. N Engl J Med 329:304–309

Smets YFC, Westendorp RGJ, Van der Pijl JW, De Charro FT, Ringers J, De Fijter JW, Lemkes HHPJ (1999) Effect of simultaneous pancreas-kidney transplantation on mortality of patients with type 1 diabetes mellitus and end-stage renal failure. Lancet 353:1915–1919

Stamler J, Vaccaro O, Neaton J, Wenworth D, for the Multiple Risk Factor Intervention Trial Research Group (1993) Diabetes, other risk factors, and 12-year cardiovascular mortality for men screened in the multiple risk factor intervention trial. Diabetes Care 16:434–449

Stamler J, Stamler R, Neaton JD et al. (1999) Low risk-factor profile and long-term cardiovascular and noncardiovascular mortality and life expectancy. JAMA 282:2012–2018

Stratton IM, Adler AI, Neil HA et al. (2000) Association of glycaemia with macrovascular and microvascular complications of type 2 diabetes (UKPDS 35) prospective observational study. BMJ 321:405–412

The Decode Study Group on behalf of the European Diabetes Epidemiology Group (1999) Glucose tolerance and mortality: comparison of WHO and American Diabetes Association diagnostic criteria. Lancet 354: 617–621

The Expert Committee on the Diagnosis and Classification of Diabetes mellitus (1997) Report of the expert committee on the diagnosis and classification of diabetes mellitus. Diabetes Care 20:1183–1197

Tyden G, Bolinder J, Solders G, Brattström C, Tibell A, Groth CG (1999) Improved survival in patients with insulin-dependent diabetes mellitus and end-stage diabetic nephropathy 10 years after combined pancreas and kidney transplantation. Transplantation 67:645–648

World Health Organization (1999) Definition, diagnosis and classification of diabetes mellitus and ist complications. Report of a WHO Consultation. WHO/NCD/NCS/99.2.1999

14 Hyperlipidämie bei Transplantatempfängern – Bedeutung für das Transplantatüberleben

Ch. Wanner, Th. Quaschning

ZUSAMMENFASSUNG

Kardiovaskuläre Komplikationen sind derzeit die häufigste Todesursache unter Nierentransplantatempfängern und die chronische Abstoßung ist die bedeutendste Ursache für Transplantatverlust im Langzeitverlauf. Vaskuläre Schädigungsmuster, die bei chronischer Abstoßung beobachtet werden, gleichen den Schädigungsmustern, die bei systemischer Atherosklerose auftreten. Hypercholesterinämie ist bei Patienten nach Nierentransplantation besonders häufig und ihre hohen Spiegel an Gesamtcholesterin und LDL-Cholesterin sind verbunden mit einer hohen Inzidenz kardiovaskulärer Erkrankungen. Um kardiovaskulären Komplikationen vorzubeugen, ist es sinnvoll, die Empfehlungen der Joint European Societies on Prevention of Coronary Heart Disease (Pyörälä et al. 1994; Wood et al. 1998) oder der National Cholesterol Education Program-Guidelines (Expert Panel on Detection ... 1993) zu befolgen. Dort sind die Klassifikation der Risikofaktoren, die Erfassung von Risikofaktoren und die Behandlung sowie Zielcholesterinwerte vorgegeben. In Anwesenheit von multiplen kardiovaskulären Risikofaktoren ist ein LDL-Cholesterin >115 mg/dl (3,0 mmol/l) bzw. ein LDL-Cholesterin von 100 mg/dl (2,7 mmol/l) Behandlungsindikation. In Abwesenheit von Risikofaktoren, was selten der Fall ist, ist ein LDL-Cholesterinspiegel von 130 mg/dl ausreichend. Obwohl keine Parameter aus klinischen Studien vorliegen, die zeigen, dass Statine der Entwicklung einer chronischen Abstoßung bei Nierentransplantatempfängern vorbeugen, gibt es ausreichend Hinweise, die den Einsatz von Statinen zur Lipidsenkung nach Nierentransplantation rechtfertigen.

Einleitung

Eine Fettstoffwechselstörung ist eine häufige metabolische Störung bei Patienten nach Nierentransplantation und mit kardiovaskulären Komplikationen und Transplantatatherosklerose verbunden. Beziehungen zwischen Dyslipidämie und der Gabe von Ciclosporin bzw. Steroiden als den Hauptverursachern der Fettstoffwechselstörung wurden beobachtet. Charakteristische Veränderungen der

Serumlipidspiegel und der Zusammensetzung von Lipoproteinen wurden als immunsuppressivspezifisch beschrieben. Qualitativ und quantitativ ist die Posttransplantationsdyslipidämie abhängig vom Geschlecht und sowie der Art der Dosis der Immunsuppressiva. Obwohl Studien der vergangenen Jahre hauptsächlich auf eine Erhöhung des Serumcholesterins fokussierten, unterstreichen neuerliche Befunde auch eine Erhöhung der Serumtriglyzeride, der LDL und VLDL als vorherrschende Faktoren für kardiovaskuläre Erkrankungen. Modifikationen der Größe und Dichte von Lipoproteinen tragen zur Veränderung ihrer Zusammensetzung bei. Kleine und dichte LDL werden zum Beispiel schlecht vom LDL-Rezeptor aufgenommen und tragen in erhöhtem Maße zum atherogenen Potential bei. Kleine und dichte LDL korrelieren mit dem Auftreten einer Hypertriglyzidämie und werden als eigenständiger Risikofaktor für kardiovaskuläre Erkrankungen betrachtet. Aufgrund der Vielfalt anderer kardiovaskulärer Risikofaktoren könnte die Dyslipidämie auch ein vorgeschädigtes vaskuläres Gefäßbett hinsichtlich der Entwicklung von Atherosklerose stimulieren. Das Absetzen verschiedener Immunsuppressiva wurde verschiedentlich vorgeschlagen und Protokolle wurden auch erfolgreich durchgeführt, um vor allem bei Patienten mit ausgeprägter Hyperlipidämie und immunologischer Instabilität die metabolische Lage zu kontrollieren. HMG-CoA-Reduktaseinhibitoren (Statine) können effektiv Gesamtcholesterin- und LDL-Cholesterinkonzentrationen senken. Sie sind Substanzen der ersten Wahl bei Patienten, die infolge der Hypercholesterinämie eine Lipidsenkung benötigen. Obwohl keine Daten aus prospektiven, kontrollierten Interventionsstudien vorliegen, ist es sinnvoll, die Richtlinien der Europäischen Task Force und der Atherosklerosegesellschaft sowie die »National Cholesterol Education« Programmrichtlinien zur Lipidsenkung und zur Kontrolle der vorherrschenden kardiovaskulären Risikofaktoren bei dieser Patientenpopulation zu beachten. Es ist wahrscheinlich, dass die Reduktion der Serumlipide und Lipoproteine einen ähnlichen Vorteil in der Reduktion der absoluten Mortalität bei Nierentransplantierten bietet, wie es auch bei Patienten ohne Nierenerkrankungen im Rahmen der Primär- und Sekundärprävention gezeigt wurde.

Einfluss der Dyslipidämie auf Atherosklerose des Nierentransplantierten

Nierentransplantierte leiden unter einer erhöhten Morbidität und Mortalität aufgrund vorzeitiger kardiovaskulärer Erkrankung (Raine 1995). Zwei Studien konnten zeigen, dass erhöhtes Serumcholesterin und hohe Triglyzeridspiegel bei Patienten mit ischämischen Herzerkrankungen im Vergleich zu Nierentransplantierten ohne ischämische Herzerkrankung vorherrschend auftreten (Kasiske 1988; Heule et al. 1981). Vathsala et al. (1989) berichteten bei 500 Patienten, die mit Ciclosporin und Prednison über 36 Monate behandelt wurden, dass kardiovaskuläre und zerebrovaskuläre Ereignisse bei 9,4% der Patienten auftraten, die bei hyperlipidämischen Patienten signifikant häufiger waren (15,4%) als bei normolipidämischen Patienten (5,2%). Eine kürzlich veröffentlichte retrospektive Untersuchung zeigte signifikant höhere Konzentrationen an Gesamtcholesterin, Triglyzeriden und Apolipoprotein B, C1, C3 und E bei 25 Patienten mit kardiovaskulären Ereignissen im Vergleich zu 29 Patienten ohne kardiovaskuläre Ereignisse (Abdulmassih et al. 1992). Eine signifikante Assoziation zwischen Rauchen und dem Anteil von hypertensiven Patienten mit kardiovaskulären Erkrankungen konnte gezeigt werden. Kürzlich fanden Massy et al. (1994) signifikant höhere Serumtriglyzeride, aber nicht Cholesterinspiegel bei Patienten mit ischämischen Herzerkrankungen nach Nierentransplantation. Es ist anzunehmen, dass bei Studien, die einen signifikant erhöhten Apolipoprotein-B-Spiegel in Verbindung mit erhöhten Triglyzeriden aufweisen, teilweise delipidierte Lipoproteine oder sog. Remnant-Lipoproteine vorliegen. In der Tat fanden Quaschning et al. (1999) eine Anreicherung von Triglyzeriden in VLDL- und LDL bei 218 Patienten mit stabiler Nierenfunktion nach Transplantation. Die Anreicherung von Triglyzeriden in LDL-Partikeln spiegelt sich in der Akkumulation von kleinen dichten LDL wider, die für ihre erhöhte Atherogenität bekannt sind. Diese Lipoproteinpartikel sind auch bei der Progression der Niereninsuffizienz von Bedeutung.

Die Rolle der Dyslipidämie bei der chronischen Abstoßung

Fettreiche und cholesterinreiche Ernährung akzeleriert die Koronarsklerose von Ratten und Kaninchen, die herztransplantiert wurden. Anhand dieser Tiermodelle wird die vaskuläre Schädigung im Rattenaortatransplantat in Abwesenheit bzw. in Gegenwart von Immunsuppression deutlich (Laden 1972; Alonso et al. 1977; Tanaka et al. 1994). Die Vaskulopathie eines Herztransplantates kann bei Ratten durch Statinbehandlung signifikant reduziert werden (Meiser et al. 1993). Das Antioxidans Probucol hat jedoch keinen Einfluss auf die Verbesserung der vaskulären Schädigung in der transplantierten Rattenaorta (Anderson et al. 1995), obwohl Cholesterinspiegel durch diätetische Beeinflussung bei behandelten und Kontrolltieren auf identischem Niveau gehalten wurden und obwohl oxidativ modifizierten Lipoproteinen in der Pathogenese der Aortensklerose eine Bedeutung beigemessen wird.

Histologie

Die vaskulären Veränderungen, die bei der chronischen Abstoßung beobachtet werden, zeigen Ähnlichkeiten mit denen, die bei systemischer Atherosklerose beobachtet werden. Makrophagen, Schaumzellen, T-Zellen und proliferierende, glatte Muskelzellen können in den vaskulären Schädigungsbereichen nachgewiesen werden. Die Apolipoproteine A1, A2 und B konnten in den Gefäßveränderungen bei der chronischen Abstoßung von Nierentransplantaten beobachtet werden. Bis heute ist es aber noch nicht geklärt, ob vaskuläre Lipoproteinablagerung ein passives Phänomen ist oder ob es als Ursache der vaskulären Schädigung in

Frage kommt. Oxidativ modifizierte Lipoproteine könnten eine bedeutende Rolle in der Pathogenese der Atherosklerose spielen. Tanabe et al. (1998) untersuchten die Anwesenheit von oxidierten Lipoproteinen in Gefäßen von abgestoßenen Nierentransplantaten. Unter Verwendung eines monoklonalen Antikörpers zum Nachweis von oxidiertem LDL wurde bei 4 von 5 Probanden mit einem Serumcholesterin über 240 mg/dl oxidiertes LDL in der Intima des Gefäßes nachgewiesen. Im Gegensatz dazu war bei keinem der 5 Patienten mit Serumcholesterin unter 240 mg/dl oxidiertes LDL in den Allograftgefäßen nachweisbar (Tanabe et al. 1998). Es erscheint deshalb möglich, dass oxidativ modifizierte Lipoproteine eine Rolle der Pathogenese der chronischen Allograftvaskulopathie spielen.

Beobachtende Studien

Mehrere Untersucher fanden, dass transplantierte Patienten mit Hyperlipidiämie häufiger chronische Abstoßungen aufwiesen als ohne Fettstoffwechselstörung. Isoniemi et al. (1994) untersuchten Risikofaktoren bei 98 Nierentransplantierten, die mit einem funktionierendem Transplantat mehr als 2 Jahre überlebten. Spiegel von Gesamt- und LDL-Cholesterin wie auch Serumtriglyzeride wurden mit dem Auftreten von Nierenfunktionsverlust korreliert. Da die Proteinurie in dieser Studie nicht untersucht wurde, ist es möglich, dass Patienten bereits eine Vorschädigung des Transplantats aufwiesen, die zu höheren Lipidspiegeln geführt haben mag. Dimeny et al. (1995) untersuchten die Serumlipide vor Nierentransplantation und fanden, dass deren Konzentrationen prädiktiv für späteren Transplantatverlust waren. Cholesterinspiegel vor Nierentransplantation korrelierten auch mit akuten Abstoßungen während der ersten 6 Monate nach Transplantation. Ferner waren die akuten Abstoßungen initial ein bedeutender Risikofaktor für den Transplantatverlust im Langzeitverlauf (Dimeny et al. 1993). Da die meisten dieser Patienten mit Ciclosporin behandelt wurden, ist es von Interesse, ob die Serumlipide den biologischen Effekt von Ciclosporin beeinflussten. Ciclosporin wird an Lipoproteine gebunden und Patienten mit niedrigen Plasmalipid- und -lipoproteinspiegeln könnten einen höheren Anteil von freiem Ciclosporin aufweisen. Falls der freie Anteil von Ciclosporin bedeutend für die Aufnahme in die Zelle ist, könnten Plasmalipide und -liporoteinspiegel einen Einfluss auf die Immunsuppression, aber auch auf die toxischen Effekte von Ciclosporin haben. In der Tat schien die Ciclosporintoxizität häufiger bei Patienten mit niedrigen Plasmalipidspiegeln zu sein (De Groen et al. 1987). Massy et al. (1996) untersuchten das Verhältnis zwischen Lipidspiegeln nach Transplantation und dem Verlust des Transplantats infolge chronischer Abstoßung in einer Gruppe von Patienten, die mindestens 6 Monate mit einem funktionstüchtigen Transplantat überlebten. Nur 250 von 706 Patienten dieser Gruppe erhielten Ciclosporin. Außerdem wurde bei den meisten dieser Patienten Ciclosporin ein Jahr nach Transplantation abgesetzt (Heim-Duthoy et al. 1994). Wenn man diesen Faktor als zeitabhängige Kovariable in eine multivariante Cox-Analyse einsetzte, waren Serumtriglyzeride, nicht aber Cholesterin, ein unabhängiger Risikofaktor für den Verlust des Transplantats infolge chronischer Abstoßung (Massy et al. 1996). Es blieb aber in dieser Studie unklar, in welchem Ausmaß Behandlungen mit Statinen diese Ergebnisse beeinflusst haben könnten. Das Cox-Regressionsmodell könnte Triglyzeride als potentielle Kandidaten für chronische Abstoßung nach LDL-Cholesterinbehandlung selektiert haben. Zum anderen fanden Quaschning et al. (1994) die Anwesenheit von triglyzeridreichen Lipoproteinpartikeln in einer nicht unbedeutenden Anzahl von Nierentransplantatempfängern mit stabiler Nierenfunktion. Diese Lipoproteinpartikel sind potente Kandidaten für eine Progression der Niereninsuffizienz. Ob der fehlende prädiktive Wert von Serumcholesterin, im Gegensatz zu Befunden von anderen (Isoniemi et al. 1994; Dimeny et al. 1995), aufgrund einer zu geringen Anzahl von Patienten, die Langzeit-Ciclosporin-Therapie erhielten, aufgetreten sein könnte, bleibt spekulativ.

Weiterhin liegen zunehmende Befunde vor, die das Auftreten von oxidativ modifizierten Lipoproteinen nach Nierentransplantation nahe legen. Die Untersuchungen von Ghanem et al. (1996) zeigen, dass LDL-Partikel bei Nierentransplantierten im Vergleich zu gesunden Kontrollpersonen einen kleineren Durchmesser haben. Kleine und dichte LDL weisen eine Tendenz zu bevorzugter Oxidation auf. Dies wurde durch die Autoren demonstriert, indem sie zeigen konnten, dass die in vitro kupfervermittelte Oxidation von LDL bei Transplantationsempfängern rascher ablief als bei Kontrollen (Ghanem et al. 1996). In dieser Studie waren auch die Spiegel an oxidativ modifiziertem LDL, gemessen mit einem monoklonalen Antikörper, bei Transplantatempfängern im Vergleich zu Kontrollen erhöht. Es scheint, dass oxidativ modifiziertes LDL besonders häufig bei Nierentransplantierten auftritt. In ähnlicher Weise kann bei Zuständen der chronischen Abstoßung histologisch nachgewiesen werden, dass Spiegel von Malondialdehyd, einem Endprodukt der Lipidperoxidation, höher sind als bei Kontrollen (Cristol et al. 1996).

Indikationen zur Therapie

Nahezu alle Patienten unter Immunsuppression nach Nierentransplantation weisen ein absolutes Risiko zur Entwicklung einer koronaren Herzerkrankung auf, das >20% über 10 Jahre ist. Deshalb werden diese Patienten als Hochrisikogruppe für die Entwicklung eines vorzeitigen kardiovaskulären Ereignisses betrachtet. Obwohl bei den meisten Patienten zur Zeit der Transplantation oder kurz darauf kein Ereignis stattgefunden hat oder stattfindet, wird eine so genannte primäre Prävention nicht routinemäßig begonnen. Die Frage stellt sich jedoch, ob der Terminus »primäre Prävention« überhaupt adäquat für den Patienten nach Nierentransplantation ist, denn die Anzahl der Risikofaktoren für koronare Herzerkrankungen übersteigt meist die Anzahl derer, die in den Risikotabellen für koronare Herzerkrankung verwendet werden. Weiterhin weisen alle Nierentransplantierten eine Endotheldysfunktion auf und können somit als vaskulär geschädigt oder vaskulär krank betrachtet werden. Warum sollten deshalb Nierentransplantierte nicht im kurzen zeitlichen Abstand nach Nierentransplantation bereits lipidsenkend behandelt werden, zumal die Lipidsenker, wenn sie fachgerecht angewendet werden, ein hohes Sicherheitsprofil aufweisen? Obwohl keine Daten aus prospektiven Interventionsstudien vorhanden sind, ist es sinnvoll, die Empfehlungen der Joint European Societies on prevention of coronary heart disease (Pyörälä et al. 1994; Wood et al. 1998) oder die National Cholesterol Education Program Guidelines (Expert panel on detection ... 1993) zu berücksichtigen. Diese Empfehlungen legen in Anwesenheit von multiplen kardiovaskulären Risikofaktoren bei einem LDL-Cholesterin >115 mg/dl (3,0 mmol/l) bzw. einem LDL-Cholesterin von 100 mg/dl (2,7 mmol/l) die Behandlung nahe. In Abwesenheit von Risikofaktoren, was selten der Fall ist, ist ein LDL-Cholesterinspiegel von 130 mg/dl ausreichend. Pharmakologische Therapie ist wahrscheinlich bei sehr vielen Patienten notwendig, um die Lipidspiegel zu kontrollieren, da diätetische Maßnahmen nicht effektiv genug sind.

Cholesterinsenkung, Statine und das Cytochrom-P450-System

Statine sind die wirkungsvollsten Medikamente, um Gesamtcholesterin- und LDL-Cholesterinspiegel bei Transplantatempfängern zu senken und sollten generell als Substanzen der ersten Wahl betrachtet werden. Hydrophile Statine, wie Pravastatin und Fluvastatin, sollten von den lipophilen Substanzen, Lovastatin und Simvastatin hinsichtlich ihrer Toxizität und Akkumulation unterschieden werden (Wanner et al. 1997). Ferner werden Lovastatin, Simvastatin und die synthetischen Statine Atorvastatin und Cerivastatin über Cytochrom P-450 3A4 (CYP3A4) metabolisiert. Cerivastatin wird zusätzlich über die 2C8-Untereinheit metabolisiert und vermag so dem 3A4-Stoffwechselweg zu entkommen. Da Myositis und Rhabdomyolyse sowie weitere Komplikationen nur auftreten, wenn maximale Dosen der letzteren Substanzen angewendet werden, sollten diese hohen Dosen vermieden werden. Die beiden erstgenannten Substanzen können auch über eine längere Zeit und nebenwirkungsarm in den zugelassenen Dosen des oberen Wirkungsbereiches verwendet werden. In der ALERT-Studie wurden mehr als 2000 Patienten nach Nierentransplantation für die Behandlung mit Fluvastatin oder Plazebo randomisiert. Kürzlich wurde die Dosis von Fluvastatin, das über CYP2C9 metabolisiert wird, bei Patienten, die außerhalb der Grenzwerte für Serumcholesterin lagen, auf 80 mg/Tag erhöht, ohne dass unerwünschte Wirkungen auftraten.

Arzneimittelinteraktionen führen nicht notwendigerweise zu unerwünschten Wirkungen: Diltiazem gehört zu den Arzneimitteln, die mit CYP3A4 interagieren und wird deshalb zur Kosteneinsparung bei der Immunsuppression mit Ciclosporin A verwendet. Manche Autoren propagieren den täglichen Genuss eines Glases Grapefruitsaft, da dieser den Metabolismus über CYP3A4 aktiviert und so zu einer weiteren Cholesterinsenkung beitragen könnte (Cockcroft et al. 2000). Solche Interaktionen sollten bei der individuellen Therapie der Patienten berücksichtigt werden, um Nebenwirkungen der Pharmaka zu vermeiden.

Einsatz von Statinen nach Nierentransplantation

Zwei randomisierte kontrollierte klinische Studien konnten zeigen, dass Statine den Schweregrad einer angiographisch nachgewiesenen koronaren Herzerkrankung reduzierten und das Patientenüberleben nach Herztransplantation verbesserten (Kobashigawa et al. 1995; Wenke et al. 1997). Sollte die Pathogenese der Allograftvaskulopathie bei Nieren- und Herztransplantierten ähnlich sein, dann müssten Statine eine ähnliche schützende Wirkung für die chronische Abstoßung bei Nierentransplantierten besitzen. Jedoch sind die Mechanismen, die dazu führen, dass Herztransplantierte ein verbessertes Überleben aufweisen, bisher nicht geklärt. Es ist möglich, dass Statine einen direkten immunsuppressiven Effekt haben. Falls dies der Fall ist, scheint die Anwesenheit von Ciclosporin Bedingung zu sein, da es bisher noch keine Belege dafür gibt, dass Statine bei gesunden Individuen immunsuppressiv wirken. Zum anderen könnte aber die Absenkung der Serumlipide durch Statine die immunsuppressive Wirkung des Ciclosporins erhöhen. Zum gegenwärtigen Zeitpunkt scheint der beste therapeutische Ansatz zur Behandlung der chronischen Abstoßung eine Kombinationstherapie aus Lipidsenkung und adäquater Immunsuppression zu sein (Wanner et al. 1995; Kasiske 1999).

Lipidsenkung mit Fibraten

Bei der geringeren Anzahl von Patienten mit vorherrschender Hypertriglyzeridämie und erniedrigten HDL-Spiegeln sollten Fibratderivate eingesetzt werden, bevorzugt Gemfibrocil. Dieses Fibratderivat akkumuliert nicht bei Patienten mit eingeschränkter Nierenfunktion und hat den Nachweis einer Reduktion der kardiovaskulären Mortalität erbracht (Bloomfiled et al. 1999). Wenige Studien haben bisher die Kombination von Fibrat und Statinen untersucht, da das Risiko von Nebenwirkungen wahrscheinlich bei Kombinationstherapie deutlich erhöht ist.

Literatur

Abdulmassih Z, Chevalier A, Bader C, Drüeke TB, Kreis H, Lacour B (1992) Role of lipid disturbances in the atherosclerosis of renal transplant patients. Clin Transplant 6:106–113

Alonso DR. Starek PK, Minick CR (1977) Studies on the pathogenesis of atheroarteriosclerosis induced in rabbit cardiac allografts by the synergy of graft rejection and hypercholesterolemia. Am J Pathol 87:415–442

Anderson HO, Holm P, Nordestgaard BG, Hansen BF, Kjeldsen K, Schäfer Elinder L, Stender S (1995) Effect of the antioxidant probucol on transplant arteriosclerosis in aorta-allografted rabbits. J Mol Cell Cardiol 27:1561–1571

Bloomfield Rubins H, Robins SJ, Collins D et al. for the Veterans Affairs High-Density Lipoprotein Cholesterol Intervention Trial Study Group (1999) Gemfibrozil for the secondary prevention of coronary heart disease in men with low levels of high-density lipoprotein cholesterol. N Engl J Med 341:410–418

Cockcroft JR, Wilkinson IB (2000) Cholesterol reduction, statins and the cytochrome P-450 system. Eur Heart J 21:1555–1556

Cristol JP, Maggi MF, Vela C, Descomps B, Mourad G (1996) Lipid metabolism and oxidative stress in renal transplantation: Implications for chronic rejection. Transplant Proc 28:2820-2821

De Groen PC, Aksamit AJ, Rakela J, Forbes GS, Krom RAF (1987) Central nervous system toxicity after liver transplantation: The role of cyclosporine and cholesterol. N Engl J Med 317:861-866

Dimeny E, Tufvesion G, Lithell H, Larsson E, Siegbahn A, Fellström B (1993) The influence of pretransplant lipoprotein abnormalities on the early results of renal transplantation. Eur J Clin Invest 23:572-579

Dimeny E, Wahlberg J, Lithell H, Fellström B (1995) Hyperlipidaemia In renal transplantation: Risk factor for long-term graft outcome. Eur J Clin Invest 25:574-583

Expert panel on detection, evaluation and treatment of high blood cholesterol in adults (1993) Summary of the second report of the National Cholesterol Education Program (NCEP) expert panel on detection, evaluation, and treatment of high blood cholesterol in adults (Adult Treatment Panel II). JAMA 269:3015-3023

Ghanem H, van den Dorpel MA, Weimar W, Man In 'T Veld AJ, El-Kannishy MH, Jansen H (1996) Increased low density lipoprotein oxidation in stable kidney transplant recipients. Kidney Int 49:488-493

Heim-Duthoy KL, Chitwood KK, Tortorice KL, Massy ZA, Kasiske BL (1994) Elective cyclosporine withdrawal one year after renal transplantation. Am J Kidney Dis 24:846-853

Heule H, Keusch G, Uhlschmid G, Largiadér F, Binswanger U (1981) Kardiovaskuläre Krankheiten nach Nierentransplantation: eine Analyse prädisponierender Faktoren. Schweiz Med Wochenschr 111:709-716

Isoniemi H, Numinen M, Tikkanen M et al. (1994) Risk factors predicting chronic rejection of renal allograft. Transplantation 57:68-72

Kasiske BL (1988) Risk factors for accelerated atherosclerosis in renal transplant recipients. Am J Med 84:985-992

Kasiske BL (1999) Role of circulating lipid abnormalities in chronic renal allograft rejection: Kidney Int 56 [Suppl 71]:S-28-S-30

Kobashigawa JA, Katznelson S, Laks H et al. (1995) Effect of pravastatin on outcomes after cardiac transplantation. N Engl J Med. 333:621-627

Laden AM (1972) Experimental atherosclerosis in rat and rabbit allografts. Arch Pathol 93:240-245

Massy ZA, Chadefaux-Vekemans B, Chevalier A et al. (1994) Hyperhomocysteinaemia: a significant risk factor for cardiovascular disease in renal transplant recipients. Nephrol Dial Transplant 9:1103-1108

Massy ZA, Guijarro C, Wiederkehr MR, Ma JZ, Kasiske BL (1996) Chronic renal allograft rejection: Immunologic and nonimmunologic risk factors. Kidney Int 49:518-524

Meiser BM, Wenke K, Thiery J, Wolf S, Devens C, Seidel D, Hammer C, Billingham ME, Reichart B (1993) Simvastatin decreases accelerated graft vessel disease after heart transplantation in an animal model. Transplant Proc 25:2077-2079

Pyörälä K, De Backer G, Graham I, Poole-Wilson P, Wood D on behalf of the task force (1994) Prevention of coronary heart disease in clinical practice: Recommendations of the Task Force of the European Society of Cardiology, European Atherosclerosis Society and European Society of Hypertension. Eur Heart J 15:1300-1331

Quaschning T, Mainka T, Nauck M, Rump L-C, Wanner C, Krämer-Guth A (1999) Immunosuppression enhances atherogenicity of lipid profile after transplantation. Kidney Int 56 [Suppl 71]:S-235-S-237

Raine AEG (1995) Hypertension and ischaemic heart disease in renal transplant recipeints. Nephrol dial Transplant 10 [Suppl 1]:95-100

Tanabe S, Ueda M, Han YS, Nakatani T, Kishimoto T, Itabe H, Takano T (1998) Presence of oxidized LDL in transplant arteriosclerotic lesions obtained from renal transplant recipients. Transplant Proc 30:116-118

Tanaka H, Sukhova GK, Libby P (1994) Interaction of the allogeneic state and hypercholesterolemia in arterial lesion formation in experimental cardiac allografts. Arterioscler Thromb 14:734-745

Vathsala A, Weinberg RB, Schoenberg L, Grevel J, Goldstein RA, van Buren CT, Lewis RM, Kahan BD (1989) Lipid abnormalities in cyclosporine-prednisolone-treated renal transplant recipients. Transplantation 48:37-43

Wanner C, Bartens W, Galle J (1995) Clinical utility of antilipidemic therapies in chronic renal allograft failure. Kidney Int 48 [Suppl 52]:S-60-S-62

Wanner C, Krämer-Guth A, Galle J (1997) Use of HMG-CoA reductase inhibitors after kidney and heart transplantation. BioDrugs 8:387-393

Wenke K, Meiser B, Thiery J, Nagel D, von Scheidt W, Steinbeck G, Seidel D, Reichart B (1997) Simvastatin reduces graft vessel disease and mortality after heart transplantation. Circulation 96:1398-1402

Wood D, De Backer G, Faergeman O et al. and members of the Second Joint Task Force of European and other Societies on Coronary Prevention (1998) Prevention of coronary heart disease in clinical practice. Eur Heart J 19:1434-1503

15 Einfluss der Immunsuppression auf kardiovaskuläre Risikofaktoren nach Nierentransplantation

M. Burg, V. Kliem

ZUSAMMENFASSUNG

Nach Nierentransplantation gehen 30–40% der transplantierten, noch funktionierenden Organe infolge Tod des Patienten verloren. Die Prävalenz der bedeutsamen kardiovaskulären Risikofaktoren Hypertonie und Hyperlipidämie beträgt bei nierentransplantierten Patienten 70–90% bzw. 30–60%. Die Folge davon ist eine 5fach gesteigerte Inzidenz kardiovaskulärer Erkrankungen nach Nierentransplantation im Vergleich zu einer altersgematchten Kontrollpopulation. Da einige Immunsuppressiva einen ungünstigen Einfluss auf die oben genannten Risikofaktoren haben, soll im Folgenden der Einfluss der einzelnen Immunsuppressiva auf die Hypertonie und die Hyperlipidämie dargelegt und Möglichkeiten der Beeinflussung dieser Risikofaktoren durch Umstellung der Immunsuppression diskutiert werden.

Einleitung

Durch die Erweiterung der Indikation zur Nierentransplantation auf ältere Patienten sowie auf Patienten, die bereits zum Zeitpunkt der Transplantation kardiovaskuläre Begleiterkrankungen aufweisen, hat sich die Verteilung der Todesursachen nach Transplantation hin zu kardiovaskulären Todesursachen verschoben. Während unter den Patienten, die in der Zeit von 1976–1980 in der Medizinischen Hochschule Hannover nierentransplantiert wurden, nur 42% aufgrund kardiovaskulärer Ursachen verstarben, ist dieser Anteil unter den Patienten, die in den folgenden fünf Jahren transplantiert wurden, auf 54% angestiegen (eigene Daten). Ojo und Mitarbeiter (2000) konnten zeigen, dass in ihrem Kollektiv von über 86.000 nierentransplantierten Patienten deutlich über 40% infolge kardiovaskulärer Ereignisse verstarben. Neben dem Tod mit funktionierender Spenderniere ist die sog. chronische Transplantatdysfunktion oder das chronische Transplantatversagen Hauptursache dafür, dass ca. 5–8% der Nierentransplantate pro Jahr verloren gehen (Abb. 15.1). Neben immunologischen Ursachen (Matas et al. 1994) tragen zur chronischen Transplantatdysfunktion, die histopathologisch insbesondere durch eine Transplantatvaskulopathie charakterisiert

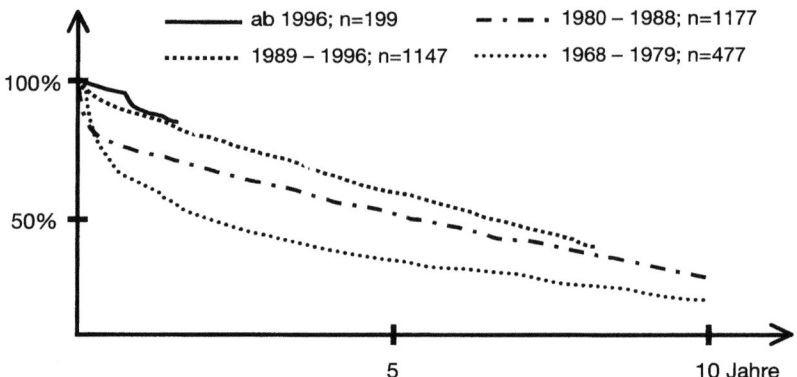

Abb. 15.1. Nierentransplantatüberleben Medizinische Hochschule Hannover (1968–1997; n = 3000)

ist, auch nichtimmunologische Ursachen wie vor allem arterielle Hypertonie und Hyperlipidämie bei (Paul u. Benediktsson 1995). Daher hat die Beeinflussung der kardiovaskulären Risikofaktoren Hypertonie und Hyperlipidämie nach Nierentransplantation eine duale klinische Relevanz: einerseits Senkung kardiovaskulärer Erkrankungen und andererseits Verhinderung der Entstehung einer Transplantatvaskulopathie.

Bei nierentransplantierten Patienten existieren keine randomisierten, kontrollierten Studien zum Einfluss der Risikofaktoren Hypertonus und Hyperlipidämie auf die Inzidenz kardiovaskulärer Erkrankungen. Es kann jedoch in Analogie zur Normalbevölkerung davon ausgegangen werden, dass diese Risikofaktoren auch für Patienten nach Nierentransplantation gültig sind.

Die Prävalenz der arteriellen Hypertonie nach Nierentransplantation beträgt in dem Kollektiv von Mailloux um 80% (Mailloux u. Levey 1998). Diese hohe Prävalenz wurde in einer Vielzahl von Publikationen bestätigt. Dabei ist die arterielle Hypertonie nicht nur ein Risikofaktor für kardiovaskuläre Erkrankungen, sondern darüber hinaus ist ein höherer Blutdruck mit einem signifikant schlechteren Transplantatüberleben assoziiert (Opelz et al. 1998).

Neben der arteriellen Hypertonie ist die Prävalenz der Hyperlipidämie ebenfalls deutlich erhöht und liegt nach Nierentransplantation bei bis zu 60% (Kasiske 2000). Da die bisher einzige Studie, die den Einfluss einer HMG-CoA-Reduktasehemmertherapie bei nierentransplantierten Patienten auf das Patienten- bzw. Transplantatüberleben untersucht (ALERT-Studie, Novartis), noch nicht abgeschlossen ist, muss derzeit davon ausgegangen werden, dass ebenso wie die Normalbevölkerung nierentransplantierte Patienten von einer Lipidsenkung profitieren.

Als Konsequenz muss versucht werden, durch eine therapeutische Beeinflussung der Risikofaktoren arterielle Hypertonie und Hyperlipidämie die kardiovaskuläre Morbidität und Mortalität auch nach Nierentransplantation zu senken.

Dies ist bei nierentransplantierten Patienten nicht einfach zu realisieren. Nicht selten ist eine 5fach antihypertensive Therapie zur optimalen Blutdruckeinstellung notwendig. Auch die Serumlipide sind, trotz Einsatz hochpotenter Medikamente wie der HMG-CoA-Reduktasehemmer, nicht immer ausreichend zu beeinflussen. Infolgedessen kommt der Wahl der Immunsuppressiva eine zunehmend wichtige Bedeutung zu. Im Gegensatz zu den 80er-Jahren stehen inzwischen mehrere verschiedene immunsuppressive Medikamente mit unterschiedlicher Wirkung auf die Risikofaktoren arterielle Hypertonie und Hyperlipidämie zur Verfügung. Somit muss bei der Auswahl der Immunsuppressiva neben der immunsuppressiven Wirkung auch der Einfluss auf die oben genannten Risikofaktoren mit dem Ziel der Verbesserung des Patienten- und Organüberlebens berücksichtigt werden.

Einfluss der Immunsuppression auf arterielle Hypertonie und Hyperlipidämie

Steroide

Steroide stellen seit Beginn der Nierentransplantation ein Basisimmunsuppressivum dar und sind auch noch heute Bestandteil der meisten primären immunsuppressiven Protokolle. Eine langjährige Steroidtherapie ist jedoch mit unerwünschten Nebenwirkungen verbunden, weshalb gerade bei Patienten mit arterieller Hypertonie und Hyperlipidämie eine Vielzahl von Steroidreduktionsstudien durchgeführt wurden (Kasiske et al. 2000). Das Problem der frühen Studien war jedoch eine erheblich gesteigerte Inzidenz an akuten Rejektionen mit schlechterem Transplantatüberleben nach Reduktion der Steroide. Mit der Verfügbarkeit von Mycophenolat Mofetil (MMF) wurde in den USA an 266 Patienten eine Steroidreduktionsstudie durchgeführt. Bei den Patienten ohne Steroidtherapie fand sich nach 12 Monaten ein im Mittel um 14 mg/dl signifikant niedrigeres Gesamtcholesterin. Bei vergleichbaren Blutdruckwerten war der Einsatz antihypertensiver Medikamente mit 83 vs. 93% in der steroidfreien Gruppe signifikant geringer (Steroid Withdrawal Group 1999). Inwieweit diese Unterschiede relevanten Einfluss auf das Patienten- und Transplantatüberleben zur Folge haben, kann derzeit angesichts der kurzen Nachbeobachtungszeit nicht beantwortet werden.

Azathioprin

Vor 1980 bestand nach Nierentransplantation die Standardimmunsuppression aus Azathioprin (AZA) und Steroiden. Seit Verfügbarkeit von Ciclosporin A (CsA) ist der Einsatz von AZA in der Immunsuppression nach Nierentransplantation erheblich zurückgegangen. In Hinblick auf kardiovaskuläre Risikofaktoren bietet AZA gerade in Vergleich mit CsA jedoch einige Vorteile. Wir konnten in einer Studie zeigen, dass Azathioprin im Gegensatz zu CsA keinen ungünstigen Einfluss auf die Serumlipide hat (Schorn et al. 1991). Das Gesamtcholesterin war in der mit AZA behandelten Gruppe mit 225 mg/dl signifikant niedriger als in der mit CsA behandelten Gruppe mit 287 mg/dl. Dieser Effekt war insbesondere bedingt durch

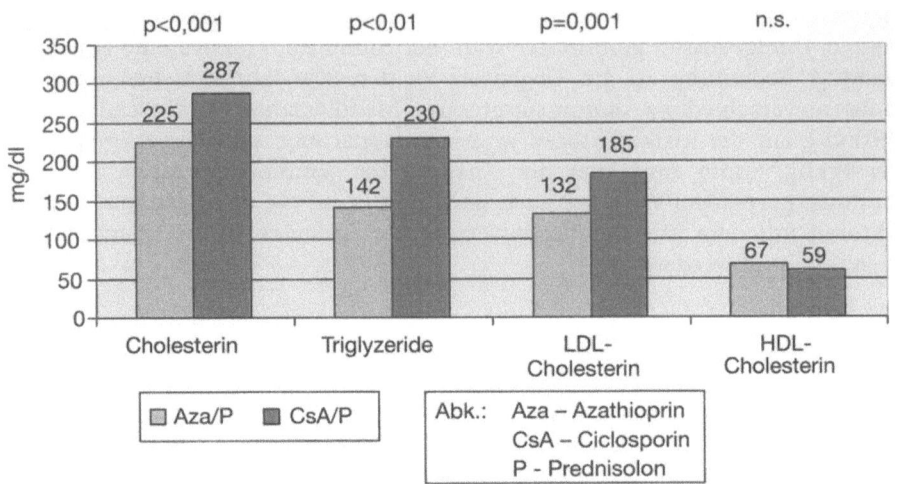

Abb. 15.2. Serumlipide nach Nierentransplantation bei Verwendung von Azathioprin verglichen mit Cyclosporin A als Basisimmunsuppressivum (Schorn et al. 1991)

eine Senkung des LDL-Cholesterins (132 vs. 185 mg/dl). Das HDL-Cholesterin war in den beiden Gruppen nicht signifikant unterschiedlich. Die Triglyzeride lagen bei den AZA-behandelten Patienten mit 142 mg/dl im Vergleich zu 230 mg/dl ebenfalls signifikant niedriger als unter CsA-Therapie (Abb. 15.2).

Ferner war der Blutdruck in der Azathioprin-behandelten Gruppe mit deutlich weniger Antihypertensiva einstellbar als bei den mit CsA behandelten Patienten.

Der Einsatz von AZA als Immunsuppressivum wird aufgrund der heute zur Verfügung stehenden neueren Immunsuppressiva – vor allem Mycophenolat Mofetil (MMF) – auf spezielle Indikationen beschränkt bleiben. Eine Hypertonie oder Hyperlipidämie stellt derzeit keinen Grund mehr für eine Umstellung der Immunsuppression auf AZA dar, weil, wie später ausgeführt, MMF einen vergleichbar günstigen Effekt auf die Serumlipide zeigt und in einer kürzlich erschienenen Studie über ein signifikant besseres Patienten- und Transplantatüberleben bei MMF im Vergleich zu AZA berichtet wurde (Ojo et al. 2000). Da aufgrund von Kontraindikationen oder Unverträglichkeiten der Einsatz von MMF jedoch nicht immer möglich ist, wird AZA als Reserveimmunsuppressivum weiterhin eine gewisse Bedeutung haben.

Ciclosporin A

Der Einsatz von Ciclosporin A (CsA) hat seit Anfang der 80er-Jahre zunehmend bessere Ergebnisse nach Transplantation erst möglich gemacht. Das verbesserte Transplantatüberleben ist aber mit einer Reihe von unerwünschten CsA-Effekten verbunden. CsA beeinflusst die kardiovaskulären Risikofaktoren arterielle Hypertonie und Serumlipide ungünstig (Jarowenko et al. 1987; Raine et al. 1988).

Es liegt inzwischen eine Vielzahl kontrollierter Studien vor, die den Einfluss des Absetzens von CsA im Langzeitverlauf nach Nierentransplantation untersuchten. Kasiske und Mitarbeiter (2000) konnten in einer Metaanalyse zeigen, dass es zwar zu einer um insgesamt 11% gesteigerten Inzidenz akuter Rejektionen kommt, jedoch waren diese Rejektionen, besonders in den größeren Studien, nicht mit einem schlechteren Transplantatüberleben assoziiert. Der Einfluss auf den Hypertonus und die Serumlipide wurde ebenfalls in den meisten Studien untersucht. Es konnte nachgewiesen werden, dass das Absetzen von CsA diese Risikofaktoren günstig beeinflusst (Houde et al. 2000; Harris et al. 1986). Beachtenswert ist in diesem Zusammenhang, dass eine mehr als 40%ige Reduktion der CsA-Dosis nicht zu einem signifikanten Abfall der Cholesterinwerte führt (eigene unveröffentlichte Daten). Bei zu kurzer Nachbeobachtungszeit der meisten Studien zum Absetzen von CsA konnte jedoch keine Aussage über den Einfluss auf das Patientenüberleben gemacht werden.

Tacrolimus

Tacrolimus, ein chemisch mit CsA nicht verwandtes Immunsuppressivum, hat einen ähnlichen Wirkmechanismus wie CsA. Seit Mitte der 90er-Jahre wird Tacrolimus auch als primäres immunsuppressives Medikament nach Nierentransplantation eingesetzt. Basierend auf den großen Multizenterstudien in Europa (Mayer et al. 1997) und in den USA (Pirsch et al. 1997) konnte gezeigt werden, dass sich CsA und Tacrolimus in dem 1-Jahrespatienten- und -transplantatüberleben nach Nierentransplantation nicht unterscheiden. Jensik und Mitarbeiter (1998) verglichen den Einfluss einer Immunsuppression mit Tacrolimus auf die kardiovaskulären Risikofaktoren Hypertonie und Hyperlipidämie mit der bisherigen auf CsA basierenden Standardimmunsuppression. Sie konnten zeigen, dass mit Tacrolimus behandelte Patienten ein niedrigeres Gesamtcholesterin (199 vs. 226 mg/dl), ein niedrigeres LDL-Cholesterin (117 vs. 139 mg/dl) und auch erniedrigte Triglyzeride (158 vs. 193 mg/dl) aufwiesen (Abb. 15.3). Alle Unterschiede erreichten dabei ein signifikantes Niveau. Ebenso war in der mit

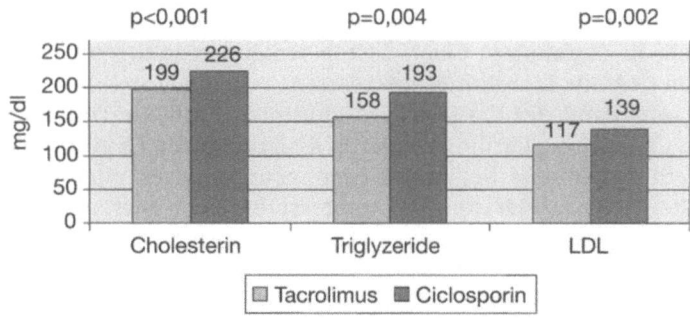

Abb. 15.3. Serumlipide nach Nierentransplantation bei Verwendung von Tacrolimus verglichen mit Ciclosporin A als Basisimmunsuppressivum (3-Jahresergebnisse der US-Multicenter-Studie (Jensik 1998))

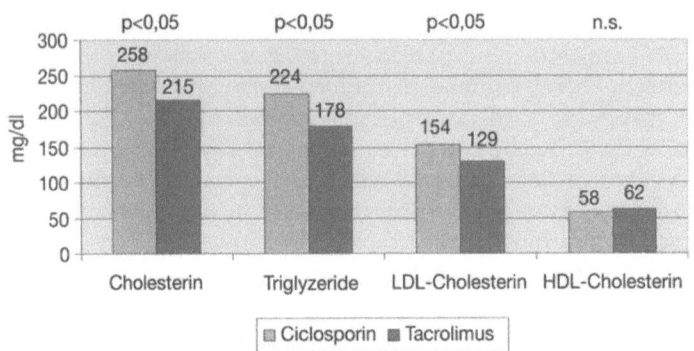

Abb. 15.4. Serumlipide nach Umstellung der Basisimmunsuppression von Ciclosporin A auf Tacrolimus wegen Hyperlipidämie (Radermacher et al. 2000)

Tacrolimus behandelten Gruppe der Bedarf einer lipidsenkenden Therapie signifikant (14 vs. 39%), der einer antihypertensiven Therapie tendenziell niedriger (75 vs. 90%).

In einer eigenen Studie an nierentransplantierten Patienten, die aufgrund einer Hyperlipidämie von CsA auf Tacrolimus umgestellt wurden, konnten wir einen deutlichen Rückgang der Serumlipide zeigen (Radermacher et al. 2000). Das Gesamtcholesterin war von 258 auf 215 mg/dl, das LDL-Cholesterin von 154 auf 129 mg/dl und die Triglyzeride von 224 auf 174 mg/dl rückläufig (Abb. 15.4). Hier war besonders beachtenswert, dass dieser Effekt auch auftrat, obwohl die meisten Patienten zum Zeitpunkt der Umstellung bereits einen HMG-CoA-Reduktasehemmer erhielten. Tacrolimus wurde gut vertragen, es traten keine schwerwiegenden Infekte auf und insbesondere ließ sich kein unerwünschter Effekt auf den Glukosestoffwechsel nachweisen.

Vergleichbar günstige Effekte auf den Lipidstoffwechsel durch Konversion von CsA auf Tacrolimus waren bereits früher publiziert worden (McCune et al. 1998).

Hinsichtlich der Blutdruckeinstellung waren nach Lebertransplantation signifikant niedrigere Blutdruckwerte unter einer Tacrolimus-Therapie im Vergleich zu einer CsA-Therapie gefunden worden, jedoch ließ sich nach Nierentransplantation nur ein tendenziell besseres Blutdruckverhalten dokumentieren. Hier bleiben die Ergebnisse einer derzeit laufenden multizentrischen Konversionsstudie von CsA auf Tacrolimus abzuwarten.

Aufgrund der dargestellten günstigen Einflüsse von Tacrolimus im Vergleich zu CsA auf die kardiovaskulären Risikofaktoren Hyperlipidämie und Hypertonie stellt Tacrolimus bei hoher immunsuppressiver Wirksamkeit eine bedeutende Alternative als Basisimmunsuppressivum nach Nierentransplantation dar.

Mycophenolat Mofetil

Mycophenolat Mofetil (MMF) wird seit etwa 1992 nach Nierentransplantation eingesetzt. In einer Vielzahl von Studien konnte gezeigt werden, dass MMF die

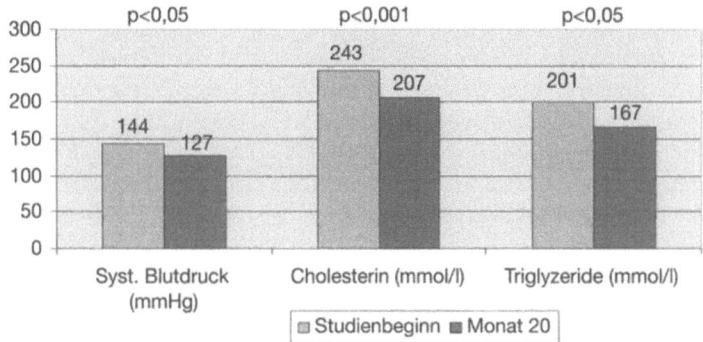

Abb. 15.5. Verlauf von Blutdruck und Serumlipiden nach Umstellung der Immunsuppression von Ciclosporin A auf Mycophenolat Mofetil (Houde et al. 2000)

Inzidenz akuter Rejektionen nach Nierentransplantation senkt (Warrens 2000). Dabei wurde MMF in den meisten Studien zusätzlich zu Steroiden und CsA oder Tacrolimus gegeben. Von Bedeutung hinsichtlich des kardiovaskulären Risikos nach Transplantation ist eine Studie von Houde und Mitarbeitern (2000). Die Autoren konnten zeigen, dass der Wechsel der Basisimmunsuppression von CsA auf MMF einen günstigen Einfluss auf die kardiovaskulären Risikofaktoren arterielle Hypertonie und Hyperlipidämie hat. 20 Monate nach Umstellung von CsA auf MMF fand sich eine signifikant bessere Transplantatfunktion (136 vs. 178 µmol/l). Insbesondere war jedoch der Blutdruck nach Umstellung mit einem mittleren systolischen Wert von 127 mmHg (vor Umstellung 144 mmHg) signifikant niedriger. Auch das Gesamtcholesterin (207 vs. 243 mmol/l) und die Triglyzeride (167 vs. 201 mmol/l) waren im Langzeitverlauf nach Konversion signifikant niedriger (Abb. 15.5). Aufgrund der kleinen Patientenzahlen und der noch zu kurzen Beobachtungszeit der bisher vorliegenden Studien existieren zum jetzigen Zeitpunkt keine Studien, die belegen, dass diese positive Beeinflussung kardiovaskulärer Risikofaktoren auch zu einem besseren Patienten- oder Transplantatüberleben führt.

Rapamycin

Rapamycin ist ein Immunsuppressivum, das sich durch einen neuartigen Wirkmechanismus auszeichnet. Als Nebenwirkung findet sich bei den meisten Patienten, besonders in den ersten 3 Monaten der Therapie, jedoch eine dosisabhängige Erhöhung des Serumcholesterins und der Triglyzeride. Nach erster Auswertung der Daten aus zwei doppelblinden Phase-III-Multizenterstudien (Blum 2000) sind auch nach einem Jahr die Cholesterinwerte, vor allem in der Hochdosisgruppe, noch deutlich erhöht (Rapamycin 5 mg/Tag 323 mg/dl; Rapamycin 2 mg/Tag 279 mg/dl; Azathioprin 236 mg/dl). Inwieweit die Erhöhungen des Lipidstoffwechsels unter Rapamycin-Therapie auch im Langzeitverlauf andauern, ist angesichts der bisherigen kurzen Beobachtungszeiten noch nicht geklärt.

Auch wenn Rapamycin ein neues Immunsuppressivum mit einem interessanten Wirkmechanismus darstellt, muss nach der derzeitigen Studienlage ein negativer Einfluss auf den Lipidstoffwechsel konstatiert werden. Die Frage einer dadurch möglicherweise erhöhten kardiovaskulären Sterblichkeit ist jedoch derzeit nicht zu beantworten. Auf jeden Fall sollte der Patient über das für ihn höhere kardiovaskuläre Risiko infolge der Hyperlipidämie unter einer Therapie mit Rapamycin aufgeklärt werden.

Schlussfolgerung

Studien nach Nierentransplantation zur Beeinflussung der kardiovaskulären Morbidität und Mortalität durch Modifikation der Risikofaktoren, wie insbesondere Hypertonie und Hyperlipidämie, fehlen. In Analogie zu den bereits vorliegenden Studien bei nichtnierentransplantierten Patienten ist für Patienten nach Nierentransplantation jedoch ebenfalls anzunehmen, dass bei konsequenter antihypertensiver und lipidsenkender Therapie deutlich weniger Patienten als bisher an kardio- und zerebrovaskulären Erkrankungen versterben werden. Darüber hinaus wird sich bei günstiger Beeinflussung von Hypertonie und Hyperlipidämie auch die Häufigkeit einer Transplantatvaskulopathie bzw. der sog. chronischen Transplantatdysfunktion mit drohendem Transplantatverlust sehr wahrscheinlich verringern lassen.

Aufgrund der häufig schwierigen und oft nicht ausreichenden therapeutischen Beeinflussbarkeit der kardiovaskulären Risikofaktoren arterielle Hypertonie und Hyperlipidämie mittels Antihypertensiva bzw. Lipidsenker kommt den unterschiedlichen Nebenwirkungsprofilen der Immunsuppressiva auf diese Risikofaktoren eine zunehmende Bedeutung im Langzeitverlauf nach Nierentransplantation zu. Negative Effekte von Immunsuppressiva auf diese kardiovaskulären Risikofaktoren sind von zunehmender Relevanz, da durch eine großzügigere Indikationsstellung zur Nierentransplantation der Anteil Patienten mit schon zuvor bestehenden kardiovaskulären Erkrankungen zunimmt.

Sicherlich fehlen angesichts der Komplexität des Problems Studien mit differenten immunsuppressiven Regimen, die durch Beeinflussung kardiovaskulärer Risikofaktoren ein unterschiedliches Patienten- oder Transplantatüberleben nachweisen. Dies wird auch in näherer Zukunft nicht zu erwarten sein, da eine Vielzahl immunsuppressiver Kombinations- bzw. Monotherapien verglichen werden müsste und darüber hinaus mögliche durch Beeinflussung des kardiovaskulären Risikos zu erzielende Effekte auf das Patienten- und Transplantatüberleben aufgrund anderer zu erwartender Unterschiede, z. B. in der Abstoßungshäufigkeit, maskiert werden würden.

Dennoch muss mit dem Ziel, das Langzeitüberleben der Patienten und Transplantate nach Nierentransplantation zu verbessern, sowohl bei der Wahl der initialen Basisimmunsuppression als auch bei der langfristigen Anwendung mehr als bisher der Einfluss der Immunsuppressiva auf kardiovaskuläre Risikofaktoren in die differentialtherapeutischen Überlegungen einbezogen werden.

Literatur

Blum CB (2000) Cholesterol and triglyceride levels in sirolimus-treated rena transplant recipients. J Am Soc Nephrol 11:680A

Harris KP, Russell GI, Parvin SD, Veitch PS, Walls J (1986) Alterations in lipid and carbohydrate metabolism attributable to cyclosporin A in renal transplant recipients. Br Med J 292:16

Houde I, Isenring P, Boucher D, Noel R, Lachanche JG (2000) Mycophenolate mofetil, an alternative to cyclosporine A for long-term immunosuppression in kidney transplantation? Transplantation 70:1251-1253

Jarowenko MV, Flechner SM, Van Buren CT, Lorber MI, Kahan BD (1987) Influence of cyclosporine on posttransplant blood pressure response. Am J Kidney Dis 10:98-103

Jensik SC (1998) Tacrolimus (FK 506) in kidney transplantation: three-year survival results of the US multicenter, randomized, comparative trial. FK 506 Kidney Transplant Study Group. Transplant Proc 30:1216-1218

Kasiske BL, Chakkera HA, Louis TA, Ma JZ (2000) A meta-analysis of immunosuppression withdrawal trials in renal transplantation. J Am Soc Nephrol 11:1910-1917

Kasiske BL (2000) Cardiovascular disease after renal transplantation. Semin Nephrol 20:176-187

Mailloux LU, Levey AS (1998) Hypertension in patients with chronic renal disease. Am J Kidney Dis 32:S120-141

Matas AJ, Burke JF Jr, DeVault GA Jr, Monaco A, Pirsch JD (1994) Chronic rejection. J Am Soc Nephrol 4:S23-29

Mayer AD et al. (1997) Multicenter randomized trial comparing tacrolimus (FK506) and cyclosporine in the prevention of renal allograft rejection: a report of the European Tacrolimus Multicenter Renal Study Group. Transplantation 64:436-443

McCune TR et al. (1998) Effects of tacrolimus on hyperlipidemia after successful renal transplantation: a Southeastern Organ Procurement Foundation multicenter clinical study. Transplantation 65:87-92

Ojo AO, Hanson JA, Wolfe RA, Leichtman AB, Agodoa LY, Port FK (2000) Long-term survival in renal transplant recipients with graft function. Kidney Int 57:307-313

Ojo AO, Meier-Kriesche HU, Hanson JA et al. (2000) Mycophenolate mofetil reduces late renal allograft loss independent of acute rejection [see comments]. Transplantation 69:2405-2409

Opelz G, Wujciak T, Ritz E (1998) Association of chronic kidney graft failure with recipient blood pressure. Collaborative Transplant Study. Kidney Int 53:217-222

Paul LC, Benediktsson H (1995) Post-transplant hypertension and chronic renal allograft failure. Kidney Int [Suppl 52]:S34-37

Pirsch JD, Miller J, Deierhoi MH, Vincenti F, Filo RS (1997) A comparison of tacrolimus (FK506) and cyclosporine for immunosuppression after cadaveric renal transplantation. FK506 Kidney Transplant Study Group [see comments]. Transplantation 63:977-983

Radermacher J, Burg M, Pethig M, Gwinner W, Schwarz A, Haller H, Kliem V (2000) Improved lipid profile in renal transplant patients switched from cyclosporine to tacrolimus treatment. DMW [Suppl 3]:78

Raine AE, Carter R, Mann JI, Morris PJ (1988) Adverse effect of cyclosporin on plasma cholesterol in renal transplant recipients. Nephrol Dial Transplant 3:458-463

Schorn TF, Kliem V, Bojanovski M, Bojanovski D, Repp H, Bunzendahl H, Frei U (1991) Impact of long-term immunosuppression with cyclosporin A on serum lipids in stable renal transplant recipients. Transpl Int 4:92-95

Steroid Withdrawal Group (1999) Prednisolone withdrawal in kidney transplant recipients on cyclosporin and mycopenolate mofetil-a prospective randomized study. Transplantation 68:1865-1874

Warrens AN (2000) The evolving role of mycophenolate mofetil in renal transplantation. Qjm 93:15-20

16 Resümee zum Themenbereich »Kardiovaskuläre Risikofaktoren«

H. Sperschneider

Kardiovaskuläre Risikofaktoren wie Hypertonie, Hyperlipdämie, diabetische Stoffwechselsituation, aber auch der Einfluss verschiedener Immunsuppressiva beeinflussen nicht nur das Langzeitüberleben eines Transplantatempfängers, sondern auch sein Transplantat.

- Durch die Erweiterung der Indikation zur Nierentransplantation für ältere Patienten sowie auf Patienten, die bereits zum Zeitpunkt der Transplantation kardiovaskuläre Begleiterkrankungen ausweisen, hat sich die Verteilung der *Todesursachen nach Nierentransplantation hin zu kardiovaskulären Todesursachen* verschoben. Die Prävalenz der bedeutsamen kardiovaskulären Risikofaktoren Hypertonie und Hyperlipidämie beträgt bei nierentransplantierten Patienten 70–90% bzw. 30–40%. Die Folge davon ist eine fünffach gesteigerte Inzidenz kardiovaskulärer Erkrankungen nach Nierentransplantation im Vergleich zu einer altersgematchten Kontrollpopulation. So gehen nach einer Nierentransplantation 30–40% der transplantierten, noch funktionierenden Organe infolge Tod des Patienten verloren. Auf die Frage an das Auditorium »Wieviel Prozent Ihrer Patienten sind (geschätzt!) mit einem funktionierendem Spenderorgan an kardiovaskulären Komplikationen verstorben?« entschieden sich 48,7% für 40–60%, 26,3% für 20–40%, 19,7% für sogar >60% und nur 5,3% für <20%. Nach diesem Digivote-Ergebnis wird die kardiovaskuläre Problematik vom Auditorium durchaus realistisch eingeschätzt.

- Das *chronische Transplantatversagen* ist die bedeutendste Ursache für Transplantatverluste im Langzeitverlauf. Das Einjahrestransplantatüberleben und das Langzeitüberleben von Nierentransplantierten ist in den letzten Jahren verbessert worden, aber nach wie vor gehen ca. 6–7% der Nierentransplantate pro Jahr aufgrund eines chronischen Transplantatversagens verloren. Diese Situation konnte auch durch den Einsatz neuer Immunsuppressiva nicht beeinflusst werden.

Daher hat die Beeinflussung der kardiovaskulären Risikofaktoren Hypertonie, Hyperlipidämie und Glukosestoffwechselstörung nach Nierentransplantation eine duale klinische Relevanz – einerseits Senkung der kardiovaskulären Erkrankungen und andererseits Verhinderung der Entstehung einer Transplantatvaskulopathie.

Die Prävalenz des Hochdruckes nach Nierentransplantation liegt zwischen 60 und 90%. Trotz antihypertensiver Therapie haben mehr als 50% der Patienten einen systolischen Blutdruck von 140 mmHg. Herr Schindler betont, dass die

Notwendigkeit einer konsequenten Blutdruckkontrolle aus jüngsten experimentellen Befunden noch deutlicher wird. Es konnte gezeigt werden, dass ein Hochdruck nicht nur als alloantigenunabhängiger Faktor eine schädigende Wirkung auf das Transplantat hat, sondern offenbar inflammatorische Mechanismen auslöst und somit synergistisch oder zumindest additiv mit alloantigenabhängigen Faktoren auf inflammatorische Mechanismen wirkt. Eine Hypertonie löst also eine Immunantwort aus mit einer vermehrten Expression von Wachstumsfaktoren und MHC-Molekülen.

Der Zielblutdruck nach Nierentransplantation ist nicht klar definiert. Werte < 130/85 mmHg sollten angestrebt werden. Nach dem Digivote-Ergebnis entscheiden sich 48,7% der Anwesenden für einen Zielblutdruck von 130/85 mmHg, 48,7% von 125/75 mmHg und nur 2,6% von 140/90 mmHg.

Regelmäßige 24-Stunden-RR-Messungen (zweimal pro Jahr) sind erforderlich, um eine fehlende nächtliche Blutdruckabsenkung zu erfassen. Hier besteht offenbar auch noch Forderungsbedarf im Bewusstsein der Nephrologen und Transplantationsmediziner an den Hochschulen, denn nach dem Digivote-Ergebnis benutzen immerhin 18,1% der Anwesenden nicht die 24-Stunden-RR-Messung als Grundlage für die antihypertensive Therapie, etwa 39% setzen sie einmal pro Jahr und etwa 32% zweimalig im Jahr ein.

Bei der Wahl der antihypertensiven Medikation herrscht keine Übereinstimmung. Im Wesentlichen kommen zum Einsatz Diuretika, Betablocker, Kalziumantagonisten und nach Ausschluss von Transplantatarterienstenosen und der Garantie einer kurzfristigen Kontrolle der Retentionswerte auch ACE-Hemmer und AT-1-Rezeptorantagonisten.

Da der Blutdruck unter Tacrolimus (Tac) offenbar geringer als unter Ciclosporin (CsA) zu sein scheint, wäre in therapieresistenten Fällen eine Konversion auf Tacrolimus in kleiner Dosierung in Kombination mit MMF, eventuell auch Rapamycin zu diskutieren.

Trotz potenter antihypertensiver Medikation persistiert bzw. aggraviert sich bei einigen nierentransplantierten Patienten die Hypertonie. Als Alternative zur konventionellen Nephrektomie wird heute auch die laparoskopische bilaterale Nephrektomie angewandt. Im Gegensatz zum konventionell offenen Verfahren ist der Eingriff für den Patienten weniger invasiv und der Postaggressionsstoffwechsel postoperativ geringer. Nach Fornara, der seit 1994 insgesamt 54 nierentransplantierte Patienten laparoskopisch bilateral nephrektomiert hat, sollte diese Methode bevorzugt werden, wenn folgende Voraussetzungen vorliegen:
- deutliche Verschlechterung der Hypertonie nach Nierentransplantation;
- schlechte medikamentöse Kontrolle trotz Gabe von mindestens 3 (oder mehr) Antihypertensiva bei Maximaldosierung jedes einzelnen Medikamentes;
- Ausschluss einer Stenose der Transplantatniere;
- Ausschluss anderer Ursachen der Hypertonie;
- Ausschluss einer chronischen Transplantatabstoßung;
- junge Patienten ohne Zeichen einer generalisierten Arteriosklerose;
- Vorlage der Einverständniserklärung nach ausführlicher Aufklärung des Patienten.

Heute bietet sich die bilateral laparoskopische Nephrektomie bei nierentransplantierten Patienten als effektive therapeutischen Alternative für die Personen an, die bei guter Transplantatfunktion einen medikamentös unzureichend einstellbaren Hypertonus nach Transplantation aufweisen.

Da die Optimierung der Blutglukoseregulation unabhängig von der Dauer des Diabetes zu einer signifikanten vaskulären Risikoreduktion führt und selbst bei weit fortgeschrittenen diabetischen Spätsyndromen eine Glukosenormalisierung einen positiven Einfluss auf das Überleben und die diabetischen Sekundärfolgen hat, ist die Senkung des HbA_{1c}-Wertes (<6,5%) anzustreben. Dies geht meist mit einer Verbesserung des Fettstoffwechsels einher und die postprandiale Hypertriglyzeridämie als potentielles Gefäßrisiko sinkt.

Herr Landgraf betont, dass nicht ein einzelner Risikofaktor – Fettwerte, HbA_{1c}, Blutdruck, BMI – herausgestellt und behandelt wird, sondern dass für jeden Patienten ein individuelles Risikoprofil ermittelt und mit dem Patienten ein Behandlungspräventionskonzept erarbeitet, vereinbart und trainiert wird. Dieses Konzept berücksichtigt das Gesamtrisiko für einen Patienten und sollte auch in anderen Gebieten mit hohem Gefäßrisiko, wie z. B. in der Transplantationsmedizin erfolgversprechend sein.

Da alle Nierentransplantierten eine Endotheldysfunktion aufweisen und somit als vaskulär geschädigt oder vaskulär krank definiert werden können, sollten nach Wanner Nierentransplantierte im kurzen zeitlichen Abstand nach Nierentransplantation bereits lipidsenkend behandelt werden. Leider liegen aus prospektiven Interventionsstudien keine Daten bezüglich der Zielwerte vor. Die Empfehlungen der Joint European Societies on Prevention of Coronary Heart Disease oder die National Cholesterol Education Program Guidelines legen in Abwesenheit von multiplen kardiovaskulären Risikofaktoren bei einem LDL-Cholesterin >3,0 mmol/l (>115 mg/dl) bzw. von 2,7 mmol (100 mg/dl) die Behandlung nahe. Erfreulicherweise streben nach dem Digivote-Ergebnis über 55% des Auditoriums LDL-Cholesterolblutspiegel <3,0 mmol/l an. Auch bei nierentransplantierten Patienten sind Statine die wirkungsvollsten Medikamente, um Gesamtcholesterin- und LDL-Cholesterinspiegel zu senken. Unter Beachtung des Cytochrom-P450-(CYP-)3A4-Stoffwechsels sind Statine zu empfehlen, die über CYP 2C9 (Fluvastatin) oder neben CYP 3A4 zusätzlich über CYP 2C8 Untereinheiten metabolisiert werden und so dem 3A-Stoffwechselweg entkommen (Cerivastatin), zu empfehlen. Im Digivote-Ergebnis hat sich das Auditorium mit 45% an ersten Stelle für Fluvastatin entschieden.

Bei der geringeren Anzahl der Patienten mit vorherrschender Hypertriglyzeridämie (>500 mg/dl) und erniedrigten HDL-Spiegeln sollten Fibratderivate eingesetzt werden, bevorzugt Gemfibrozil (Gevilon). Dieses Fibratderivat akkumuliert kaum bei Patienten mit eingeschränkter Nierenfunktion. Darüber hinaus wurde der Nachweis einer Reduktion der kardiovaskulären Mortalität erbracht.

Kurzfristig ist die Kombination von Fischöl und Nikotinsäure sinnvoll, um die Lipolyse zu durchbrechen. Die Kombination von Fibrat und Statinen bleibt Situationen mit extremer Fettstoffwechselstörung vorbehalten.

Wir sollten generell allen Maßnahmen intensive Aufmerksamkeit entgegenbringen, die die Dyslipidämie positiv oder auch negativ beeinflussen. Dies betrifft nicht nur die pharmakologische und nichtpharmakologische Lipidsenkung, sondern in ausgewählten Fällen auch die Immunsuppression (Steroide vs. CsA vs. Tac vs. MMF vs. Rapamycin).

Negative Effekte von Immunsuppressiva auf kardiovaskulären Risikofaktoren sind von zunehmender Relevanz, da durch eine großzügigere Indikationsstellung zur Nierentransplantation der Anteil der Patienten mit schon bestehenden kardiovaskulären Erkrankungen zunimmt.

Angesicht der Komplexität des Problems fehlen derzeit Studien mit unterschiedlichen immunsuppressiven Regimen, die durch Beeinflussung kardiovaskulärer Risikofaktoren ein unterschiedliches Patienten-/Transplantatüberleben nachweisen. Dennoch muss sowohl bei der Wahl der initialen Basisimmunsuppression als auch bei der langfristigen Anwendung mehr als bisher der Einfluss der Immunsuppressiva auf kardiovaskuläre Risikofaktoren in die differentialtherapeutischen Überlegungen einbezogen werden. Dazu gehören:
– steroidfreie oder steroidarme Immunsuppression;
– Absetzen von CsA (Dosisreduktion um >40% hat keinen Einfluss), primärer Einsatz von Tac und Konversion von CsA auf Tac → deutliche Verbesserung der Hypertonie und des Lipidstoffwechsels;
– Wechsel der Basisimmunsuppression von CsA auf MMF (günstiger Einfluss auf die arterielle Hypertonie, Hyperlipidämie und Reduktion der Kreatininwerte).

In wieweit die Störungen des Lipidstoffwechsel unter Rapamycin-Therapie auch im Langzeitverlauf andauern, ist angesichts der bisherigen kurzen Beobachtungszeit noch nicht geklärt.

Für das vaskuläre Risikoprofil scheint eine Langzeitimmunsuppression ohne (oder mit wenig) Steroiden in Kombination mit MMF am günstigsten zu sein. Wenn bei Risikopatienten nicht auf Calcineurininhibitoren verzichtet werden kann, sollte Tac gegenüber CsA der Vorzug gegeben werden. In Vergleichs- und Konversionsstudien führte Tac hinsichtlich der Hyperlipidämie und Hypertonie zu besseren Ergebnissen.

Heute wissen wir, dass die Früh- und Spätkomplikationen nach Nierentransplantation bereits mit dem Hirntod beginnen, dass wir intensives Augenmerk richten müssen auf eine optimale Evaluierung, Vorbereitung und ständige kritische Bewertung des prospektiven Transplantatempfängers und dass eine individuelle, an die Grund- und Begleiterkrankung des Empfängers adaptierte Immunsuppression notwendig ist sowie adjuvante Maßnahmen zur optimalen Kontrolle des Blutzuckers, Zucker- und Fettstoffwechsels von Bedeutung sind.

V Weitere Einflussfaktoren

17 Malignome und lymphoproliferative Erkrankungen nach Nierentransplantation

St. Schleibner

ZUSAMMENFASSUNG

Im Kurz- und Langzeitverlauf nach Nierentransplantation ist die Inzidenz von Malignomen und lymphoproliferativen Erkrankungen erhöht im Vergleich zu Dialysepatienten und im Vergleich zu einem altersentsprechenden Querschnitt der Bevölkerung.

Die Angaben über Inzidenz maligner Erkrankungen variieren zwischen 1% und 16% (im Mittel 6%).

Die Tumorinzidenz nimmt mit der Beobachtungszeit erheblich zu; eine australische Studie bezifferte die Wahrscheinlichkeit einer malignen Erkrankung im Zeitraum von 17 Jahren nach Nierentransplantation auf nicht weniger als 55%.

Karzinome der Haut sind die häufigsten Malignome nach Nierentransplantation, gefolgt von Lymphomen, Kaposi-Sarkomen und Nierenkarzinomen. Lymphome und Kaposi-Sarkome nehmen eine Sonderstellung ein, da beide Erkrankungen eine enge Assoziation an virale Genome aufweisen, einen frühen Erkrankungsgipfel haben und zum Teil auf alleinige Reduktion der Immunsuppression reagieren.

Eine erfolgreiche Langzeitbetreuung nierentransplantierter Patienten erfordert Strategien zur Prävention bzw. Früherkennung von malignen Erkrankungen. Maßvoller Einsatz der immunsuppressiven Medikation ist wirksam in der Tumorprävention; ergänzend ist ein den individuellen Risikofaktoren angepasstes System der Tumorfrüherkennung zu fordern.

Einleitung

Seit den frühen Anfängen der allogenen Nierentransplantation ist ein vermehrtes Auftreten maligner Erkrankungen als Konsequenz der immunsuppressiven Behandlung beschrieben (»Cancer is a complication of severe immunosuppression«). Mit wachsender Zahl erfolgreicher Nierentransplantationen und verbessertem Langzeitüberleben nach Transplantation entstand die Basis für ein gesichertes und detailliertes Wissen über maligne Erkrankungen nach Nieren-

transplantation. Der aktuelle Erkenntnisstand kann durch die folgenden drei Aussagen charakterisiert werden:
1. Transplantierte haben generell eine erhöhte Inzidenz von Malignomen.
2. Transplantierte zeigen ein ungewöhnliches Verteilungsmuster maligner Erkrankungen.
3. Transplantierte sind zum Zeitpunkt der Diagnosestellung einer malignen Erkrankung ungewöhnlich jung.

Inzidenz von Malignomen und lymphoproliferativen Erkrankungen nach Nierentransplantation

Im Vergleich zu einem altersentsprechenden Kollektiv der Gesamtbevölkerung ist die Tumorinzidenz bei Transplantierten um das 3- bis 4fache erhöht (Penn 2000). In diesem Zusammenhang sei darauf hingewiesen, dass bereits Patienten mit terminalem Nierenversagen gegenüber der Gesamtbevölkerung eine geringgradige, jedoch statistisch signifikante Erhöhung der Inzidenz maligner Erkrankungen aufweisen. In der Literatur bewegen sich die Angaben zur Tumorinzidenz zwischen 4% und 18% mit einem Mittel von 6% (Penn 1996). Die erheblichen Abweichungen kommen zustande durch
1. Unterschiede in den Transplantationspopulationen,
2. unterschiedliche Definition und Erfassung von Malignomen und vor allem durch
3. die Variabilität in der Nachbeobachtungszeit.

Ad 1): Unterschiedliche Selektionskriterien für Kandidaten zur Transplantation beeinflussen u.a. die Altersstruktur und ethnische Zusammensetzung einer Population und dementsprechend deren Tumorrisiko. So nimmt z.B. in der Gesamtbevölkerung, bei Dialysepatienten und bei Transplantierten die Inzidenz von malignen Erkrankungen mit steigendem Alter mehr als linear zu.

Ad 2): Viele Tumorstatistiken schließen bei der Erfassung von Malignomen sowohl nichtmelanotische Hautkarzinome als auch Karzinome in situ aus. Dies ist bei Veröffentlichungen über Posttransplantationsmalignome häufig nicht der Fall; so sind z.B. die hohen Tumorinzidenzen bei Publikationen aus dem australasiatischen Raum wesentlich durch die dort hohe Rate von spinozellulären Hautkarzinomen bedingt.

Ad 3): Die Inzidenz von Tumoren nimmt mit der Beobachtungszeit zu. Typischerweise werden Tumorinzidenzen von 2–4% nach einem Jahr, 5–15% nach 5 Jahren, 8–18% nach 10 Jahren Beobachtungszeit nach Transplantation berichtet. In den Jahren 2 bis 10 nach Transplantation wächst die kumulative Inzidenz von Tumoren nahezu linear um 1–1,5% pro Jahr; jenseits von 10 Jahren Nachbeobachtungszeit nimmt die kumulative Häufigkeit von Malignomen exponentiell zu.

Der Einfluss immunsuppressiver Regimes auf die generelle Tumorinzidenz nach Nierentransplantation wird kontrovers diskutiert. Der prophylaktische Ein-

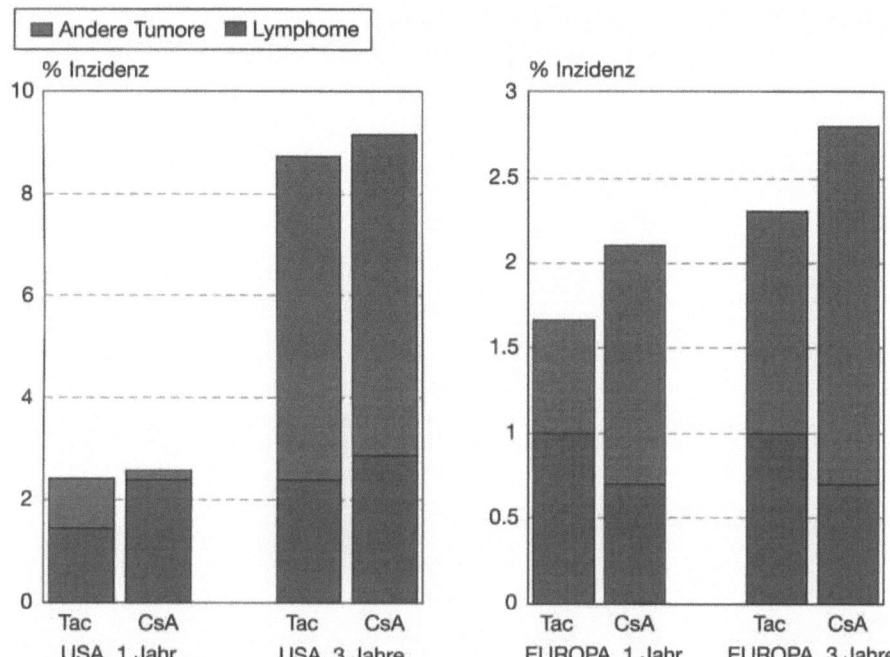

Abb. 17.1. Tumorhäufigkeit nach Nierentransplantation. Vergleichstudien Tacrolimus (Tac) versus Ciclosporin (CsA). Fujisawa, data on file

satz mono- oder polyklonaler antilymphozytärer Antikörper im Sinne einer Induktions- bzw. Quadrupeltherapie wurde als Risikofaktor für maligne Erkrankungen (speziell >>Non-Hodgkin-Lymphome) beschrieben (Opelz et al. 1993), während andere Autoren (Danovich et al. 1999; Gruber 2000) dies nicht bestätigen konnten. Zwei große Vergleichstudien, in denen als Basisimmunsuppressiva randomisiert Tacrolimus oder Ciclosporin eingesetzt wurde, zeigten sowohl nach einem Jahr als auch nach 3 Jahren keinen Unterschied in der Inzidenz von Tumoren und lymphoproliferativen Erkrankungen (Abb. 17.1).

Relative Häufigkeiten maligner Erkrankungen nach Nierentransplantation

Nicht nur die globale Inzidenz, auch die Häufigkeitsverteilung der Tumoren weist bei nierentransplantierten Patienten große Unterschiede im Vergleich zum Bevölkerungsdurchschnitt auf. Mit Ausnahme nichtmelanotischer Hautkarzinome, die in beiden Populationen die größte Häufigkeit aufweisen, zeigt sich, dass Tumoren, die in der Gesamtbevölkerung häufig sind (Karzinome der Lunge/Bronchien, des Kolons, der Mamma) bei Transplantierten relativ unterrepräsentiert sind, während umgekehrt Neoplasien, die in der Normalbevölke-

Tabelle 17.1. Relative Häufigkeiten maligner Erkrankungen (nach CTTR 1999)

Organ/Typ	Normalbevölkerung [%]	Transplantierte [%]
Haut (Melanome exkl.)	36	34
Mamma	14	4
Lunge	13	8
Kolon	10	5
Lymphome	5	24
Niere	2,3	4,8
Leber/Galle	1,5	2,4
Kaposi-Sarkom	quasi 0	5,6

Tabelle 17.2. Risikofaktoren für maligne Erkrankungen nach Nierentransplantation

Organ/Typ	Risikofaktoren
Lymphom	Primäre EBV-Infektion Behandlung mit Antikörpern
Kaposi-Sarkom	Arabische, jüdische, mediterrane Population HLA-A2, HLA-DR5
Hepatozelluläres Karzinom	Chron. Infektion mit HBV, HCV
Nierenkarzinom	Analgetikanephropathie Aquirierte Nierenzysten

rung selten sind, bei Transplantierten mit überdurchschnittlicher Häufigkeit auftreten. Gesteigerte relative Häufigkeiten werden regelhaft beschrieben für Lymphome, Kaposi-Sarkome, Nierenkarzinome und hepatobiliäre Karzinome. Für die zuletzt genannten Malignome sind klar definierte Risikofaktoren bekannt.

Da die ausschließliche Angabe von relativen Häufigkeiten irreführend sein kann, sei an dieser Stelle nochmals betont, dass – möglicherweise mit Ausnahme des Mammakarzinoms (Stewart et al. 1995) – keine maligne Erkrankung beschrieben ist, deren absolute Häufigkeit in der Population der Nierentransplantierten gegenüber der Gesamtbevölkerung geringer wäre (Tabelle 17.1, Tabelle 17.2).

Alter der Patienten zum Zeitpunkt der malignen Erkrankung

Das Risiko maligner Erkrankungen steigt nach Nierentransplantation mit dem Lebensalter der Patienten an. Diese Beobachtung entspricht den Erfahrungen in der Gesamtbevölkerung. Gleichzeitig zeigt sich aber auch, dass Nierentransplantierte zum Zeitpunkt der Diagnosestellung einer malignen Erkrankung ungewöhnlich jung sind. Das Durchschnittsalter nierentransplantierter Patienten bei Erstdiagnose maligner Erkrankungen (Hautkarzinome exkludiert) wird in einem Bereich von 30,7 bis 47,9 Jahren referiert, wobei die Mehrzahl der Studien

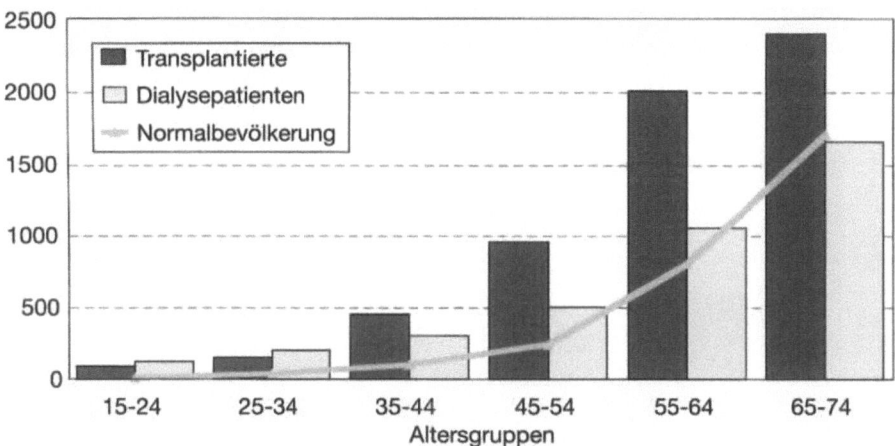

Abb. 17.2. Inzidenz maligner Erkrankungen bei Dialysepatienten, nach Nierentransplantation und im Bevölkerungsdurchschnitt: Männer 1985-1989. (Nach Brunner, EDTA/ERA)

ein Patientenalter von 30–40 Jahren angeben (Danpanich u. Kasiske 1999). In ähnlicher Weise zeigt die Statistik der EDTA/ERA (Brunner et al. 1995), dass insbesondere jüngere Patienten eine drastische Erhöhung des Tumorrisikos sowohl im Vergleich zu Dialysepatienten als auch insbesondere im Vergleich zur Gesamtbevölkerung aufweisen. (Abb. 17.2).

Tumorentitäten von besonderem Interesse bzw. von besonderer Bedeutung nach Nierentransplantation

Nachfolgend seien drei Gruppen von Tumoren dargestellt, die nach Nierentransplantation besondere Bedeutung haben oder von speziellem Interesse sind: das Kaposi-Sarkom, die Gruppe der Lymphome/lymphoproliferativen Erkrankungen (PTLD) und das Nierenkarzinom. Das Kaposi-Sarkom und die Gruppe der PTLD haben eine Reihe von Gemeinsamkeiten, die spezielles klinisches und wissenschaftliches Interesse auf sich ziehen. Beide Tumorgruppen zeichnen sich durch eine massive Steigerung der Inzidenz gegenüber der Normalbevölkerung aus (bis zu 500fach für das Kaposi-Sarkom und 30- bis 50fach für die Gruppe der PTLD). Beide Malignome haben einen frühen Häufigkeitsgipfel (Median 12 Monate nach Transplantation) und zeigen in ihrer Häufigkeit eine deutlich »linksschiefe« Verteilung. (Abb. 17.3) Eine weitere gemeinsame Eigenschaft ist die Assoziation an humane Viren der Herpesgruppe – das humane Herpesvirus 8 (HHV-8) beim Kaposi-Sarkom und das Epstein-Barr-Virus (EBV) bei der PTLD. Beide Arten von Tumoren zeigen beim Transplantierten häufig einen ungewöhnlich aggressiven klinischen Verlauf mit beträchtlicher Letalität. Andererseits ist für beide Malignome eine Rückbildung der Erkrankung nach alleiniger Reduktion der immunsuppressiven Therapie in bis zu 30% der Fälle beschrieben. Die Rück-

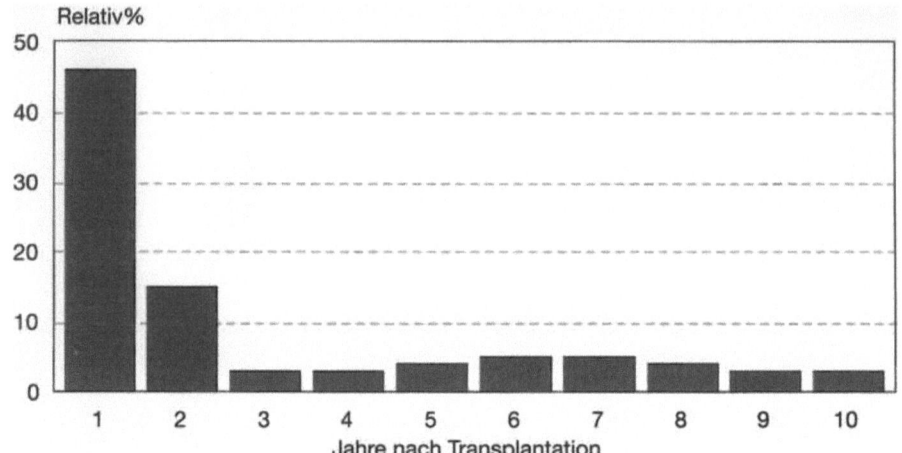

Abb. 17.3. Modell einer "linksschiefen" chronologischen Häufigkeitsverteilung von Malignomen nach Transplantation

nahme bzw. das Absetzen der Immunsuppression zieht freilich das Risiko eines immunologischen Transplantatverlustes nach sich. Diese Konsequenz ist nach Nierentransplantation im Gegensatz zur Herz- und Lebertransplantation tolerabel und dementsprechend wird die Reduktion der Immunsuppression auch vorrangig als Therapieoption eingesetzt.

Kaposi-Sarkom

Das Kaposi-Sarkom ist in der mitteleuropäischen und nordamerikanischen Bevölkerung als Rarität anzusehen. Wie vorstehend beschrieben, ist das Erkrankungsrisiko nach Transplantation deutlich erhöht. Das individuelle Risiko, in den ersten 5 Jahren nach Nierentransplantation an einem Kaposi-Sarkom zu erkranken, liegt in einem Bereich von 0,1%; erhöhte Risiken sind bekannt für mediterrane, jüdische und arabische Populationen sowie für Träger der HLA-Merkmale A2 und DR5. Ein Zusammenhang mit bestimmten Immunsuppressiva ist nicht gesichert; allerdings beschreiben mehrere europäische Autoren (Marsman et al. 1995; Eberhard et al. 1999; Schrama et al. 2000) unabhängig voneinander eine mögliche Assoziation zwischen Dauertherapie mit Mycophenolat Mofetil und dem Auftreten von kutanen und viszeralen Kaposi-Sarkomen. Etwa 60% der Kaposi-Sarkome bei Transplantierten imponieren als kutane Läsionen vorwiegend im Bereich der unteren Extremitäten; allerdings werden nach Transplantation gehäuft (ca. 40%) viszerale Kaposi-Sarkome mit Befall der Lunge, der Leber und anderer innerer Organe beobachtet (Penn 1997). Neben der genannten Reduktion der immunsuppressiven Therapie sind für kutane Kaposi-Sarkome Exzision, Radiatio und lokale intraläsionale Therapie beschrieben; bei viszeralem Kaposi-Sarkom war zum Teil systemische Chemotherapie erfolgreich.

Kutane Kaposi-Sarkome zeigen mit einer Remissionsrate von 53% ein besseres Ansprechen auf Therapie; für viszerale Kaposi-Sarkome ist mit 27% eine geringere Remissionsrate und mit ca. 40% eine beträchtliche Letalität beschrieben.

Lymphome und lymphoproliferative Erkrankungen

Lymphome und lymphoproliferative Erkrankungen gehören mit einer relativen Inzidenz von 20–30% zu den häufigen Malignomen nach Nierentransplantation. Sie sind charakterisiert durch die nodale und/oder extranodale maligne Proliferation von Lymphozyten; in 85% der Fälle handelt es sich um B-Lymphozyten und in 80–90% der Fälle sind Teile des EBV-Genoms in den Lymphomzellen nachweisbar. Lymphome und lymphoproliferative Erkrankungen können nach morphologischen und Klonalitätskriterien klassifiziert werden; eine eindeutige Korrelation zwischen diesen Kriterien und der Klinik sowie Prognose konnte bisher nicht etabliert werden. Ähnlich wie das Kaposi-Sarkom gehört die Gruppe der Lymphome zu den frühen malignen Komplikationen – das Intervall zwischen Transplantation und Auftreten der Erkrankung beträgt im Mittel 33, im Median 12 Monate. Eine empirische Klassifikation (Penn 2000) beschreibt eine Subgruppe »früher« Lymphome, die überwiegend bei jungen Patienten mit einem Häufigkeitsgipfel von 4–8 Monaten nach Transplantation auftritt, typischerweise EBV-positiv ist und ein relativ gutes Ansprechen auf Reduktion der Immunsuppression und/oder Chemotherapie zeigt. Prototypisch entgegengestellt wird eine andere Subgruppe von »späten« Lymphomen, die bei Patienten in höherem Lebensalter zwischen 25 und 300 Monate nach Transplantation auftritt, häufig EBV-negativ und einer Therapie schlecht zugänglich ist. Das individuelle Risiko einer Lymphomerkrankung in den ersten 5 Jahren nach Nierentransplantation liegt in einem Bereich von 1–2%. Als Risikofaktoren für das Auftreten eines Lymphoms nach Transplantation werden initiale Seronegativität für EBV mit Erstinfektion nach Transplantation, Prophylaxe mit antilymphozytären Antikörpern (Opelz et al. 1993) sowie vorangegangene Therapie einer steroidresistenten Abstoßungskrise mit Antikörperpräparaten beschrieben (Jamil et al. 1999). Das Spektrum etablierter Therapiemaßnahmen umfasst Reduktion der Immunsuppression, chirurgische Intervention, virostatische Behandlung sowie »klassische« Chemotherapie; neue Therapieansätze wie Behandlung mit dem monoklonalen Anti-CD-20-Antikörper Rituximab (Oertel et al. 2000) sind noch im Stadium der Evaluation.

Nierenkarzinome

Bei Nierenkarzinomen nach Transplantation handelt es sich in der überwiegenden Mehrzahl um Tumoren der Eigennieren; anekdotische Berichte über Karzinome im Nierentransplantat liegen vor. Die Ergebnisse epidemiologischer Untersuchungen (Maisonneuve et al. 1999) zeigen, dass bereits für terminal niereninsuffiziente Patienten ein erhöhtes Risiko für renale Malignome besteht; nach Nierentransplantation erfährt dieses Risiko eine weitere Steigerung. Bekannte Risikofaktoren für das Auftreten von Nierenkarzinomen sind die Anamnese einer Analgetikanephropathie sowie der Nachweis aquirierter Zysten in den Eigennieren. Es ist wahrscheinlich, dass frühere Statistiken bei einem hohen Anteil bilateral eigennephrektomierter Patienten die Inzidenz von Nierenkarzinomen nach Transplantation zu niedrig schätzten. Neuere Studien (Hillebrand et al. 2000) zeigen bei hinreichend langer Beobachtungszeit ein individuelles Risiko von ca. 2%, nach Nierentransplantation an einem Karzinom der Eigenniere zu erkranken. Angesichts der zunehmenden Erfahrungen und Erfolge der laparoskopischen Nephrektomie könnten diese Zahlen Anstoß zu einer Diskussion und Neubewertung der elektiven Entfernung der Eigennieren bei nierentransplantierten Patienten geben.

Medikamentendosierung und -kombination in der immunsuppressiven Erhaltungstherapie

Wie vorstehend erwähnt, wurden nur für wenige Tumorentitäten (Kaposi-Sarkom, Lymphom) kausale Beziehungen zu bestimmten Komponenten der immunsuppressiven Therapie diskutiert. Während für einzelne Immunsuppressiva eine Assoziation mit erhöhter allgemeiner Tumorrate nach Nierentransplantation nicht nachzuweisen ist, gibt es deutliche Hinweise auf einen Zusammenhang zwischen Intensität der Dauerimmunsuppression und Inzidenz von malignen

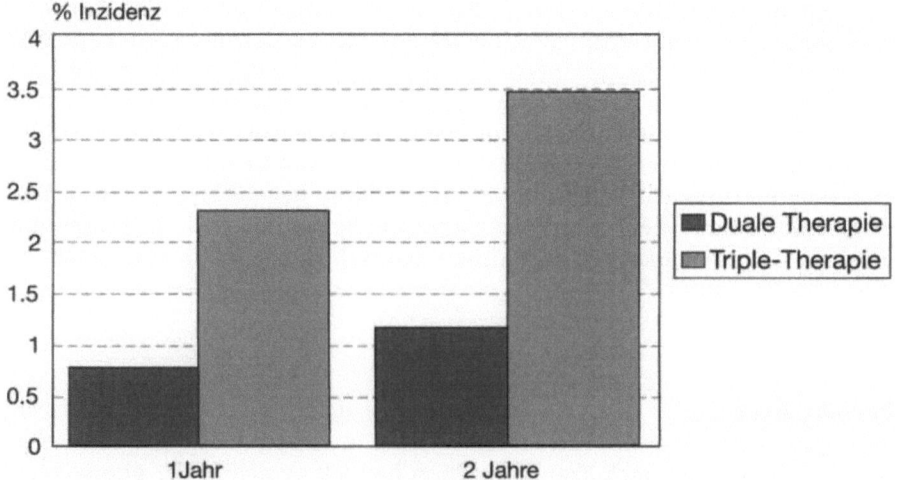

Abb. 17.4. Malignominzidenz bei immunsuppressiver Zweifach- und Dreifachkombination. (Nach Del Castillo Caba 2000)

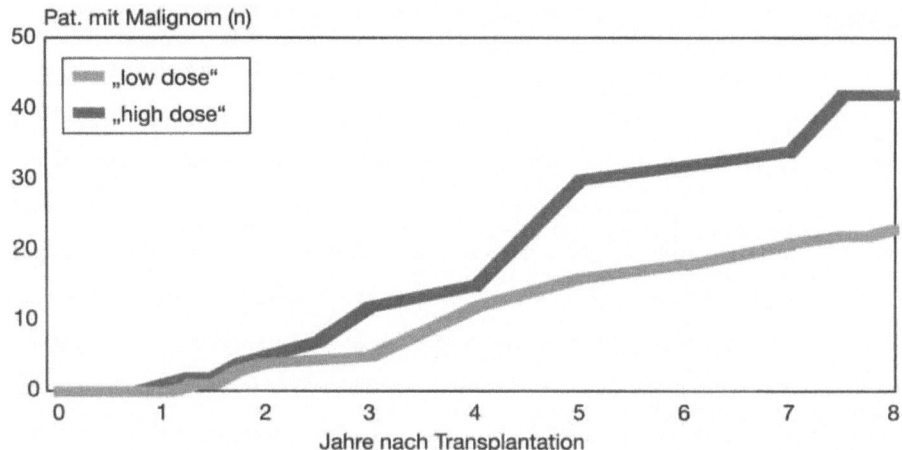

Abb. 17.5. Malignominzidenz bei hochdosierter versus niedrigdosierter Erhaltungs-Immunsuppression. (Nach Dantal et al. 1998)

Erkrankungen. In einer unlängst durchgeführten Vergleichstudie zwischen immunsuppressiver Zweier- (Tacrolimus und Steroide) und Dreierkombination (Tacrolimus, Azathioprin und Steroide) zeigte sich nach 1 und 2 Jahren ein deutlicher Unterschied in der Inzidenz maligner Erkrankungen (del Castillo 2000). In ähnlicher Weise zeigte eine Vergleichstudie zwischen niedrig- und hochdosiertem Ciclosporin (Dantal et al. 1998) eine signifikant höhere Tumorinzidenz im Hochdosisarm (Abb. 17.4, Abb. 17.5).

Schlussfolgerung

Die vorliegenden Erkenntnisse über Malignominzidenz und Malignomrisiko nach Nierentransplantation lassen folgende Aussagen zu: Das statistische Risiko einer malignen Erkrankung nach Nierentransplantation ist durch die Forschungsergebnisse der letzten 20 Jahre relativ gut beschrieben. Die Kenntnis von Risikofaktoren kann im Einzelfall eine verbesserte Abschätzung des Tumorrisikos ermöglichen. Die frühe postoperative Therapie sollte darauf ausgerichtet sein, Überimmunsuppression zu vermeiden und gleichzeitig eine hohe immunsuppressive Sicherheit und damit niedrige Abstoßungsrate zu gewährleisten. Im Interesse einer Tumorprävention sollte die immunsuppressive Erhaltungstherapie Mehrfach- und Hochdosiskombinationen vermeiden. Dieses Prinzip sollte durch eine am individuellen Risiko orientierte Strategie zur Tumorüberwachung und -früherkennung ergänzt werden.

Literatur

Brunner F et al. (1995) Malignancies after renal transplantation: the EDTA-ERA registry experience. Nephrol Dialy Transplant 10 [Suppl 1]:74–80

Danpanich E. et al. (1999) Risk factor for cancer in renal transplant recipients. Transplantation 68:1859–1864

Dantal J et al. (1998) Effect of long-term immunosuppression in kidney-graft recipients on cancer incidence: randomised comparison of two cyclosporin regimens. The Lancet 351:623–628

Del Castillo Caba D (2000) Sustained low rejection rates with tacrolimus therapy: two year follow-up of a large, multicentre European trila in renal transplantation (to be published)

Stewart T et al. (1995) Incidence of de-novo breast cancer in women chronically immunosuppressed after organ transplantation. The Lancet 346:796–798

Eberhard O et al. (1999) Five cases of Kaposi`s sarcoma in kidney graft recipients. Transplantation 67:180–184

Gruber S (2000) Risk factors for tumor development after renal transplantation. Transplantation 70:401

Hillebrand GF et al. (2000) Malignome nach Nierentransplantation: Preis für eine bessere Immunsuppression? Transplantationsmedizin Supplement 2000:151

Jamil B et al. (1999) Impact of acute rejection on infections and malignancies in renal transplant recipients. Transplantation 68:1597–1603

Maisonneuve P et al. (1999) Cancer in patients on dialysis for end-stage renal disease: an international collaborative study. The Lancet 354:93–99

Marsman W et al. (1995) Successful treatment of Kaposi`s sarcoma in a renal allograft recipient. Nephrol Dial Transplant 10:900–901

Oertel S et al. (2000) Treatment of posttransplant lymphoproliferative disorder with the anti-CD20 monoclonal antibody rituximab alone in an adult after liver transplantation. Transplantation 69:430–432

Opelz G et al. (1993) Incidence of non-hodgkin lymphoma in kidney and heart transplant recipients. The Lancet 342:1514–1516

Penn I (2000) Spontaneous and transplanted malignancy. In: Stuart F et al. (Hrsg) Organ Transplantation. Landes bioscience

Penn I (1996) Immunosuppressive agents, immunodeficiency states and malignancy. In: Lieberman R et al. (Hrsg) Principles of drug development in transplantation and autoimmunity. R.G. Landes Company

Penn I (2000) Some problems with posttransplant lymphoproloferative disease. Transplantation 69:705–706

Penn I (1997) Kaposi`s sarcoma in transplant recipients. Transplantation 64:669–673

Schrama Y et al. (2000) Concealed by veils. Nephrol Dial Transplant 15:259–261

18 (Non-)Compliance – Einflussfaktor für das Langzeitüberleben

G. Wolff, J. Rosenkranz, P. Kässler, Ch. Koch-Tessarek

ZUSAMMENFASSUNG

Non-Compliance stellt für die Transplantationsmedizin eine große Herausforderung dar. Die Formen der Non-Compliance sind sehr variabel und deren verlässliche Erfassung ist methodisch schwierig. Non-Compliance erschwert die Einschätzung des Behandlungserfolges, erhöht Behandlungskosten, trägt zu Transplantatverlusten bei und belastet die Arzt-Patient-Beziehung. Sie ist das Resultat komplexer Interaktionsprozesse zwischen Patient, Krankheit und Behandlungsteam. Zur Ursachenanalyse müssen neben Patientenmerkmalen zusätzliche Faktorengruppen wie z. B. Charakteristika des Behandlungsregimes, Verhalten und Rollenvorstellungen des Behandlungsteams sowie organisatorische Merkmale der Gesundheitsversorgung berücksichtigt werden. Aus Patientenperspektive kann Non-Compliance durchaus sinnvoll sein, aber es fehlen bisher Studien zur subjektiven Sicht der Patienten über ihre Begründungen für Non-Compliance und zur Kommunikation zwischen Patient und Behandler über (Non-)Compliance.

Zur Definition von Compliance/Non-Compliance

Non-Compliance ist trotz des modernen Begriffes ein altes und sehr provozierendes Problem, das die Medizin seit langem herausfordert. Schon Hippokrates bezweifelte die Glaubwürdigkeit seiner Patienten in Bezug auf ihre Medikamenteneinnahme.

In Anlehnung an Haynes und Mitarbeiter (1982) bezeichnen Compliance bzw. Non-Compliance das Ausmaß, zu dem das Verhalten eines Patienten (z. B. Einnahme der Medikamente, Befolgen einer Diät oder die Umsetzung einer erforderlichen Veränderung des Lebensstiles, z. B. das Rauchen aufgeben) mit den Empfehlungen und Ratschlägen eines Arztes übereinstimmt bzw. nicht übereinstimmt. Diese Definition beschreibt ein Verhältnis und erscheint auf den ersten Blick wertfrei. Das ist bemerkenswert, denn schon die Wahl des Terminus´ »Compliance« war und ist verräterisch: »Compliance« bedeutet »Willfährigkeit« und »Fügsamkeit«, das Adjektiv »compliant« heißt soviel wie: »entgegenkommend«, »gefällig« oder »nachgiebig«. Die sprachliche Herkunft offenbart ein implizites Machtverhältnis, etwa in dem Sinne, dass sich der Patient bei Compliance der ärztlichen Anordnung fügt, ihr zumindest entgegenkommt. Tut er dies nicht, ist er mehr oder weniger non-compliant.

Primär ist es natürlich die Krankheit, die eine mühsame oder unangenehme Behandlung erzwingt. Auf eine kränkende Weise zerstört sie die illusionäre Überzeugung des Patienten über seine uneingeschränkte und ungefährdete Gesundheit und Autonomie. Non-Compliance manifestiert sich auf den ersten Blick primär am Verhalten des Patienten. Und so kann es zunächst nicht überraschen, dass bisher zu häufig vor allem dem Patienten als »Versagen«, »Schuld« oder »irrational« angelastet wird, wenn Behandlungsempfehlungen unzureichend befolgt bzw. umgesetzt werden (Wolff et al. 1998; Playle u. Keeley 1998). Die Frage ist nur, ob der Ort des Auftretens der Non-Compliance zugleich auch der Ort ihrer Verursachung ist und ob es nicht auch möglich ist, dass Non-Compliance aus Sicht des Patienten ein durchaus sinnvolles Verhalten sein kann.

Die Folgen der Non-Compliance

Die Folgen der Non-Compliance stellen für die Patienten selbst, für die Ärzte und Schwestern und auch für die Versichertengemeinschaft eine große Belastung dar (s. Übersicht).

Folgen der Non-Compliance in der Transplantationsmedizin

- Probleme in der Beurteilung der Behandlungseffektivität (scheinbare Ineffektivität der Medikamente bzw. Maßnahmen)
- Ggf. unnötige Dosiserhöhungen oder Behandlungsmodifikationen
- Verschlechterung der Transplantatfunktion, Transplantatverlust
- Erhöhte Morbidität und Mortalität
- Zusätzliche Kosten durch Zusatzuntersuchungen und -behandlungen
- Ggf. unnötige stationäre Aufenthalte
- »Vergeudung« von ärztlich-pflegerischem Aufwand
- Frustrationen und Ärger, Not und Ratlosigkeit bei allen Beteiligten
- Beeinträchtigung der Arzt-Patient-Beziehung
- Infragestellungen von Retransplantationen

Befunde zur Häufigkeit der Non-Compliance

Beobachtungen und Befunde aus der langjährigen psychosozialen Versorgung in der pädiatrischen Nierenersatztherapie können für die Interpretation und den Umgang mit der Non-Compliance auch in der Erwachsenennephrologie relevant sein (s. Übersicht).

> **Non-Compliance nach Nierentransplantation (NTx) im Kindes- und Jugendalter**
>
> - Die Angaben zur Häufigkeit von Non-Compliance nach NTx belaufen sich im Mittel auf ca. 25–30% mit einer Streuung zwischen 15% und 64% (Wolff et al. 1996).
> - Derartige Streuungen beruhen auf Unterschieden in der jeweiligen Definition der Non-Compliance und in den methodischen Problemen ihrer Messung.
> - Zudem sind Patienten im Behandlungsverlauf bzgl. verschiedener Aspekte der Behandlung mehr oder weniger non-compliant.
> - Etwa 10% der Transplantate gehen durch Non-Compliance verloren, mit steigender Tendenz im Jugendlichen- und jungen Erwachsenenalter (Watson 2000).
> - Aus Sicht der jugendlichen Patienten spielen subjektive Interpretationen ihrer Lebens- und Behandlungssituation, aber auch das Verhalten der Behandler bei der Entstehung der Non-Compliance eine wichtige Rolle (s. Übersicht; Wolff et al. 1998).

Bei Erwachsenen unter 40 Jahren sind die Non-Compliance-Raten höher als bei älteren Patienten (Rovelli et al. 1989; DeGeest et al. 1999). Veröffentlichte Angaben zur prozentualen Häufigkeit von Transplantatverlusten durch Non-Compliance sind in Tabelle 18.1 zusammengefasst.

Bei Transplantatverlusten im Erwachsenenalter ist die Non-Compliance im Vergleich zu anderen Abstoßungsursachen zu etwa 20–30% ursächlich beteiligt und gehört somit zu den drei häufigsten Ursachen für akute und chronische Abstoßung und für spätere Transplantatverluste (Bittar 1992; Didlake et al. 1988; Dunn et al. 1990; Troppman et al. 1995; Rovelli et al. 1989).

Gravierende klinische Ereignisse, bei denen die Non-Compliance des Patienten als Ursache eindeutig identifiziert werden kann, sind wahrscheinlich noch relativ selten. Häufiger und zugleich schwerer zu erkennen ist die sog. subklinische Non-Compliance. Diese wird bei DeGeest et al. (1999) definiert durch Auslassungen einzelner Dosen von Immunsuppressiva bzw. als kurzfristige »drug-holidays«, bei der sich das Risiko für spätere Abstoßungsreaktionen und Transplantatverluste eher allmählich und summativ erhöht. DeGeest und Mitarbeiter (1999) zeigten,

Tabelle 18.1. Prozentuale Häufigkeit (%-NC) der durch Non-Compliance (NC) bedingten Organverluste bei Erwachsenen nach NTx

NTx	Transplantatverlust	davon wegen NC	%-NC	Autoren
260	74 (28%)	36	49%	Rovelli et al. 1989
196	10 (5%)	8	80%	Rovelli et al. 1989
343	58 (17%)	16	28%	Dunn et al. 1990
385	135 (35%)	11	8%	Bittar et al. 1992
1005	184 (18%)	64	35%	Gaston et al. 1999

dass die subklinische Non-Compliance signifikant häufiger mit späten Abstoßungskrisen und signifikant verkürztem Transplantatüberleben verknüpft ist.

Methodische Probleme

Die hohe Streuung der in Tabelle 18.1 angegebenen Non-Compliance-Raten verweisen auf methodische Probleme bei der Non-Compliance-Bestimmung. Neben generellen und definitorischen Schwierigkeiten (s. Übersicht) sind dies vor allem messtechnische Probleme. Ein dritter Problemkomplex hängt mit den Konzepten bzgl. der Entstehung von Non-Compliance zusammen (s. unten).

Generelle und definitorische Schwierigkeiten der Non-Compliance-Bestimmung
- unterschätzen die Compliance-Raten ihrer Patienten (Meichenbaum u. Turk 1994), und Patienten lassen ihre Behandler über die Non-Compliance im Unklaren.
- Es ist bisher unklar, welches Ausmaß an Non-Compliance bei individuellen Patienten zu akuten bzw. chronischen Abstoßungen führt.
- Ist die sog. »intelligente« Non-Compliance auch Non-Compliance?
- Die Vorhersagbarkeit von Non-Compliance wird überwiegend als unsicher bewertet, zumal sich das Ausmaß der (Non-)Compliance über den Behandlungsverlauf verändern kann.

Die einzelnen Methoden der (Non-)Compliance-Bestimmung sind bzgl. ihrer Messgenauigkeit und Verlässlichkeit kürzlich differenziert verglichen worden (DeGeest et al. 1996; Kastrissios u. Blaschke 1997; Métry 1999). Die Kontrolle der Medikamentenzahlen/Rezeptausstellungen oder biochemischer Marker sowie die klinische Ergebnisbewertung weisen zahlreiche Schwächen auf, die die Verlässlichkeit der Complianceabschätzung ebenso unsicher machen wie konventionelle Befragungen der Patienten oder der Angehörigen. Als verlässlicher erweisen sich eingehende Interviews mit den Patienten, die deren subjektive Bewertung des Behandlungsregimes einbeziehen und frei von Vorwurf sind. Weiterhin lässt sich durch eine elektronische Entnahmeregistrierung (Medication Event Monitoring System, MEMS; Metry 1999; Kastrissios u. Blaschke 1997) die Häufigkeit der Non-Compliance vergleichsweise verlässlich messen (DeGeest et al. 1996). Vorausgesetzt, die Patienten können dieser »Kontrolle« zustimmen und für sich selbst als Schutz erleben, kann diese Dokumentation zur Klärung des individuellen Einnahmemusters und der bedingenden Faktoren genutzt werden. Sie bietet zugleich die Möglichkeit, die Medikation an den »inneren Zeitplan« des Patienten anzupassen.

Angesichts der schwerwiegenden Folgen der Non-Compliance auch für die Arzt-Patient-Beziehung sind solche individuellen Klärungen von besonderer Bedeutung für die Verringerung der Non-Compliance. Die Arzt-Patient-Beziehung ist quasi die Schaltstelle zwischen Therapieanweisung und -befolgung. Hier wird die Non-Compliance als *psychologisches* Thema relevant und von hier können auch innovative Ansätze zur Verringerung der Non-Compliance ausgehen. Von großer Bedeutung ist dabei die Frage, welche Konzepte und welche Vorstellungen über die Ursachen der Non-Compliance die Patienten und ihre Behandler jeweils haben.

Konzepte und Ursachen von Non-Compliance

Die Fragen nach den Ursachen der Non-Compliance und die Art, wie diese Fragen gestellt werden (könnten), machen einen ganz wesentlichen Anteil der Herausforderung durch die Non-Compliance aus.

Die klinische Ursachenforschung hat sich bisher ganz überwiegend auf mögliche korrelative Zusammenhänge zwischen Non-Compliance und Patientenmerkmalen konzentriert (DeLone et al. 1989; Playle u. Keeley 1998), so als würde die Non-Compliance allein dort verursacht, wo sie auftritt.

Aber aus ihrer umfangreichen Metaanalyse der Compliance-Literatur schlussfolgerten Meichenbaum u. Turk (1994, S. 46):

> »Durchgängige Korrelationen zwischen Non-Compliance und solchen Variablen wie Alter, Geschlecht, soziale Klasse, Familienstand oder Persönlichkeitsmerkmalen haben sich nicht nachweisen lassen. Stattdessen hat sich eine eindeutigere und stabile Beziehung herstellen lassen zwischen dem Grad an Non-Compliance und dem Ausmaß an Unzufriedenheit der Patienten mit den Behandlern bzw. mit dem Behandlungsplan. Die Zufriedenheit der Patienten wiederum weist eine enge Beziehung zu dem Ausmaß auf, zu dem ihre Gesundheitsüberzeugungen und Erwartungen in der Behandlung berücksichtigt wurden«.

Wenn es zutrifft, dass das Ausmaß der Compliance bzw. Non-Compliance z. B. von der Berücksichtigung der individuellen Gesundheitsüberzeugungen des Patienten, von individueller Terminvereinbarung und von beidseitiger Zufriedenheit abhängt, dann wird nachvollziehbar, dass Non-Compliance vor allem auch ein Beziehungs- und Interaktionsmerkmal darstellt und nicht ein individuelles Patientenmerkmal (Playle u. Keeley 1998; DeLone et al. 1989).

Meichenbaum u. Turk (1994) lieferten eine Übersicht über eine große Zahl von Faktoren, für die wiederholt in kontrollierten Studien korrelative Zusammenhänge mit Non-Compliance nachgewiesen wurden (s. Übersicht).

Die Übersicht (S. 162) verdeutlicht, dass die alleinige Konzentration auf Patientenmerkmale der Komplexität des Non-Compliance-Phänomens nicht gerecht werden kann. Vielmehr muss man davon ausgehen, dass bei einzelnen Non-Compliance-Ereignissen jeweils unterschiedliche Kombinationen von mehreren der hier beispielhaft aufgeführten Faktoren eine bedingende Rolle spielen. Es wird ganz offenkundig, dass der Versuch, auch nur einzelne Faktoren aus diesen sechs Faktorengruppen gleichzeitig zu kontrollieren, auf erhebliche methodische Probleme stößt.

> **Faktoren, für die korrelative Zusammenhänge zur Non-Compliance nachgewiesen wurden (in Anlehnung an Meichenbaum und Turk 1994)**
>
> - Die Organisation der Gesundheitsversorgung
>   (z. B. verfügbare Informations-, Vorbereitungs- und Behandlungszeit, materielle Ressourcen, Kooperation mit anderen Behandlern)
> - Die Art und Dauer der Erkrankung
>   (z. B. Schmerzen, Prognose, Ausmaß an Bedrohung; Bewusstheit der Krankheitssymptome; Chronizität)
> - Charakteristika des Behandlungsregimes
>   (z. B. Komplexität, Ausmaß der praktizierten, ärztlichen Überwachung, Terminvergabe, Anzahl der Medikamente)
> - Körperliche, emotionale und soziale Auswirkungen
>   (z. B. Nebenwirkungen der Medikamente, Ausmaß erforderlicher Änderungen des Lebensstils)
> - Verhalten und Interaktionsstil der Behandler
>   (Behandlungsstil, Umfang und Verstehbarkeit der gegebenen Information, Bekanntheit, Grad beidseitiger Zufriedenheit)
> - Persönliche und familiäre Charakteristika der Patienten
>   (z. B. Alter des Patienten, Informationsgrad und Anweisungsverständnis, »health beliefs«, Bewältigungsform, innerfamiliäre und soziale Unterstützung)

Aber schon allein die Studien, die sich überwiegend auf korrelative Zusammenhänge zwischen Non-Compliance und Patientenmerkmalen konzentrieren, weisen ein weiteres interessantes Merkmal auf. Sie waren fast ausnahmslos darauf beschränkt, herauszufinden, warum Patienten *nicht* compliant sind. Viel zu selten ist bisher danach gefragt worden, was denn die Patienten *anstelle* von Compliance tun oder intendieren. Was ist den Patienten so viel wichtiger, als sich an die vorgegebenen Behandlungsanweisungen zu halten?

Der Satz: »Non-Compliance gefährdet die Gesundheit« dürfte weitgehende Zustimmung finden. Fraglicher dürfte die Zustimmung sein, wenn man die Definition der Non-Compliance etwas ausweitet und mit dem Satz: »Raucher, Märtyrer, Rennfahrer und Ärzte sind non-compliant« zugleich auch einen Perspektivenwechsel vornimmt. Würde man beispielsweise die Ärzte angesichts ihrer ungezählten Überstunden fragen, warum sie sich denn selbst so wenig an ihre eigenen Gesundheitsempfehlungen halten und so oft bis zur Erschöpfung arbeiten, so würden sie wahrscheinlich viele gute persönliche Gründe vorbringen: z. B. dass sie ihre Patienten versorgen müssen, dass sie wissenschaftliche Studien durchführen und auswerten oder Vorträge vorbereiten müssen. Das heißt, anstatt zu erklären, warum sie sich *nicht* gesundheitsbewusst, also compliant verhalten, würde man viel darüber hören, was sie *stattdessen* tun oder beabsichtigen. Und diese Begründungen haben vor allem mit persönlichen Lebenszielen und mit dem persönlichen Gefühl von Autonomie zu tun. Auch viele Märtyrer haben den

Erhalt ihres Lebens der Verteidigung ihrer religiösen oder politischen Ideale oder ihrer Autonomieansprüche untergeordnet. Einer unserer Patienten wurde nach Jahren guter Compliance plötzlich ernsthaft non-compliant, weil er um seine Mutter besorgt war, die nämlich aus allzu großer Angst vor einer bedrohlichen Diagnose trotz ihrer Unterleibschmerzen nicht zum Gynäkologen gehen wollte. Als sie dies in dem von ihr angestrebten Klärungsgespräch in unserer Klinik erkannte und sah, dass ihr Sohn sie mit seiner so genannten Non-Compliance vor allem warnen wollte, stellte sie ihre Vorwürfe ihm gegenüber ein, ging zum Gynäkologen und der Patient nahm seine Medikamente wieder.

Die persönliche Bewertung der aktuellen Lebenssituation oder die individuellen Forderungen nach Erfüllung der beruflichen, religiösen oder moralischen Integrität können so sehr ein persönliches Übergewicht bekommen, dass die körperliche Integrität zweitrangig wird. Für die Patienten können Bedürfnisse nach Autonomie oder aktuelle Krisen oder der Wunsch nach Leugnung der Krankheitswirklichkeit oder die Angst vor Nebenwirkungen der Medikamente oder der Ärger über den Klinikarzt oder auch alles zusammen ein solches Übergewicht bekommen, dass sie trotz ihrer generellen Bereitschaft, zum Schutz des Transplantates compliant zu sein, dieses je nach aktueller Situation nicht oder nur partiell sein können. Aus ihrer persönlichen Sicht haben sie dann gute Gründe, nicht compliant zu sein.

In einer sehr verkürzten Form kann man sagen, dass die Non-Compliance da entsteht, wo der medizinische Behandlungssinn mit dem »Eigen-Sinn« des Patienten in Kollision gerät.

Vor dem Hintergrund ihrer subjektiven Interpretation von Krankheit und Behandlung und ihrer persönlichen Wertehierarchie bewerten die Patienten die vom Arzt vorgeschriebenen Behandlungsanweisungen nicht nur nach deren medizinischer Effektivität, sondern auch danach, wie sie andere Aspekte ihres Lebens beeinflussen (Raiz et al. 1999). Auch die Medizin hat ihre (soweit wie möglich empirisch fundierte) Wertehierarchie, die sich im medizinischen Behandlungssinn und den Behandlungsverschreibungen manifestiert. Aber diese richten sich tatsächlich nur auf einen sehr kleinen Teil der Lebenswirklichkeit des Patienten.

Angesichts dieser Kollision von Wertehierarchien ist die ärztliche Forderung nach Compliance aus soziologischer Sicht sehr pointiert als ein »ideologisches Machtinstrument« interpretiert worden (Trostle 1988; Playle u. Keeley 1998). Eine solche Formulierung mag von einigen als eine fragwürdige Überzeichnung gewertet werden. Aber immerhin manifestiert sich ja in den letzten Jahren der dahinter liegende »Machtkampf« doch insofern auf eine dramatische Weise, als angesichts der zunehmenden Organknappheit den so genannten »Non-Compliern« nach Tansplantatverlust ärztlicherseits zunehmend eine Retransplantation verweigert wird. Hier können gravierende ethische Probleme für die Transplantationsmedizin entstehen.

Die Argumentation, die Verweigerung einer Retransplantation könne und solle den Patienten zur Teilnahme an einem intensiven »Compliance-Training« veranlassen, kann aus psychologischer Sicht und nach gegenwärtigem empirischem Sachstand das Problem, wenn überhaupt, nur begrenzt lösen. Zwar haben informative, pädagogisch-psychologische und verhaltensbezogene Strategien zur Verringerung der Non-Compliance ihren Stellenwert (DeGeest et al. 1999). Aber längerfristige Effekte auch komplexer Interventionsprogramme zur Verbesserung der Compliance ließen sich bisher nur sehr begrenzt nachweisen (Haynes 1996). Haynes folgert denn auch aus seiner Metaanalyse von Interventionsstudien, dass zur Lösung des Non-Compliance-Problems innovative Zugänge notwendig seien.

Die leicht polemische Formulierung, die ärztliche Forderung nach Compliance habe die Qualität eines »Machtinstruments«, kann hier aber dennoch weiterführen, insofern, als aus einer solchen Überzeichnung zugleich auch eine implizite Forderung nach Dialog und konzeptueller Klärung herausgelesen werden kann.

Kommunikation über die subjektiven Begründungen für Non-Compliance

Nun ist es aber gegenwärtig noch so, dass in der Compliance-Literatur Studien über die Kommunikation zwischen Behandlern und Patienten über deren subjektive Begründungen für ihre Non-Compliance fast gänzlich fehlen (Wolff et al. 1998; Sharp 1999). Die folgende Übersicht enthält eine Reihe möglicher Gründe dafür.

> **Mögliche Ursachen für mangelnde Kommunikation über persönliche Begründungen der Patienten für deren Non-Compliance**
>
> - Non-Compliance wird noch zu sehr mit Fehlern, Schuld und Versagen aufseiten des Patienten assoziiert und nicht mit eventueller Sinnhaftigkeit, die zu erkunden wäre.
> - Weil auch Patienten z.T. solche Assoziationen haben, sprechen sie ungern darüber, zumal sie nicht erwarten (können), dass ihre persönlichen Begründungen für Non-Compliance verstanden werden könnten.
> - Patienten fühlen sich abhängig und in Sorge, ein Eingeständnis von Non-Compliance könnte die ärztliche Fürsorge verringern. Behandler neigen dazu, das Ausmaß der Compliance (lieber) zu überschätzen und scheuen sich, ihre Patienten in Gesprächen darüber zu demaskieren.
> - Oft fehlt es im Behandlungsalltag an Zeit und kommunikativen Fertigkeiten, sodass herkömmliche Beratungsimpulse (z.B. raten, vorschlagen, anweisen) unter Stress verstärkt werden.
> - Die Klärung der persönlichen und über den Behandlungsverlauf sich verändernden Gründe für Non-Compliance ist sehr zeitaufwendig, denn Krankheitsbewältigung ist eben ein langwieriger Prozess.

Die in der obigen Übersicht aufgeführten Schwierigkeiten und Widerstände bzgl. des offenen Arzt-Patient-Dialogs sind nicht zu leugnen. Aber solange das Problem der Non-Compliance hierarchisch angegangen wird, indem der eine vorschreibt, was zu tun ist, und der andere dies auszuführen hat, wird dies nicht nur den notwendigen Dialog vereiteln, sondern auch den längerfristigen Transplantationserfolg immer wieder partiell gefährden.

In dem oben wiedergegebenen Zitat von Meichenbaum u. Turk (1994) ist von dem Bedürfnis der Patienten nach Autonomie die Rede und von der Bedeutung der Kommunikation über die subjektiven Begründungen, die die Patienten für ihr Verhalten haben. Die für die Patienten subjektiv als sinnhaft erlebten Begründungen für ihre Non-Compliance können überhaupt erst dann nachvollziehbar werden, wenn dieser sinnhafte Aspekt im offenen Dialog zugelassen und angesprochen werden kann. Wenn dann auch die Behandler noch *ihre* persönlichen Begründungen für *ihre* Non-Compliance einbeziehen, kann man gemeinsam nach einem Umgang mit dem Problem der Non-Compliance suchen, der sowohl der ärztlichen als auch der Patientenseite sinnvoll erscheint. Es ist kaum vorstellbar, dass die Entwicklung der Zufriedenheit mit der Behandlung und die Berücksichtigung der eigenen, auch eigenwilligen Gesundheitsüberzeugungen anders gelingen kann als über den Weg des offenen Gesprächs.

Die Faktorenübersicht von Meichenbaum u. Turk (1994, s. Übersicht, s. S. 162) kann eine Orientierung bieten, wenn man bei den eigenen Patienten erkundet, wie sie im Einzelnen die Auswirkungen dieser vielfältigen Behandlungsbedingungen für sich selbst bewerten. Dabei wäre zu klären, welche dieser Faktoren und in welcher Kombination die Art und das Ausmaß des jeweils aktuellen Non-Compliance-Ereignisses bestimmen. Aber auch diese Bewertungen können im individuellen Verlauf Veränderungen unterliegen. Der Patient wird die lebenslangen Anforderungen der Medikamenteneinnahme, der Selbstkontrolle und Selbstverantwortung für Infektionen und Abstoßungszeichen, der Vermeidung von Risikofaktoren und regelmäßigen medizinischen Überprüfungen immer wieder ausbalancieren müssen mit der zu leistenden Akzeptanz der Krankheit, mit den resultierenden Einschränkungen und vor allem mit den unverzichtbaren Wünschen nach Autonomie.

Im Ergebnis kann ein solcher Arzt-Patient-Dialog zu einer Angleichung der beiderseitigen Wertehierarchien beitragen und partnerschaftliche Haltungen fördern. Dazu gehört dann auch die Anerkennung, dass die Non-Compliance, die ärztliche wie die des Patienten, nicht in jedem Falle zu vermeiden sein wird.

Literatur

Bittar AE, Keitel E, Garcia CD et al. (1992) Patient noncompliance as a cause of late kidney graft failure. Transplantation Proceedings 24(6):2720–2721

DeGeest S, Abraham I, Dunbar-Jacob J, Vanhaecke J (1999) Behavioral strategies for long-term survival of transplant recipients. In: Métry JM, Meyer UA (eds) Drug regimen compliance: issues in clinical trials and patient management. John Wiley & Sons, New York, pp 163–179

DeGeest S, Abraham I, Dunbar-Jacob J (1996) Measuring transplant patients' compliance with immunosuppressive therapy. Western Journal of Nursing Research 18:595–605

DeLone P, Trollinger JH, Fox N, Light J (1989) Non-Compliance in renal transplant recipients: methods for recognition and intervention. Transplantation Proceedings 21:3982–3984

Didlake RH, Dreyfus K, Kerman RH et al. (1988) Patient noncompliance: a major cause of late graft failure in cyclosporine-treated renal transplants. Transplantation Proceedings 10 [Suppl 3]:63-69

Dunn J, Golden D, van Buren CT et al. (1990) Causes of graft loss beyond two years in the cyclosporine era. Transplantation 49:349-353

Gaston RS, Hudson SL, Ward M et al. (1999) Late renal allograft loss: Noncompliance masquerading as chronic rejection. Transplantation Proceedings 31:21S-23S

Haynes RB, McKibbon KA, Kanani R (1996) Systematic review of randomised trials of interventions to assist patients to follow prescriptions for medications. The Lancet 348:383-386

Haynes RB, Taylor DW, Sackett DL (1982) Compliance Handbuch. Oldenbourg, München

Kastrissios H, Blaschke TF (1997) Medication compliance as a feature in drug development. Annual Review of Pharmacology and Toxicology 37:451-475

Meichenbaum D, Turk DC (1987) Facilitating treatment-adherence. A practitioner's guidebook. Plenum Press, New York London

Métry JM (1999) Measuring compliance in clinical trials and ambulatory care. In: Métry JM, Meyer UA (eds) Drug regimen compliance: issues in clinical trials and patient management. John Wiley & Sons, New York, pp 1-22

Raiz LR, Kilty KM, Henry ML, Ferguson RM (1999) Medication compliance following renal transplantation. Transplantation 68(1):51-55

Playle FJ, Keeley P(1998) Non-compliance and professional power. Journal of Advanced Nursing 27:304-311

Rovelli M, Palmeri D, Vossler E, Bartus S, Hull D, Schweizer D (1989) Noncompliance in renal transplant recipients. Evaluation by socio-economic groups. Transplantation Proceedings 21:3979-3981

Sharp LA (1999) A medical anthropologist's view on posttransplant compliance: the underground economy of medical survival. Transplantation Proceedings 31: 31S-33S

Troppmann C, Benedetti E, Gruessner RWG et al. (1995) Retransplantation after renal allograft loss due to noncompliance. Transplantation 59:467-471

Trostle JA (1988) Medical compliance as an ideology. Soc Sci Med 27:1299-1308

Watson AR (2000) Non-compliance and transfer from paediatric to adult transplant unit. Pediatric Nephrology (14)6:469-472

Wolff G, Egel A, Ehrich JHH (1996) Das Problem der Non-Compliance bei Kindern und Jugendlichen unter Nierenersatztherapie. Dialyse-Journal 54:39-48

Wolff G, Strecker K, Vester U, Latta K, Ehrich JHH (1998) Non-compliance following renal transplantation in children and adolescents. Pediatric Nephrology 9:703-708

19 Patientenaufklärung – Patientenschulung

B. Watschinger, A. Habicht

ZUSAMMENFASSUNG

Patienten-Non-Compliance wird als die dritthäufigste Ursache eines Transplantatversagens angesehen. Vom Transplantationszentrum veranstaltete, strukturierte Patientenschulungen stellen eine Möglichkeit dar, die Patienten-Compliance zu verbessern.

Strukturierte Patientenschulungen müssen bereits vor der Transplantation beginnen, um die Patienten besser auf die Zeit nach der Transplantation vorzubereiten, und sollten nach der Transplantation in regelmäßigen Abständen durchgeführt werden.

Diese Schulungen sollten in der Betreuung transplantierter Patienten aufgewertet werden und einen integralen Bestandteil in der klinischen Nachbehandlung transplantierter Patienten darstellen.

Durch Schulungen sollte nicht nur die Compliance der Einnahme immunsuppressiver Medikamente verbessert werden, sondern auch das Bewusstsein für andere Bereiche, z. B. für kardiovaskuläre Risikofaktoren, um eine höhere Akzeptanz therapeutischer Maßnahmen zur Verringerung von Patientenmorbidität und -mortalität zu erreichen.

Die Schulungsmethoden und Unterlagen sind einheitlich zu gestalten, müssen aber an die unterschiedlichen Patientengruppen angepasst werden.

Einleitung

In den letzten Jahrzehnten konnte das Patienten- und Transplantatüberleben nach Nierentransplantation wesentlich verbessert werden (Gjertson et al. 1995). Grund dafür waren vor allem Fortschritte auf dem Gebiet der Immunsuppression, durch die es gelang, die Anzahl der akuten Abstoßungsreaktionen früh nach der Transplantation deutlich zu reduzieren. Der späte Transplantatverlust bleibt hingegen weiter ein ungelöstes Problem. Ein zentrales Thema in der Transplantationsforschung ist daher die Aufklärung der genauen Pathomechanismen für die Entstehung eines chronischen Transplantatversagens. Viele unterschiedliche Ursachen werden für den späten Funktionsverlust diskutiert. Neben immunologischen Faktoren konnten auch eine Reihe von nichtimmunologischen Ursachen als wichtig identifiziert werden.

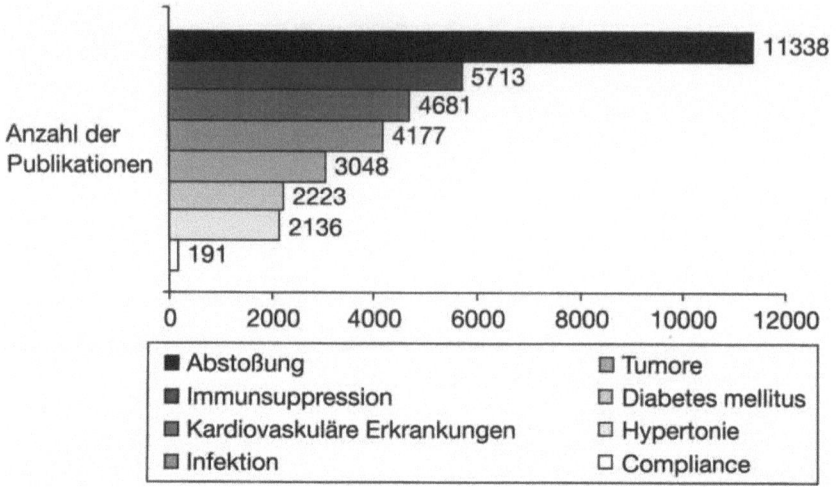

Abb. 19.1. »Nierentransplantation, Human und …«. Pub Med Literatursuche, November 2000 (gesamt, n = 39.602)

Obwohl Non-Compliance nach akuten Abstoßungen und Infektionen als dritthäufigste Ursache eines Transplantatversagens angegeben wird, wird ihr in der wissenschaftlichen Forschung zu wenig Beachtung geschenkt (Didlake et al. 1988). Die Anzahl der Publikationen, die sich mit dieser Problematik beschäftigen, liegt weit hinter der Anzahl von Berichten über andere prognostisch ungünstige Faktoren zurück (Abb. 19.1).

Die spärlichen Untersuchungen zeigen, dass für die Patienten-Compliance soziodemographische Faktoren, die soziale Situation der Patienten, Patientenmeinungen und -gefühle und die Arzt-Patienten-Beziehung mitbestimmend sind. Viele dieser Faktoren wären durch eine konsequente und umfassende Aufklärung und Schulung der Patienten positiv beeinflussbar.

Im Folgenden werden Fragen der Patienten-Compliance, -Aufklärung und -Schulung diskutiert, die unserer Ansicht nach im Bereich der Vor- und Nachbetreuung nach Transplantation zu wenig berücksichtigt sind.

Patienten-Compliance

Die Non-Compliance der Patienten, die regelmäßige Medikamenteneinnahme betreffend, stellt nach Ansicht mehrerer Autoren eine der häufigsten Ursachen für einen späten Transplantatverlust dar. Bei unterschiedlichen Patientenbefragungen gaben 4,5–45% der Patienten an, ihre immunsuppressiven Medikamente nicht regelmäßig einzunehmen (Raiz et al. 1999). Ähnliche Resultate konnten wir bei einer Befragung eines Teiles unserer nierentransplantierten Patienten (n = 133) mit funktionierendem Transplantat erheben. 26,3% der Patienten berichten, ihre Medikamente zumindest 1-mal im Jahr zu vergessen, 4,5% 1-mal pro Monat. Ein Patient nimmt seine Medikamente noch häufiger nicht korrekt. 2,3% der Patienten in unserem Kollektiv machten keine Angabe zur Regelmäßigkeit ihrer Medikamenteneinnahme. Patienten, die ihr Organ bereits verloren haben, wurden in dieser Untersuchung nicht befragt. Wenn man bedenkt, dass Angaben zur Medikamenten-Compliance von den Patienten zudem meist beschönigt werden, ist anzunehmen, dass die Zahl fehlerhafter Einnahmen deutlich höher als berichtet liegt (Kiley et al. 1993). Das tatsächliche Einnahmeverhalten wird von den Patienten oft erst in langen Gesprächen, zu denen im klinischen Alltag aber meist zu wenig Zeit bleibt, preisgegeben. Hier zeigt sich oft, dass Patienten, die vom Arzt als nicht compliant angesehen werden, aus zumindest eigener Sicht plausible Gründe anführen, warum sie die Medikamentenvorschreibung abändern.

Ursachen für Non-Compliance

- Alter
- Sozialer Status
- Ausbildungsgrad
- Sympathie
- Eigene Erfahrungen
- Fehleinschätzung durch subjektive Kriterien
- Anzahl der Medikamente
- Nebenwirkungen der Medikamente

Die Compliance-Wahrnehmung der Ärzte und das Compliance-Verhalten der Patienten ist oft sehr unterschiedlich. Die Diskrepanz beruht auf der schwierigen, fast unmöglichen und teuren Überprüfung der Medikamenteneinnahme (De Geest et al. 1996), oft auch an der fehlenden Identifizierung von Risikogruppen (Greenstein u. Siegal 2000).

Schon vor der Transplantation wäre eine Erfassung von Risikopatienten äußerst wichtig, zumal Patienten, die bereits präoperativ als nichtcompliant eingeschätzt werden, tatsächlich eine schlechte Langzeitprognose aufweisen (G. Opelz, persönliche Mitteilung). Die Patientenmeinung und -ansichten sollten neben den üblichen Patientencharakteristika (z. B. Alter, Ausbildungsgrad etc.) in die Evaluierung von Patienten mit einem Non-Compliance-Risiko einbezogen werden (Greenstein u. Siegal 2000). Durch rechtzeitig einsetzende, gezielte Maßnahmen (Aufklärung, Information) könnte die Gefahr der Non-Compliance nach Erhalt des Organs minimiert werden.

In der bisher größten, publizierten Studie beschreiben Greenstein u. Siegal (1998) unterschiedliche Profile von Non-Compliance-Patienten. Neben Patienten, die nur gelegentlich ihre Medikamente fehlerhaft einnehmen, beschreiben sie jene, die sich für unverwundbar halten, aber auch Patienten, die bewusst und vorsätzlich ihre Medikamente nicht wie vorgeschrieben einnehmen. Die Compliance ist positiv mit höherem Lebensalter und eine kürzeren Zeit nach der Transplantation assoziiert. Weiterhin konnte gezeigt werden, dass die Wahrscheinlichkeit, nichtcompliant zu sein, bei Patienten mit höherem Ausbildungsgrad, Teil- oder Vollzeitbeschäftigung, bis zu 2fach erhöht war. Diese Beobachtung erweitert die Ergebnisse anderer Berichte, die vor allem für Patienten mit niedrigem Ausbildungsgrad eine verminderte Compliance berichten (Raiz et al. 1999).

Nach Raiz und Mitarbeitern (1999) sind ausschlaggebende Faktoren für eine konsequente Medikamenteneinnahme nicht nur der sozioökonomische Status, das Alter oder der Ausbildungsgrad der Patienten, sondern in hohem Maße auch die persönliche Meinung, das Gefühl und die Vorstellungen des Patienten. Auch Greenstein berichtete, dass die persönliche Meinung der Patienten über die immunsuppressiven Medikamente einen wesentlichen Compliance-Faktor darstellt. Patienten, die der Ansicht waren, dass die Medikamente nicht verspätet eingenommen werden sollten und auch dann notwendig sind, wenn die Niere gut funktioniert, wiesen ein höheres Maß an Compliance auf (Greenstein u. Siegal 1998).

Interessanterweise war in der Studie von Greenstein u. Siegal (1998) das Bestehen eines Diabetes mellitus ein positiver Prädiktor für Compliance nach der Transplantation. Die Akzeptanz zu einer Langzeittherapie und zu einer regelmäßigen Medikamenteneinnahme könnte bei Diabetikern aufgrund ihrer langen Krankheit höher als bei anderen Patienten sein. Möglicherweise wurde bei diabetischen Transplantationspatienten durch intensive diabetologische Schulungsprogramme das Wissen um die Dringlichkeit von Compliance und die Auswirkungen von Non-Compliance bereits derart vertieft, dass diese Patienten auch die Dringlichkeit einer regelmäßigen Einnahme der immunsuppressiven Medikamente rasch erkennen. Die Rolle von Patienteninformation unterstreicht auch indirekt die Studie von Meyers et al. (1996), der zeigte, dass jugendliche Patienten, die mehr über die eigene Erkrankung, das Transplantat und die Immunsuppression wissen, signifikant öfter compliant sind als Patienten, die weniger gut informiert sind.

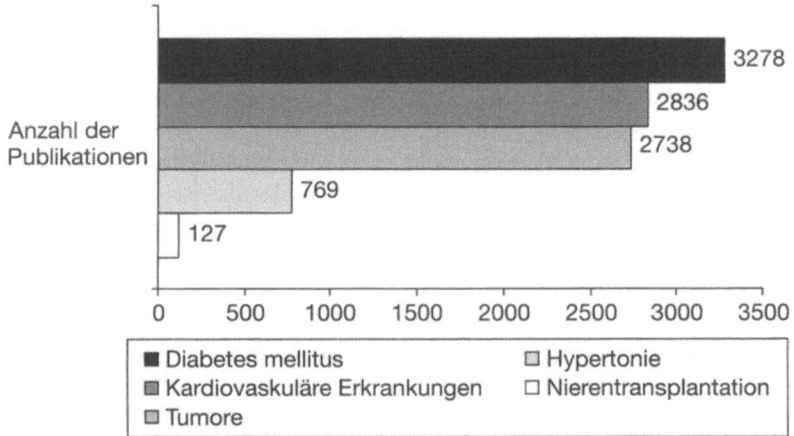

Abb. 19.2. »Patientenschulung und ...«. Pub Med Literatursuche, November 2000. (gesamt, n = 30.570)

Anders als in der Diabetologie hat sich in der Transplantationsmedizin das Konzept von strukturierter Patientenaufklärung und Schulung noch nicht durchgesetzt. Während mehr als 3000 Arbeiten zum Thema Patientenschulung und Diabetes mellitus erschienen sind, finden sich nur 127 Beiträge zur Schulung bei nierentransplantierten Patienten (Abb. 19.2).

Argumente für eine strukturierte Patientenaufklärung

Patienten vor oder nach Nierentransplantation weisen oft einen geringen Wissenstand bezüglich transplantationsspezifischer Fragen auf. (Lock et al. 1989). Deshalb sollten mehr Anstrengungen unternommen werden, strukturierte Patienteninformation anzubieten. Da Non-Compliance als dritthäufigste Ursache eines Organverlustes gilt, besteht in ihrer »Behandlung« durch Schulung ein beträchtliches Potential für die Verbesserung der Langzeitergebnisse nach Nierentransplantation. Anstrengungen, die Compliance der Patienten zu fördern, hätten möglicherweise einen direkten Einfluss auf die Organfunktion vieler Patienten.

Die Information der Patienten sollte immer primär vom behandelnden Zentrum ausgehen, auch wenn seit der weiten Verbreitung neuer Medien und Technologien (Zeitungen, Fernsehen, Radio und Internet), die Möglichkeiten der Informationsbeschaffung für die Patienten deutlich einfacher geworden ist. Diese Angebote der verschiedenen Medien werden zunehmend häufiger von kritischen, emanzipierten Patienten genützt. Allerdings stammen die von den Patienten zusammengetragenen Informationen oft aus unkontrollierten Quellen und sind gelegentlich von unklarer Qualität. Das Wissen ungeschulter Patienten ist natürlich nur punktuell und entspricht häufig nicht den Vorstellungen des behandelnden Zentrums. Neben einer umfassenden Wissensvermittlung können strukturierte Schulungen auch zu einer Stärkung des Arzt-Patienten-Verhältnisses beitragen, das gerade bei Erkrankungen, die einer Langzeittherapie bedürfen, eine besondere Rolle spielt.

Zeitpunkt der Patientenaufklärung

Eine intensive Aufklärung der Patienten sollte schon vor der Transplantation stattfinden. Diese muss sich mit dem operativen Eingriff und mit der Zeit nach der Transplantation auseinandersetzen und verhindern, dass es durch ein Informationsdefizit zu Fehlinterpretationen bei oder nach der Transplantation kommt. Einige Patienten erkennen erst nach der Transplantation, dass sie lebenslang immunsuppressive Medikamente einnehmen müssen. Eine rechtzeitige Aufklärung vor dem Eingriff erscheint notwendig, da die Art und Weise, wie die Patienten die Transplantation erleben, einen für die Langzeitfunktion wichtigen Faktor darstellt. Bei gutem »Gefühl bzw. Erleben« der Operation und der Hospitalisierungsphase weisen die Patienten eine deutlich höhere Compliance Rate auf (Raiz et al. 1999).

Der Patient sollte rechtzeitig Informationen über Vor- und Nachteile der Transplantation erhalten und über die Notwendigkeit der dauernden Medikamenteneinnahme nach dem Eingriff aufgeklärt werden. Die Information über mögliche Komplikationen nach der Transplantation kann helfen, die Angst vor der Operation und dem Organverlust zu nehmen. Viele, nichtaufgeklärte Patienten sind der Meinung, dass eine Abstoßungsreaktion zwingend mit dem Verlust der Niere vergesellschaftet ist. Auch über die Behebbarkeit anderer postoperativer Komplikationen, wie Infektionen oder Lymphozelen etc., sollte der Patient aufgeklärt werden.

Möglichkeiten der Patienteninformation

Die Möglichkeiten der Informationsvermittlung umfassen die mündliche Information, schriftliche Unterlagen, Illustrationen und/oder Videopräsentationen. In unserer Abteilung kommt ein Video zum Einsatz, das die Patienten über die Vor- und Nachteile einer Nierentransplantation unterrichtet. Der kontrollierte Einsatz des Videos auch an anderen Dialyseabteilungen zeigte eine hohe Akzeptanz dieser Art der Informationsvermittlung bei den Patienten. Allerdings lehnten es mehrere Patienten ohne Angabe von Gründen ab, das Video anzuschauen, obwohl es ihnen vom Pflegepersonal mehrmals zur Ansicht angeboten wurde. Nur in einer Abteilung, in der die Patienten von ärztlicher Seite eindringlich zur Teilnahme an der Videopräsentation motiviert wurden, gelang es, eine fast 100% Teilnahmerate zu erreichen (S. Kratochwil, persönliche Mitteilung; Kratochwil 2000). Dies unterstreicht die bereits von Shuldham et al. (1999) gemachte Beobachtung, dass das Wort des Arztes für die Patienten besonderes Gewicht hat, besonders dann, wenn eine gute Arzt-Patienten-Beziehung besteht.

Strukturierte Patientenschulung

Strukturierte Patientenschulungen haben sich in verschiedenen Fachgebieten (Diabetologie, Kardiologie etc.) als erfolgreich erwiesen. Multidisziplinäre Schulungen, bei denen unterschiedliche Berufsgruppen (Pflegepersonal, Diätassistent/innen, Ärzt/innen, Psycholog/innen, Sozialarbeiter/innen) involviert sind, haben hohe Erfolgsquoten. Bei älteren Patienten mit Herzinsuffizienz konnte in der Zeit nach dem Spitalsaufenthalt eine zur Kontrollgruppe signifikant höhere Medikamenten-Compliance erzielt werden, wenn die Patienten vor der stationären Entlassung multidisziplinär geschult wurden (Rich et al. 1996).

Bei nierentransplantierten Patienten ist nach Teilnahme an einer strukturierten Schulung ein höherer Wissenszuwachs nachgewiesen (Taghavi 1995). In unserer Abteilung wird für Patienten während des stationären Aufenthaltes einmal wöchentlich eine strukturierte Informationsveranstaltung abgehalten, in der unter dem Seminartitel »Leben mit der neuen Niere« rezent transplantierten Patienten die wichtigsten Punkte für die Zeit nach der Transplantation vermittelt werden. Zu den Lehrinhalten zählen die immunsuppressive Therapie, Komplikationen (z. B. Abstoßungsreaktionen, Infekte etc.), Fragen der Flüssigkeitsbilanz und der Ernährung, Aufklärung über erlaubte Freizeitaktivitäten, die Vorbereitung auf die Entlassung und die ambulante Nachbetreuung sowie die Information über Patientenselbsthilfegruppen.

Probleme bei der Patientenschulung:

Die Heterogenität des Patientenkollektivs wirft naturgemäß Probleme bei der Patientenschulung auf. Die multikulturelle Herkunft, der unterschiedliche Ausbildungsgrad, die verschieden rasche Aufnahmefähigkeit und das unterschiedliche Verständnis der einzelnen Patienten erfordern eine diversifizierte Vermittlung der Lehrinhalte.

Probleme bei der Patientenschulung

- Akzeptanz einer »Schulung«
- Unterschiedlicher Ausbildungsgrad der Patienten
- Multikulturelle Herkunft der Patienten
- Analphabetismus
- Verständnisschwierigkeiten
- Informationsmenge
- Informationsart
- Schulungsfrequenz

Nicht alle Patienten sind an einer Schulung interessiert. Allerdings ist die Akzeptanz dieser Seminare zumindest an unserer Klinik sehr hoch. 80% unserer geschulten Patienten würden wieder an einer Schulung teilnehmen. Da die Informationsmenge durch eine einzige Schulung nicht vermittelt werden kann, sind schriftliche Unterlagen als spätere Referenz vorteilhaft. Diese sollten klar und verständlich strukturiert und in der Muttersprache der Patienten abgefasst sein. Auf den Umstand, dass manche Patienten der deutschen Sprache nicht mächtig oder des Lesens nicht kundig sind, sollte geachtet werden. Für diese Patienten sollten Broschüren mit verständlichem Bildmaterial, das die wichtigsten Punkte in der Posttransplantationsphase erklärt, vorliegen.

Wiederholte Patientenschulungen

Die einmalige Information der Patienten dürfte nicht ausreichend sein. Wie aus einer Studie von Ley et al. (1982) hervorgeht, vergessen 7–52% der Patienten die ärztliche Information sofort. Bei nierentransplantierten Patienten dürften die komplizierten Sachinhalte und die Fülle der Informationen, die transplantierte Patienten zu verarbeiten haben, sicherlich nicht zu einer Steigerung der Merkleistung beitragen.

Das Erinnerungsvermögen an Gelehrtes nimmt auch mit zunehmendem zeitlichen Abstand nach der Transplantation ab. Trotz mündlicher Aufklärung und der Mitgabe schriftlicher Unterlagen konnten sich im Mittel 6,8 Jahre nach der Nierentransplantation nur 54% der Patienten erinnern, über Notwendigkeit und Sinnhaftigkeit von Sonnenschutz unter immunsuppressiver Therapie unterrichtet worden zu sein (Seukeran et al. 1998). Cowen u. Billingseley (1999) berichten, dass sich im Mittel bereits 3,1 Jahre nach der Operation 41% der von ihnen befragten Patienten nicht an eine Aufklärung in Hinblick auf Verhütung von Hautkomplikationen nach Transplantation erinnern konnten.

Argumente für wiederholte Schulungen sind, dass Patienten die Möglichkeit haben, Gehörtes besser zu verstehen und zu erfassen. Zudem besteht der Wunsch der Patienten nach Information. Seminare sollten als fixer Bestandteil in das Nachbehandlungskonzept des Transplantationszentrums integriert werden. Ähnlich wie bei der eingeführten Nachschulung von Peritonealdialysepatienten oder den an manchen Zentren etablierten Surveillance-Biopsien ist mit einer hohen Akzeptanz durch die Patienten zu rechnen.

Erweiterte Schulungsinhalte

Wiederholte Schulungen würden dem Behandlungszentrum auch die Möglichkeit geben, den Patienten erweiterte Lehrinhalte zu vermitteln, da für nierentransplantierte Patienten nicht nur Fragen der immunsuppressiven Therapie oder der Verhütung von Infektionskomplikationen relevant sind. Bekanntermaßen haben Patienten nach Organtransplantation ein erhöhtes Risiko in Hinblick auf die Entwicklung von Tumoren. Dennoch werden trotz initialer Aufklärung prophylaktisch notwendige Maßnahmen von den Patienten negiert. Auch das Wissen um ihre Sinnhaftigkeit geht mit zunehmender Dauer nach der Transplantation verloren. Etwa 7 Jahre nach erfolgreicher Transplantation wissen z. B. nur mehr 30% der Befragten, warum Sonnenschutzmaßnahmen unter Immunsuppression notwendig sind (Seukeran et al. 1998).

Die Notwendigkeit strikter Blutdruckkontrolle und der Kontrolle von Stoffwechselparametern (Lipide, Glukose, Harnsäure), die allesamt als kardiovaskuläre Risikofaktoren gelten, wird und kann in der Initialphase nach der Operation den Patienten nicht vermittelt werden. Eine Information hinsichtlich der Bedeutung kardiovaskulärer Risikofaktoren, die immerhin eine der Hauptursachen für Patientenmorbidität und -mortalität nach Nierentransplantation darstellen, sollte den Patienten aber zu späterem Zeitpunkt in strukturierter Form vermittelt werden. Erwähnenswert erscheint in diesem Zusammenhang, dass der Hälfte der von uns befragten Patienten der Wert ihres Serumcholesterins nicht bekannt war.

Literatur

Cowen EW, Billingsley EM (1999) Awareness of skin cancer by kidney transplant patients. J Am Acad Dermatol 40:697–701
De Geest S, Abraham I, Dunbar-Jacob J (1996) Measuring transplant patients' compliance with immunosuppressive therapy. West J Nurs Res 18:595–605
Didlake RH, Dreyfus K, Kerman RH, Van Buren CT, Kahan BD (1988) Patient noncompliance: a major cause of late graft failure in cyclosporine-treated renal transplants. Transplant Proc 20:63–69
Gjertson DW, Cecka JM, Terasaki PI (1995) The relative effects of FK506 and cyclosporine on short- and long-term kidney graft survival [see comments]. Transplantation 60:1384–1388
Greenstein S, Siegal B (1998) Compliance and noncompliance in patients with a functioning renal transplant: a multicenter study. Transplantation 66:1718–1726
Greenstein S, Siegal B (2000) Evaluation of a multivariate model predicting noncompliance with medication regimens among renal transplant patients. Transplantation 69:2226–2228
Kiley DJ, Lam CS, Pollak R (1993) A study of treatment compliance following kidney transplantation. Transplantation 55:51–56
Kratochwil S (2000) Der Einfluss von Information auf die Dimension der Lebensqualität bei Patienten vor und nach der Nierentransplantation. Diplomarbeit, Universität Wien, Grund- und Integrativwissenschaftliche Fakultät
Ley P (1982) Satisfaction, compliance and communication. Br J Clin Psychol 21:241–254
Lock PM, Benoliel D, Parsons V (1989) Success of communication about renal transplantation between patient and doctor. Nephrol Dial Transplant 4:119–122
Meyers KE, Thomson PD, Weiland H (1996) Noncompliance in children and adolescents after renal transplantation. Transplantation 62:186–189
Raiz LR, Kilty KM, Henry ML, Ferguson RM (1999) Medication compliance following renal transplantation. Transplantation 68:51–55
Rich MW, Gray DB, Beckham V, Wittenberg C, Luther P (1996) Effect of a multidisciplinary intervention on medication compliance in elderly patients with congestive heart failure. Am J Med 101:270–276
Seukeran DC, Newstead CG, Cunliffe W J (1998) The compliance of renal transplant recipients with advice about sun protection measures. Br J Dermatol 138:301–303
Shuldham C (1999) A review of the impact of pre-operative education on recovery from surgery. Int J Nurs Stud 36:171–177
Taghavi R (1995) The effect of preoperative structured teaching on renal transplantation outcome. Transplant Proc 27:2597–2598

20 Zur Bedeutung der familienorientierten Rehabilitation nach Organtransplantation am Beispiel der Sonderkrankenanstalt der Rudolf-Pichlmayr-Stiftung »Ederhof«

L. Winkler, K. Jähn, E. Nagel

ZUSAMMENFASSUNG

Seit Anfang der 70er-Jahre profitieren in zunehmendem Maße auch Kinder und Jugendliche von den Techniken der modernen Transplantationsmedizin. Gerade die Nierentransplantation gehört mittlerweile zu dem wünschenswerten Therapiekonzept bei der terminalen Niereninsuffizienz selbst im Kleinkindalter. Die frühzeitige Transplantation soll die körperlichen und psychosozialen Probleme langdauernder chronischer Erkrankung und evtl. Dialysebehandlung vermeiden helfen. Allerdings ist dieses Ziel aufgrund des allgemein bestehenden Organmangels nur unzureichend zu verwirklichen.

Umso mehr ist es notwendig, im Rahmen der Vorbereitung zur Transplantation bzw. nach erfolgreich durchgeführter Organübertragung durch geeignete Rehabilitationsmaßnahmen entstandene Defizite auszugleichen. Während es für Erwachsene schon immer Möglichkeiten gab, nach kräftezehrenden Eingriffen oder bei chronischen Erkrankungen Rehabilitationsmaßnahmen in Anspruch zu nehmen, waren derartige Möglichkeiten speziell für Kinder lange Zeit nicht vorhanden.

Im September 1992 eröffnete die »Rudolf-Pichlmayer-Stiftung« die Sonderkrankenanstalt »Ederhof« in Stronach, Osttirol, und gab damit organtransplantierten Kindern, Jugendlichen und deren Familien die Chance zu einer speziell auf ihre Belange zugeschnittenen Rehabilitationsmaßnahme.

Das Therapiekonzept verfolgt aufgrund der Bedürfnisse des Patientenklientels und ihrer Familien das Ziel der ganzheitlichen Rehabilitation und konzentriert sich primär auf drei Schwerpunkte:
– Medizinische Betreuung
– Sportphysiologische Maßnahmen
– Psychosoziale Stabilisierung

Im Bereich der medizinischen Betreuung ist es das Ziel, die transplantierten Kinder möglichst frühzeitig nach der stationären Behandlung aufzunehmen, um im Rahmen des Monitorings der Immunsuppression, der Ernährungsberatung und der Infektionsprophylaxe einen problemlosen Übergang zwischen Krankenhaus und Lebensalltag zu erzielen. Die Höhenlage des Rehabilitationszentrums (1100 m ü. N.N.) ist mit ein Grund für die deutliche Leistungssteigerung im Rahmen der sportphysiologischen Arbeiten und für den positiven Effekt u.a. auf hämatologische Parameter. Für die Entwicklung der Kinder und Jugendlichen ist es zudem von besonderer Wichtigkeit, mehr Selbständigkeit und Eigenverantwortung im Umgang mit ihrer Erkrankung und bei der Bewältigung des Alltages zu erlernen. Hier spielt die Entlastung der Familien und die Aufarbeitung der besonderen krankheitsbedingten Familienkonstellation eine zentrale Rolle in der psychologischen Betreuung.

Einleitung

Die gemeinnützige Rudolf-Pichlmayr-Stiftung »Rehabilitation nach Organtransplantation« hat ein Rehabilitationszentrum für Kinder und Jugendliche nach Organtransplantation aufgebaut, dass im September 1992 eröffnet wurde und mittlerweile von den meisten deutschen und österreichischen Krankenkassen anerkannt ist. Damit haben junge Patienten nach einer Transplantation die Möglichkeit, einen Kuraufenthalt mit spezifisch auf ihre Belange ausgerichteter Zielsetzung zu erhalten. Neben den bereits transplantierten Patienten werden in diesem Zentrum zunehmend auch leber- und niereninsuffiziente Kinder vor Transplantation betreut, darüber hinaus werden als Nierenersatztherapie sowohl Peritoneal- als auch Hämodialyse angeboten.

Kinder und Jugendliche nach einer Organtransplantation sind nicht nur durch den schweren Eingriff der Transplantation selbst und seiner unmittelbaren Folgen, sondern vor allem durch die oft lange Erkrankungsphase vor der Transplantation belastet.

Entwicklungsrückstände im physischen und psychischen Bereich mit Schäden vielfältiger Art sind die Folge. Hinzu kommen die Notwendigkeit der medikamentösen Dauertherapie (Immunsuppression, häufig antihypertensive Medikation u.a.), Belastungen durch die erforderliche kontinuierliche Überwachung der Organfunktion und Sorge um mögliche Verschlechterung. Kurz gesagt, eines der Hauptprobleme vor und nach Transplantation kann mit dem Begriff »anders sein« umschrieben werden. Dies bezieht sich zum einen auf das äußere Erscheinungsbild – viele der Kinder sind klein, blass, manche weisen z.B. Knochendeformitäten auf –, dies alles einhergehend mit einer eingeschränkten körperlichen Belastbarkeit. Zum anderen unterscheidet sich der Tagesablauf deutlich von dem gesunder Altersgenossen. Pünktliche Tabletteneinnahme, Blutdruckkontrollen, Blutentnahmen, Verbandswechsel bis hin zum strengen Dialyseregime diktieren die Tagesstruktur. Für viele ist es daher schwer, sich in eine Gruppe zu integrieren.

Eine große psychische Belastung stellen u.a. die ständige Angst vor einer Verschlechterung der Organfunktion, Schuldgefühle gegenüber Eltern und Geschwistern und Gedanken an eine ungewisse Zukunft (Schritt aus dem Elternhaus, Beruf, eigene Familie) dar.

All dies schränkt die Lebensqualität der Kinder und Jugendlichen auch nach erfolgreicher Transplantation ein.

Als Auswirkung dieser physischen und psychischen Belastungen beobachtet man eine verzögerte Entwicklung zur Selbständigkeit, passives, aggressives oder sehr zurückgezogenes Verhalten bei Konflikten und leider oft auch eine Nachlässigkeit im eigenverantwortlichen Umgang mit der Krankheit bis hin zu einer bewussten Verweigerung der lebensnotwendigen Medikamenteneinnahme (Non-Compliance).

Auch die Familie der jungen Patienten ist oft stark belastet und häufig nicht in der Lage, allen Gesichtspunkten einer bestmöglichen Rehabilitation gerecht zu werden.

Gerade nach den vielversprechenden Entwicklungen auf den Gebieten der Operationstechnik und Immunsuppression muss auch eine weiterführende, langfristige Betreuung als logische Fortführung der mit der Transplantation begonnenen Therapie gewährleistet sein.

In Anbetracht der Tendenz bei bestimmten Erkrankungen, Kinder in immer jüngerem Alter zu transplantieren – wenn Folgeschäden der Grunderkrankung noch nicht aufgetreten sind –, wächst der Bedarf an Einrichtungen zur familienorientierten Rehabilitation

Eine Transplantation im jungen Alter, eventuell verbunden mit der Spende eines Elternteils, bedeutet für die gesamte Familie eine erhebliche psychosoziale Belastung. Daher ist es umso wichtiger, diesen Familien im Anschluss an eine Transplantation die Möglichkeit zu geben, in entspannter Atmosphäre ohne die normalen Alltagssorgen zueinander zu finden und wieder normale Verhältnisse aufkommen zu lassen

Die Rudolf-Pichlmayr-Stiftung »*Rehabilitation für Kinder und Jugendliche vor und nach Organtransplantation*« verfolgt eben dieses Ziel einer ganzheitlichen Rehabilitation.

Der Sonderkrankenanstalt »Ederhof«, ein eigens für diese Zwecke umgebauter und hervorragend ausgestatteter, ehemaliger Bergbauernhof, liegt klimatisch günstig in 1100 m Höhe auf der Sonnenseite der Lienzer Dolomiten. Das Rehabilitationsprogramm, vorgenommen von erfahrenem Personal, ist auf die bereits erwähnten spezifischen Belange der jungen Patienten ausgerichtet.

Durch die bewusst niedrig gehaltene Bettenzahl des Zentrums – es bietet maximal Platz für 35 Patienten – ist eine individuelle Betreuung möglich. Gleichzeitig beinhaltet das Konzept der Betreuung chronisch Kranker in allen Stadien der Erkrankung und jungen Menschen, die bereits transplantiert sind, einen intensiven Austausch untereinander und ein Lernen vom anderen durch gemeinsames Erleben (Abb. 20.1).

Ärztliche Überwachung vor Ort ist rund um die Uhr gewährleistet, außerdem besteht enger Kontakt zum Bezirkskrankenhaus Lienz, wo weiterführende Maßnahmen wie z. B. Röntgenuntersuchungen möglich sind.

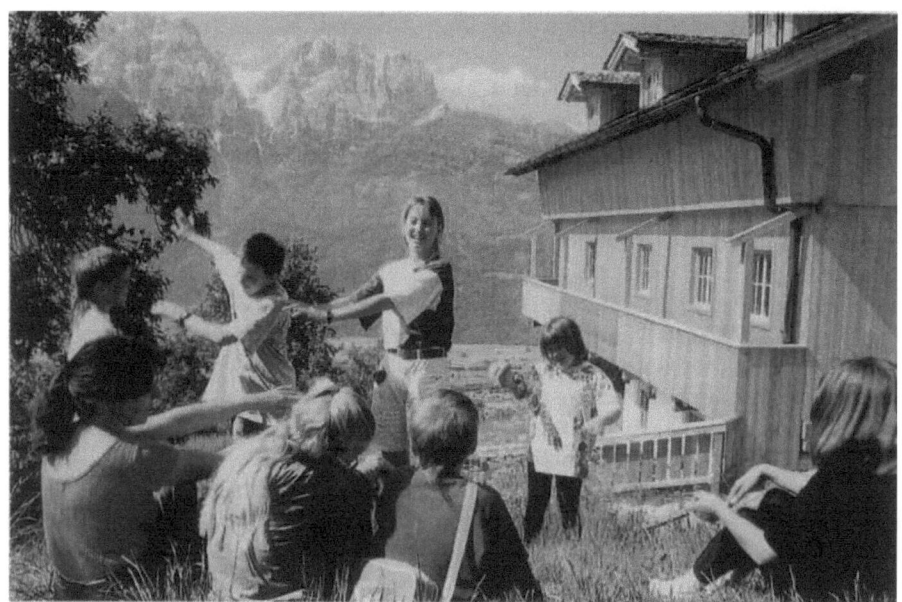

Abb. 20.1

Therapiekonzept

Das individuelle Therapiekonzept richtet sich insbesondere nach dem Alter, der Grunderkrankung und dem Gesundheitszustand der Kinder und Jugendlichen und lässt sich in einen medizinischen, einen sportphysiologischen und einen psychosozialen Bereich gliedern.

Kleinkinder

Für Kleinkinder liegt der medizinische Schwerpunkt des Rehabilitationskonzeptes in der Wirkung des Aufenthaltes in Höhenlage und dem entsprechenden Klima, das sich insbesondere positiv auf die Blutbildung auswirkt. Angestrebt wird die Steigerung der körperlichen Aktivitäten und die Förderung eventueller entwicklungsphysiologischer Verzögerungen durch gezielte physiotherapeutische Behandlung oder Spieltherapie nach Montessori.

Eine Förderung der Sozialisierung der kleinen Kinder wird durch die Betreuung in so genannten Vorschulgruppen, den Spiel-Sportgruppen, angestrebt. Einerseits kann dadurch ein oft *symbiotisches* Verhältnis zur betreuenden Person gelockert und das Kind auf spätere Kindergarten- oder Schulbesuche vorbereitet werden, andererseits erhalten die Begleitpersonen die Möglichkeit, auch unabhängig aktiv zu sein und sich ohne das Kind zu erholen, was vielfach erst wieder erlernt werden muss.

Sicher benötigen Kleinkinder eine ihnen bekannte Bezugsperson, weshalb sie in der Regel von einem Elternteil, besser von beiden, begleitet und betreut werden. In diesem familienorientierten Ansatz wird es möglich, sowohl den Kindern als auch den Eltern eine Chance zu eröffnen, in ein *normales* Leben zurückzufinden.

Schulkinder

Im medizinisch/physiologischen Bereich steht neben dem positiven Einfluss von Höhenlage und Klima insbesondere die Verbesserung der körperlichen Leistungsfähigkeit durch gezieltes und angepasstes Training im Vordergrund.

Zur individuellen Beurteilung der Leistungsfähigkeit und Belastbarkeit werden zu Beginn der Kur sowie in regelmäßigen Abständen während des Aufenthaltes spiroergometrische Untersuchungen durchgeführt und ein individuelles Trainingsprogramm erstellt. Dieses besteht, neben dem regelmäßig durchgeführten Herz-Kreislauf-Training, den Jahreszeiten entsprechend aus Wandern, Radfahren, Skifahren, Skilanglauf, Schwimmen u.a. Ergänzend sind Spiele, Gymnastik und Entspannungsübungen vorgesehen. Dieses Konzept betrifft nicht nur die bereits Transplantierten, sondern ebenso die Patienten vor Transplantation, um auf diese Weise bessere Bedingungen für den zu erwartenden belastenden Eingriff zu schaffen.

In psychosozialen Belangen liegt der Schwerpunkt in der Förderung der Selbständigkeit und Eigenverantwortung. Dafür ist es wünschenswert, dass Kinder ab dem Schulalter (3. Klasse) möglichst alleine, d.h. ohne elterliche Begleitung teilnehmen.

Durch die oft schon Jahre andauernde Erkrankung geraten die Kinder in jungen Jahren in eine starke, aber auch notwendige Abhängigkeit von ihren Eltern. Angst auf Seiten der betreuenden Person und Bequemlichkeit oder auch einfach Hilflosigkeit auf Seiten der betreuten Person führen oft dazu, dass diese Abhängigkeit oder Überbehütung auch später fortgeführt und damit eine Entwicklung zu Selbständigkeit und Eigenverantwortung behindert wird.

Es soll also hier versucht werden, die Kinder im Rahmen ihrer Möglichkeiten unter entsprechender Aufsicht selbst Verantwortung übernehmen zu lassen. Dazu gehören so *selbstverständliche* Dinge wie das Aufräumen des eigenen Zimmers, Tischdecken, Vorbereiten der eigenen Wochenmedikation und Auseinandersetzung mit der Bedeutung der selbständigen Medikamenteneinnahme usw.

Aber auch das Akzeptieren ihrer besonderen Lebenssituation und der eigenverantwortliche Umgang mit ihrer Krankheit fällt in diesen psychosozialen Bereich. Und zur Erreichung eben dieses Ziels bietet die Konzeption des Ederhofs eine besondere Chance, weil eben das Zusammenleben von bereits Transplantierten mit nieren- und leberinsuffizienten Patienten sowie Patienten mit Nierenersatztherapie die Möglichkeit bietet, die Situation des jeweils anderen im normalen Alltag zu erleben. Einerseits lernt der noch nicht transplantierte Patient dadurch, dass auch nachher gewisse Einschränkungen und Vorschriften bleiben, andererseits können bereits Transplantierte den anderen durch ihre

Lebenserfahrung Mut machen. Beim gemeinsamen Training sieht der Dialysepatient, dass er körperlich mit Transplantierten mithalten kann. So lernt einer vom anderen.

Insbesondere für Patienten mit Nierenersatztherapie ist der eigenverantwortliche Umgang mit ihrer Erkrankung und Therapie ein wichtiger Moment zum Erwachsenwerden. Sind sie erst einmal sicher in der Handhabung der erforderlichen Geräte und im Umgang mit ihrer Medikation können sie, ebenso wie transplantierte Patienten, Selbstvertrauen entwickeln und die erforderliche Loslösung aus der Abhängigkeit wagen. Nur wer zeigen kann, dass er eigenverantwortlich handeln kann, kann erwarten, dass man ihn in die Selbständigkeit entlässt. Die jungen Menschen erfahren so, dass ihnen durch Anwachsen der eigenen Kompetenz, des eigenen Wissens, Handlungsfähigkeit für die eigene Person zuwächst, sie also autonom werden.

Ein weiterer Punkt im psychosozialen Konzept liegt in der Möglichkeit, durch gezielte schulische Förderung einen Wiedereinstieg in den Schulalltag zu ermöglichen, da durch Krankheit oder Transplantation oft erhebliche Fehlzeiten entstehen.

Dreimal in der Woche besuchen die Kinder vormittags den Schulunterricht, der auf den von zu Hause mitgebrachten und von den eigenen Lehrern vorbereiteten Unterlagen aufbaut.

Junge Erwachsene

Für diese Altersgruppe gelten die gleichen medizinischen und sportphysiologischen Therapiekonzepte wie für die Schulkinder. Besonders in dieser Altersgruppe ist es allerdings oft erst einmal nötig, Spaß und Interesse an körperlicher Leistung zu entwickeln. Da der *lästige* Schulsport als Motivation oft fehlt und die Patienten schon lange nicht mehr an körperliche Aktivitäten gewöhnt sind, bestehen oft Hemmungen durch das Gefühl der eigenen Unzulänglichkeit.

Gleichzeitig betreffen die bereits ausgeführten psychosozialen Probleme von mangelndem Selbstbewusstsein und Eigenverantwortung in besonderem Maße diese Altersgruppe.

Durch Gespräche untereinander, mit den Betreuern und dem medizinischen Personal können sie Erfahrungen über Beruf, Familie und den Umgang mit Krankheit und Behinderung austauschen und, was zentral ist, erleben.

Als Haus der Begegnungen bietet der Ederhof in dieser Hinsicht, anders als z. B. eine Feriendialyse, jungen Menschen in den verschiedenen Stadien der Erkrankung die Möglichkeit, die Lebenssituation des jeweils anderen hautnah mitzuerleben, von den Erfahrungen des anderen zu lernen und eigene Erfahrungen weiterzugeben. Da die Begegnung mit dem Ederhof auch gleichzeitig die Begegnung mit der Rudolf-Pichlmayr-Stiftung ist, eröffnet sich das Spektrum der Stiftung im Bereich von Berufsfindung, Ausbildungsplatzsuche, sozialer Indikation und Unterstützung bei Familiengründung für die Patientinnen und Patienten zu einem Zeitpunkt, wo dies Grundlage für eigene Zukunftsfähigkeit bedeuten kann.

Eltern bzw. Begleitpersonen

Durch die Erkrankung, die Transplantation mit anschließender stationärer Nachsorge oder auch durch nachfolgende Komplikationen wird nicht nur die Lebenssituation des betroffenen Kindes beeinflusst. Die Situation der gesamten Familie ändert sich. Oft bleibt ein Elternteil mit dem Patienten in der Klinik, dann muss die Restfamilie ohne Mutter oder Vater auskommen, besonders bei Geschwisterkindern kann das zu einem schwierigen, bisweilen gestörten Verhältnis zum kranken Geschwister führen.

Der Ederhof bietet die Möglichkeit zu einem aktiven Erholungsaufenthalt für die gesamte Familie.

Selbstverständlich sind Eltern und Geschwister aufgefordert, an den sportphysiologischen Aktivitäten mit den Patienten gemeinsam teilzunehmen, auch um eine Sonderstellung des Patienten zu vermeiden. Auf diese Weise bietet die Rehabilitation der Familie die Möglichkeit, wieder in einen normalen Rhythmus zu finden. Geschwister erhalten die Gelegenheit, in der Gruppe sich einander wieder anzunähern, was oftmals einfacher ist, als der *erzwungene* Kontakt im Elternhaus.

Im Rahmen dieser familienorientierten Rehabilitation ist auch eine psychologische Betreuung der Familien gemeinsam und der Eltern und Kinder getrennt vorgesehen, um verdeckt liegende Konflikte und intrafamiliäre Probleme offen zu legen und an deren Bewältigung zu arbeiten

Anschlussheilbehandlung

Besonders gerade transplantierten jungen Patientinnen und Patienten oder solchen, die einen längeren stationären Aufenthalt hinter sich haben, bieten die Angebote des Ederhofes eine gute Chance, den Krankenhausaufenthalt zu verkürzen und langsam unter ärztlicher Begleitung in den Lebensalltag zurückzufinden.

Oft wird dieser Wechsel von der behüteten Krankenhausatmosphäre zum häuslichen Bereich von den Patienten selbst, aber auch von den Eltern der Kinder als zu abrupt empfunden. Einerseits ist man froh, wieder zu Hause zu sein, andererseits ist eine große Unsicherheit da. Fanden vorher nahezu tägliche Kontrollen der Organfunktion und Immunsuppression statt, wird der Abstand plötzlich auf einen wöchentlichen Rhythmus ausgedehnt. Dies schafft Unsicherheit. Haben die Schwestern und Ärzte vorher den Eltern oder dem Patienten die Medikation und Durchführung der nötigen medizinischen Verordnungen abgenommen, müssen sie es nun selbst in die Hand nehmen und verantworten.

Oft sind längere stationäre Aufenthalte erforderlich, um dem Patienten einen langsamen Übergang zur Selbständigkeit zu ermöglichen. Im Ederhof besteht die Möglichkeit für die Patienten oder Eltern, selbständig mit der neuen Situation umgehen zu lernen und trotzdem nicht auf die Sicherheit medizinischer Kontrollen und Maßnahmen zu verzichten.

Darüber hinaus ist die engmaschige Überwachung von Organfunktion und Immunsuppression gewährleistet. Durch Ernährungsberatung, Physiotherapie,

Tabelle 20.1. Rehabilitationsprogramm in Abhängigkeit von der Altersgrenze

Kleinkinder	Schulkinder	Junge Erwachsene	Begleitpersonen
Körperliche Bewegung im Freien	Herz-Kreislauf-Training	Herz-Kreislauf-Training	Herz-Kreislauf-Training
Kindergarten	Sportliche Freizeitaktivitäten	Sportliche Freizeitaktivitäten	Sportliche Freizeitaktivitäten
Vorschule	Morgengymnastik	Morgengymnastik	Morgengymnastik
Krankengymnastik	Krankengymnastik	Krankengymnastik	Entspannungsübungen
Spieltherapie	Schulunterricht	Massage	Massage
Musiktherapie	Entspannungsübungen	Entspannungsübungen	Familientherapie
Entspannungsübungen	Medizinisches Training	Medizinisches Training	Erziehungsberatung
Reiten	Diätberatung	Gesprächsgruppen	Gesprächsgruppen
Schwimmen	Kreatives Arbeiten	Diätberatung	Diätberatung
	Psychologische Betreuung	Kreatives Arbeiten	Kreatives Arbeiten
		Psychologische Betreuung	

Schulung und stabilisierende psychische Behandlung können Probleme, die ein abrupter Übergang vom Krankenhaus nach Hause, gerade in dieser angesprochenen Altersgruppe, bedeutet, vermieden und die stationäre Liegezeit verkürzt werden (Tabelle 20.1).

Numerischer Überblick

Vom September 1992 bis November 2000 wurden im Ederhof 1054 Kinder betreut. Die nierenkranken Patienten stellten mit 687 Personen die größte Gruppe. Die Stadien der Erkrankung reichten von präterminaler über terminale Niereninsuffizienz bis hin zur Gruppe der transplantierten Patienten, manche mit bereits wieder eingeschränkter Transplantatfunktion.

So wurden 515 transplantierte bzw. präterminal niereninsuffiziente und 172 dialysepflichtige Patienten betreut. In den letzten sechs Jahren hat die Anzahl der Leberkranken, Leberinsuffizienten oder Lebertransplantierten deutlich zugenommen, insgesamt handelte es sich um 297 Patienten, davon allein 50 im Jahre 1999.

Neben diesen beiden Krankheitsgruppen wurden unter anderem auch Jugendliche mit Atemwegserkrankungen, Adipositas, Anorexie, Kurzdarmsyndrom und seltenen Stoffwechselerkrankungen behandelt.

Es können pro Kur bis zu 25 Kinder und bis zu 10 Begleitpersonen aufgenommen werden, die Altersspanne reichte von 13 Monaten bis 28 Jahren mit einem Durchschnittsalter von 12,5 Jahren, wobei jedoch immer versucht wurde, weitgehend homogene Gruppen zusammenzustellen.

Die Aufenthaltsdauer ist aufgrund der Einsparungspolitik im Gesundheitsbereich in den letzten Jahren bedauerlicherweise rückläufig. Nachdem in der Anfangsphase die mittlere Aufenthaltdauer pro Patient bei 41,4 Tagen lag, ist sie in den letzten zwei Jahren auf durchschnittlich 25 Tage zurückgegangen. Diese auf nichtmedizinische Gründe zurückzuführende Reduktion ist problematisch, da die Auswertung der physiologischen Parameter deutlich zeigt, dass eine 6-wöchige Phase zu besseren Ergebnissen führt und somit auch zu mehr Nachhaltigkeit. Gleiches gilt, wenn auch statistisch schwer belegbar, für den Erfolg der psychosozialen Therapie und Betreuung.

Zwar kann heute, je nach individueller Problematik, ein längerer Aufenthalt beantragt werden oder während des Aufenthaltes mit medizinischer Begründung um eine Verlängerung nachgesucht werden, aber eine positive Entscheidung fällt den jeweiligen Krankenkassen oder Sachbearbeitern, die unter den Vorgaben der Mittelknappheit agieren, oft nicht leicht.

Laborchemische Parameter

Die Auswertung der laborchemischen Daten seit 1992 zeigt einen signifikanten Anstieg des Hämoglobins von einem Mittelwert von 11,3 mg/dl bei Nierentransplantierten und Niereninsuffizienten (n = 290) auf 11,9 mg/dl, somit um 5%.

Bei den Lebertransplantierten und Leberinsuffizienten (n = 187) fanden sich ähnliche Ergebnisse, hier lag der Mittelwert bei Kurbeginn bei 11,53 mg/dl, bei Kurende bei 11,96 mg/dl. Der Anstieg betrug hier also 4%. Selbst in der Gruppe der Dialysepatienten war ein leichter Anstieg des Hämoglobins zu verzeichnen.

In der Gruppe der Nierentransplantierten und Niereninsuffizienten blieben 90 Patienten für 4 Wochen und 137 Patienten für 6 Wochen. Der Mittelwert des Hämoglobins der ersten Gruppe lag zu Beginn bei 11,27 g/dl und nach Ablauf von 4 Wochen bei 11,66 g/dl, die Steigerung somit bei 0,392 g/dl.

Für die zweite Gruppe ergab sich ein Mittelwert bei Kurbeginn von 11,4 und am Ende von 6 Wochen von 12,02 g/dl. Mit einer Steigerung von 0,619 g/dl gegenüber 0,392 g/dl konnte also nach 6 Wochen der Anstieg des Hämoglobins nahezu verdoppelt werden.

Tabelle 20.2. Entwicklung des Hämoglobinwertes zu Beginn und zum Ende der Rehabilitationsmaßnahe

	Anzahl der Patienten	Hb Kurbeginn [g/dl]	Hb Kurende [g/dl]	Anstieg [g/dl]
Nierentransplantierte (NTX)	290	11,33	11,89	0,560
Lebertransplantierte (LTX)	187	11,53	11,96	0,423
NTX 4 Wochen	90	11,27	11,66	0,392
NTX 6 Wochen	137	11,40	12,02	0,619
LTX 4 Wochen	80	11,69	12,07	0,385
LTX 6 Wochen	73	11,37	11,82	0,443

Ähnliche Ergebnisse zeigen sich auch für die Gruppe der Lebertransplantierten und Leberinsuffizienten, nur dass hier bei insgesamt besseren Ausgangswerten die Steigerungsrate geringer ausfällt (Tabelle 20.2).

In der Gruppe der Nierentransplantierten und niereninsuffizienten Patienten zeigte sich auch ein leichter Abfall des Serumkreatinins, während eine signifikante Veränderung der Transaminasen bei den Lebertransplantierten nicht nachzuweisen war.

Physiologische Parameter

Alle Patienten, die von ihrer körperlichen Konstitution und Koordination dazu in der Lage sind, nehmen an einem individuell gestaffelten Ausdauertraining teil. Dabei wird zunächst in einem spiroergometrischen Test die körperliche Leistungsfähigkeit untersucht und die Herzfrequenz im Bereich der anaeroben Schwelle festgestellt. Diese dient dann beim regelmäßigen Herz-Kreislauf-Training als Richtlinie, die es zu erreichen und über einen vorgegebenen Zeitraum zu halten gilt (Abb. 20.2).

Im abschließenden Test wird die Auswirkung dieses Trainings messbar. Die statistische Auswertung der Ergebnisse von bisher 185 Patienten zeigt eine signifikante Leistungssteigerung bei 70% der Probanden, wobei der Grad der Steigerung von der Aufenthaltsdauer, dem Grad der Anämie und dem Abstand zur Transplantation abhängig ist.

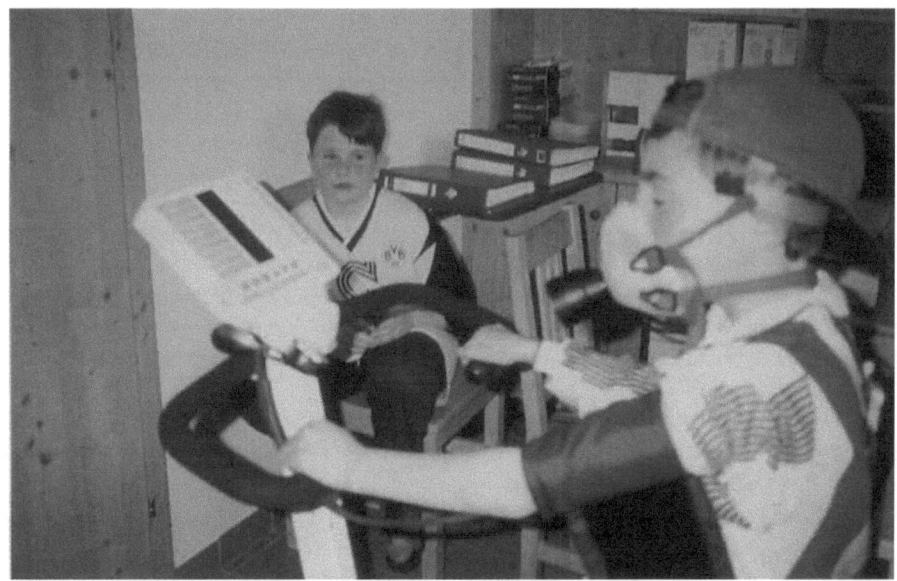

Abb. 20.2.

Tabelle 20.3. Spiroergometrisch erfasste Leistungsfähigkeit zu Beginn und am Ende der Rehabilitationsmaßnahme

	Anzahl der Patienten	Kurbeginn Wmax/kg	Kurende Wmax/kg	Differenz Watt/kg	Kurbeginn VO2max/kg	Kurende VO2max/kg	Differenz ml/min/kg
Nierentransplantierte (NTX)	112	2,20	2,47	0,269	31,46	34,60	3,14
Lebertransplantierte (LTX)	73	2,07	2,36	0,284	29,38	31,95	2,56
NTX 4 Wochen	40	2,31	2,53	0,221	33,97	36,08	2,11
NTX 6 Wochen	45	2,12	2,43	0,312	29,85	34,02	4,18
LTX 4 Wochen	36	2,11	2,40	0,287	29,87	33,53	3,66
LTX 6 Wochen	21	1,93	2,26	0,334	27,22	29,68	2,46

Eine gesonderte Auswertung der getesteten Patienten hinsichtlich ihrer Grunderkrankung zeigt, dass die Ausgangsleistung der Nieren- und der Lebertransplantierten nur unwesentlich voneinander abweicht. In der Gruppe der 112 nierentransplantierten Patienten lag die durchschnittliche Ausgangsleistung bei Kurbeginn bei 2,2 Watt/kg KG, in der Gruppe der 73 getesteten Lebertransplantierten ergab sich eine Ausgangsleistung von 2,07 Watt/kg KG.

Betrachtet man diesen Aspekt unter dem Gesichtspunkt der Aufenthaltdauer, so liegt auch hier nach 6 Wochen eine größere Steigerung vor als nach 4 Wochen (Tabelle 20.3).

Parallel mit der Steigerung der körperlichen Leistungsfähigkeit verläuft die Entwicklung der maximalen Sauerstoffaufnahme. In der Gruppe der Nierentransplantierten betrug der Mittelwert bei Kurbeginn 31,46 ml/kg Kg/min, bei Kurende wurden 34,6 ml/kg KG/min gemessen. In der Gruppe der Lebertransplantierten konnten ähnliche Ergebnisse erzielt werden. Hier lag der Mittelwert zu Anfang bei 29,38 ml/kg KG/min und am Ende bei 31,95 ml/kg KG/min.

Besonders hervorzuheben – wenn auch statistisch nicht erfassbar – ist die Beobachtung, dass die meisten Patienten Spaß an der Bewegung bekamen und durch die merkliche Steigerung der Leistungsfähigkeit wieder Zutrauen zu ihrem eigenen Körper fanden.

Weiterhin wurde bei einem Großteil der Kinder eine Verbesserung des Allgemeinzustandes beobachtet. Auch dies ist statistisch schwer verifizierbar, aber häufig berichten Eltern oder die behandelnden Zentren von ungewöhnlich langen infektfreien Phasen nach dem Aufenthalt.

Durch die regelmäßige und kontrollierte Medikamenteneinnahme ließen sich medizinische Parameter wie z. B. der Blutdruck oder auch die Konzentration wichtiger Immunsuppressiva stabilisieren und so die Dosierung einiger Medikamente verringern.

Fazit

Obwohl das Zentrum bereits bei seiner Gründung 1992 für Patienten aus dem gesamten europäischen Raum gedacht war, wurden die Möglichkeiten bisher hauptsächlich von Deutschen und in den letzten 3 Jahren zunehmend auch von Österreichern genutzt.

Die Gründe dafür sind vielfältig. Zum einen gibt es trotz europäischer Vereinigung immer noch rechtliche und organisatorische Hindernisse, Rehabilitationsmaßnahmen im so genannten Ausland zu genehmigen, ein Problem, das sich speziell für die deutschen Krankenkassen und Rentenversicherungsträger stellt. In Österreich ist es weniger ein Problem der Genehmigung durch die Krankenkasse. Hier liegt das Problem vielmehr in der generellen Frage der Antragstellung und Handhabung. Gleiches gilt für andere europäische Staaten. Hier eine europäisch genutzte Einrichtung für Kinder und Jugendliche und deren Familien dauerhaft einzurichten, ist das unveränderte Ziel der Rudolf-Pichlmayr-Stiftung.

Neben den bereits ausgeführten statistisch messbaren Resultaten wie den hämatologischen Parametern oder den physischen Leistungssteigerungen bleibt der weite Komplex der psychosozialen Einflüsse.

Hier ist es nicht einfach, messbare Ergebnisse zu erfassen, da die Probleme der Kinder, Jugendlichen und Familien vielschichtig und individuell sind und die Aufarbeitung der Resultate psychologischer Tests erst begonnen hat. Was jedoch das Thema des eigenverantwortlichen Umgangs mit der Krankheit und Selbständigkeit anbelangt, zeigen die Verläufe vieler Patienten nach ein- oder mehrmaligem Aufenthalt eindeutige Tendenzen. Die Aussage vieler Eltern über das Verhalten der Kinder und Jugendlichen belegen dies eindrucksvoll.

Die Tatsache, dass vor allem junge Erwachsene und auch Familien gerne wiederkommen möchten und es auch tun, zeigt, dass sie die Zeit auf dem Ederhof und die Begegnung mit anderen als wichtig und hilfreich empfinden.

Das gewählte Konzept der gemeinsamen medizinischen und psychosozialen Rehabilitation chronisch kranker und transplantierter Patienten hat sich bewährt und wird diejenigen, die durch ihre Erkrankung in vielfältiger Hinsicht benachteiligt sind, dennoch zukunftsfähig machen.

21 Resümee zum Themenbereich »Weitere Einflussfaktoren«

J. Klempnauer

Die Nierentransplantation ist eine seit langem etablierte und anerkannte Therapieform. Die technisch-chirurgischen Aspekte und Probleme der Nierentransplantation gelten seit vielen Jahren als weitgehend gelöst und die Entwicklung und Einführung neuer Immunsuppressiva hat zu deutlich verbesserten mittel- und langfristigen Ergebnissen geführt. Das Augenmerk richtet sich heute verstärkt auf das langfristige Patienten- und Transplantatüberleben.

Die erhöhte Inzidenz von Malignomen und lymphoproliferativen Erkrankungen nach Nierentransplantation stellt ein besonderes Problem für die langfristige Patientenprognose dar, da mit zunehmender Dauer der Immunsuppression nach erfolgreicher Nierentransplantation die Inzidenz für bösartige Erkrankungen deutlich zunimmt. 17 Jahre nach einer erfolgreichen Nierentransplantation wurde die Wahrscheinlichkeit, an einer malignen Erkrankung zu erkranken, mit bis zu 55% berichtet. In der Langzeitbetreuung nierentransplantierter Patienten ist eine Strategie zur Prävention und Früherkennung maligner Erkrankungen neben dem maßvollen Einsatz der Immunsuppression ein entscheidender Aspekt in der Sicherung des Langzeitüberlebens nach Nierentransplantation. Die Therapie maligner Erkrankungen bei nierentransplantierten Patienten muss das Patientenüberleben im Vordergrund der Betrachtungen sehen. Deshalb gelten für diesen Patientenkreis dieselben Prinzipien der onkologischen Therapie wie auch bei nichtnierentransplantierten Patienten. Die Reduktion oder das Absetzen der Immunsuppression bei Malignomen nach Nierentransplantation sollte immer im Einzelfall unter Berücksichtigung der Langzeitprognose des Patienten und seiner Lebensqualität entschieden werden. Eine vertrauensvolle und tragfähige Arzt-Patient-Beziehung bildet hierbei die Grundlage für eine aufgeklärte gemeinsame Entscheidung von Arzt und Patient.

Die langfristige Betreuung nierentransplantierter Patienten erfordert eine ärztliche Einstellung, die das Bedürfnis des Patienten nach Autonomie und die Problematik des Patienten in der Akzeptanz der Erkrankung erkennt und im Rahmen der langfristigen Zusammenarbeit partnerschaftlich begleitet. Die fortlaufende Patientenaufklärung und -schulung sollte die Bedürfnisse des Patienten und die medizinischen Erfordernisse, die in der Regel mit Einschränkungen einhergehen, als Spannungsfeld erkennen und darauf eingehen. Die persönliche, vertrauensvolle und tragfähige Beziehung zwischen Arzt und Patient stellt die Grundlage für eine erfolgreiche Langzeitbetreuung dar.

Die Non-Compliance des Patienten mit dem Behandlungskonzept gefährdet das Langzeitergebnis nach Nierentransplantation und erfordert eine möglichst differenzierte Betrachtung durch den behandelnden Arzt, die neben den Patientenmerkmalen auch zusätzliche Faktoren wie Nebenwirkungen der Medikamente, Verhalten und Rollenvorstellungen des Behandlungsteams sowie organisatorische Merkmale der Gesundheitsversorgung berücksichtigt. Die subjektive Sicht und die Wertehierarchie des Patienten muss in der Arzt-Patient-Beziehung einen wichtigen Stellenwert einnehmen und sollte beim Auftreten von Non-Compliance thematisiert werden. Die Vermittlung der Bedeutung der Non-Compliance für die Prognose nach Nierentransplantation ist ein wichtiger Baustein einer erfolgreichen Patientenschulung. Das Erkennen der Non-Compliance durch den Arzt und den Patienten kann eine unnötige Verschwendung von Ressourcen verhindern. Die Compliance des Patienten mit dem Behandlungskonzept kann sich im langfristigen Verlauf verändern, wobei Lebensereignisse im Leben des Patienten ebenso eine Rolle spielen können wie eine veränderte Krankheitsdynamik.

Regelmäßige und strukturierte Patientenschulungen an den Transplantationszentren sollten ein integraler Bestandteil in der Betreuung von Patienten auf der Warteliste zur Nierentransplantation sein und auch für Patienten nach Nierentransplantation regelmäßig angeboten werden. Diese Schulungen bieten eine wichtige Möglichkeit, regelmäßig ein Forum für betroffene Patienten und Selbsthilfeorganisationen zu schaffen. Die Ziele dieser Schulungen sollten neben der Wissensvermittlung die Stärkung der Arzt-Patient-Beziehung und eine Verbesserung der Compliance durch Aufklärung sein.

Die Rehabilitation vor und nach Nierentransplantation ist insbesondere bei Kindern und Heranwachsenden von großer Bedeutung. Gerade im Kindes- und Jugendalter treten nach Nierentransplantation vermehrt Compliance-Probleme auf, die den langfristigen Erfolg der Transplantation gefährden können. Darüber hinaus stellt bei Kindern und Heranwachsenden das Auftreten von physischen und psychischen Entwicklungsverzögerungen, die mit der Grunderkrankung und deren Behandlung zusammenhängen, ein besonderes Problem dar. Aus diesem Grunde ist für die langfristige Prognose nierentransplantierter Kinder und Jugendlicher eine gezielte, auf die besonderen Bedürfnisse und Probleme dieser Patienten eingerichtete Rehabilitation nach dem Eingriff und häufig bereits vor der Transplantation sinnvoll.

In der Langzeitbetreuung nierentransplantierter Patienten sollten alle relevanten Behandlungsgruppen, die den Chirurgen, Urologen und Nephrologen umfassen, eingebunden werden. Darüber hinaus ist zur Verbesserung der Langzeitergebnisse nach Nierentransplantation ein interdisziplinärer Blick und eine reibungslose Zusammenarbeit aller medizinischen Disziplinen eine entscheidende Voraussetzung.

Sachverzeichnis

A
Abstoßung 93
- akute 26, 42, 51, 58, 63 ff., 90, 93, 126
- – bioptisch 54, 55
- – histologischer Schweregrad 55, 56, 65
- – humorale 74, 75, 76, 78, 80, 83, 93
- – Inzidenz 54, 70, 71
- – klinisch 54
- – Prophylaxe 86
- – refraktär 54
- – rekurrent 55
- – späte 99, 159
- – Steroid-resistent 54, 55
- – zelluläre 78
- chronische 55, 63 ff., 90, 91, 93, 123 ff.
- – Rolle der Dyslipidämie 125–127
- – Epidemiologie 64
- Episoden 64, 65
- – Timing 65
- hyperakute 74
- Rezidiv 65, 69–71
- Risiko 68
- Schweregrad 70
ACE-Hemmer 86, 90, 100, 102, 109
Adhäsionsmoleküle 14, 19, 21 ff., 27, 40
ALERT-Studie 132
Allgemeinzustand 186
alloantigenunabhängige Faktoren 101
Allograftnephropathie, chronische (CAN) 97 ff.
Allograftvaskulopathie, chronische 126
Altersgrenze, Spender / Empfänger 32
Analgetikanephropathie 150
Angiotensin-II-Antagonisten 90
Angiotensin-II-Rezeptorblockade 86, 103
Anschlußheilbehandlung 182, 183
Anti-CD-20-Antikörper 153
antihumorale Therapie 83
Antihypertensiva 90, 91, 98, 99, 110, 136, 141
- Reduktion 108
- Übersicht 109
Antikörper
- Anti-C4d-Antikörper 78, 79

- antilymphozytärer 149
- ATG 42
- IL-2R 69
- Klasse-I-spezifische 76
- spenderspezifische 78
Aortentransplantat, Ratte 125
Apolipoprotein 125
Arteriosklerose 117
Arzt-Patienten-Beziehung 168, 189
- ATG 42
Atherosklerose
- atherogenes Potential 124
- Einfluß der Dyslipidämie 124, 125
- systemische 125
Atorvastatin 128
Ausbildungsplatzsuche 181
Ausdauertraining 185
Autonomie, Patient 163
Azathioprin 52, 90, 133, 134, 155

Banff-Klassifikation 80
Begleitpersonen 182
Behandlung
- Effektivität 158
- Kosten 157
- medizinischer Sinn 163
- Regime 162
- Zeit 161
Belastung, psychosoziale 178
Berufsfindung 181
Betablocker 102, 109
Betreuung, interdisziplinäre 121, 189
Biopsie 76, 78, 82
- Surveillance-Biopsie 174
Blutdruck 86, 186
- 24-Stunden-Messung 141
- Einstellung 132
- Hochdruck (s. Hypertonie)
- Kontrolle 141
- systolischer, Empfänger 3, 5–7
- vor Transplantation 100
- Zielblutdruck 141
- zirkadianes Verhalten 101

Sachverzeichnis

Blutglukoseregulation 120

C3 14
C4d 74 ff., 93
– Ablagerung 79, 80
– Anti-C4d-Antikörper 78, 79
Ca-Antagonisten 109
Calcineurininhibitoren 42, 72, 85 ff., 143
– und Hypertonie 91, 92, 102
– Nephrotoxizität 87–89, 93
CAN (chronische Allograftnephropathie) 97 ff.
Cerivastatin 128
Chemotherapie 152
Cholesterin 126
– Gesamtcholesterin 123, 133, 135
– Hypercholesterinämie 57, 59, 66, 123 ff.
– LDL-Cholesterin 123, 126, 134, 135
– Senkung 128
– Werte 57–59
– Zielcholesterinwert 123
Ciclosporin A (CsA) 69, 71, 85 ff., 126, 133–135
– Absetzen 135, 143
– Blutspiegel 89, 90
– Gesamtexposition 89
– Monitoring 89
– Nephrotoxizität 88, 126
– Toxizität 78
– Tumorinzidenz 149, 155
– unerwünschte Effekte 134
Ciclosporin-Mikroemulsion 51 ff.
– Dosierung 56, 59
– Nebenwirkungen 57
CMV-Infektion 37
»Collaborative Transplant Study« 4, 46
»Compliance« 157 ff., 168–171, 189
– Definition 157, 158
Cytochrom-P450-System 128

Dauertherapie, medikamentöse 177
Diabetes mellitus 35, 58, 170
– assoziierte kardiovaskuläre Risikofaktoren 116 ff.
– Kriterien 119
– Präventionskonzept 116
– Schulungsprogramm 170
Digivote-Ergebnis 140
Diltiazem 128
Diuretika 102, 109
Dopamin 22
Doppelnierentransplantation 47
»drug-holidays« 159
Durchflusszytometrie 82
Dysfunktion, chronische, Transplantat 19, 22, 99, 131

Dyslipidämie 123
– und chronische Abstoßung 125–127
– Einfluß auf Atherosklerose 124, 125
– Posttransplantations-Dyslipidämie 124

EBV-Infektion 150, 151
Eigenniere, Nephrektomie 103, 106
Eigenverantwortung 180
Eltern 182
Endothelschädigung 37
Erwachsene, junge, Therapiekonzepte 181, 182
»European Mycophenolate Study Group« 67
Eurotransplant 23

Familie 182
Familiengründung 181
Fettstoffwechselstörung 123
Fibrate 129
Fibrose 14
– interstitielle 86
Fluvastatin 128

Gemfibrocil 129
Gesundheitsversorgung 161
Gewicht, Spender / Empfänger 41
Glomerulosklerose 14, 38
Glukose
– Instabilität 120
– Regulation 142
– Glukose-Spiking 120
Glukosestoffwechsel 136
– Störung 140
Glukosetoleranz, gestörte 118
– Kriterien 119
Glukosetoleranztest 119

Halbwertzeit 5, 6, 68
Hämoglobin 184
Hämoxygenase-1 21 ff., 27, 29, 39, 40
Harnwegsinfektion 57
Hautkarzinoime 147 ff.
HbA_{1C} 118, 119
HBV-Infektion 150
HCV-Infektion 150
Herpesvirus 8 (HHV-8) 151
Hirntod 11 ff., 22, 26, 47
– Folgen 36
– Modell 13
Hirsutismus 57, 59
HLA
– Inkompatibilität 46
– Klassen 7
– Klasse-I-spezifische Antikörper 76
– Kompatibilität 3 ff., 7, 41
– Matching 7, 24, 25, 21 ff., 26, 99, 80

Sachverzeichnis

HMG-CoA-Reduktaseinhibitoren 124, 132
Höhenlage 179
Hypercholesterinämie 57, 59, 66, 123 ff.
Hyperfiltration / Hyperfiltrationstheorie 34, 38
Hyperglykämie
- chronische 118
- postprandiale 118, 119
Hyperlipidämie 93, 131, 132, 140
- Bedeutung für Transplantatüberleben 123 ff.
Hypertonie 35, 46, 51, 59, 91–93, 97 ff., 111 ff., 117, 131, 132, 135, 140
- Diagnose 107
- Prävalenz 98, 99
- Risiko für Transplantatversagen 99, 100
- Therapie
- - bilaterale laparoskopische Nephrektomie 105 ff.
- - nach Nierentransplantation 101–103
Hypertriglyzeridämie 116, 124

ICAM 14, 15, 40
IL-1β 15, 16
IL-2R 14
- Antikörper 69
Immunadsorption 74 ff., 81, 83
Immunantwort / Immunogenität, altersabhängige 43
Immunisierung 68
Immunophiline 86
Immunsuppressiva / Immunsuppression 39, 42, 90, 102, 126, 131, 135, 143, 151, 186
- Basisimmunsuppression 56, 136
- Dauerimmunsuppression 154, 155
- Langzeit 143
- Nebenwirkungsprofil 138
- Tumorinzidenz 148, 155
Induktionstherapie 69, 70, 91
INFγ 14
Infektion 37, 58, 63
- chronische 72
- CMV-Infektion 37
- EBV-Infektion 150, 151
- Harnweg 57
- HBV-Infektion 150
- HCV-Infektion 150
- Polyomavirus 72
inflammatorische Schäden 39
Insulin 58, 120
Integrität, körperliche 163
»intent-to-treat«-Population 53
Ischämie 11 ff., 18, 19, 24, 25, 34
- Schäden 28, 37, 40, 47

Kaposi-Sarkome 147 ff., 151, 152
kardiovaskuläre Erkrankungen, Inzidenz 131 ff.
Karzinome, Haut 147 ff.
Katecholamine 17, 19, 21 ff., 39
Kleinkinder, Therapiekonzepte 179, 180
Komplement
- Aktivierung 76, 77
- Faktoren 14
Konversion, auf Tacrolimus 141
Konversionsrate 42
Koronarsklerose 125
Kortikosteroide 39, 42, 52, 102, 133, 155
Kreatinin, Serum 24, 25, 56, 80, 88

Laborchemische Parameter 184, 185
Langzeitbetreuung 188
Langzeitfunktion 34
Langzeitprognose 26
LDL 124
- Oxidation 127
- Cholesterin 123, 126, 134, 135
Lebendspender 11 ff., 14, 19, 46, 64
- nichtverwandter 11
Lebensqualität 46
Lebensstil 162
Lebertransplantation 136
Leistungsfähigkeit 186
- körperliche 180
Leistungssteigerung 185
Lipide, Serum 126, 133, 135
Lipidsenker 58, 128
Lipidsenkung 123, 132, 143
- mit Fibraten 129
Lipidstoffwechsel 51
Lipoproteine 124
- triglyzeridreiche Lipoproteinpartikel 127
Lovastatin 128
Lymphomzellen 153
lymphoproliferative Erkrankungen 147 ff., 151, 153, 188

Makroangiopathie, diabetesspezifische 117
Makrophagen 125
Malignome 147 ff., 188
- Inzidednz 154
Malondialdehyd 127
Matching, HLA 7, 21 ff., 26, 99
MCP-1 14–16
Medien, neue 171
Medikamenteneinnahme 168
MEMS (»medication event monitoring system«) 160
MHC-Klasse-II 14
Mikroangiopathie, diabetesspezifische 117
MIP-1α 14

Mismatch, HLA 24, 25, 80
Monozyten 16
Montessori, Spieltherapie 179
MRFIT-Studie 118
Multicenter-Studie 51–61, 135
Muskelzellen, glatte 125
Mycophenolat Mofetil (MMF) 42, 67, 83, 85 ff., 134, 136, 137, 152

Nachbehandlungskonzept 174
Nephrektomie
– bilaterale laparoskopische 105 ff.
– Eigenniere 103, 106
Nephritis, interstitielle 63
Nephropathie
– Allograftnephropathie, chronische (CAN) 97 ff.
– Analgetikanephropathie 150
– Ciclosporin-A 86
– Transplantatnephropathie 22, 28, 88
Nephrotoxizität 85 ff.
– Calcineurininhibitor 87–89, 93
– Formen 86, 87
– pharmakologische Ansätze 90
Neuropathie, periphere 117
Nierenfunktion 56, 57, 66
Niereninsuffizienz 87
Nierenkarzinom 151, 153, 154
Nierenversagen 88
Nierenzyste, aquirierte 150
»Non-Compliance« 157 ff., 167, 189
– Definition 157, 158
– elektronische Entnahmeregistrierung 160
– Folgen 158
– Häufigkeit 158–160
– Konzepte / Ursachen 161–164
– Risiko 169
– subjektive Begründung, Kommunikation über 164, 165
– subklinische 159
– Ursachen 169
Noradrenalin 22

OGTT 2 119
Organe
– Entnahme 36
– Mangel 31
– Qualität 11 ff., 18, 31 ff., 47
oxidativer Stress 21 ff.

Panelreaktivität 25
Pankreastransplantation 120
Patient
– Lebensalter 150
– Tagesablauf 177
Patientenaufklärung 188

– Möglichkeiten 172
– strukturierte 171
– Zeitpunkt 171, 172
Patienteninformation 170
Patientenschulung 167, 188, 189
– Diabetes mellitus 170
– Inhalte 174, 175
– Probleme 173
– strukturierte 172, 173
– wiederholte 174
Patientenselektion 35
PDGF 100, 101
Perfusion, Modifikation 40
physiologische Parameter 185, 186
Plasmaglukose, venöse 119
Plasmapherese 83
Plasmaseparation 83
Polyomavirus-Infektion 72
PRA-Reaktivität 77
Pravastatin 128
Probucol 125
Prognose, Langzeit 26
Proteinurie 14
PTLD 151

Quadrupeltherapie 149
Qualität, Transplantat 11 ff., 18, 31 ff.

RANTES 14
Rapamycin 39, 137, 138
Rattenmodell 12, 39
Rauchen 125
Rehabilitation
– familienorientierte 176 ff., 189
– ganzheitliche 178
– Maßnahmen 176
Rehabilitationsprogramm 183
Rehabilitationszentrum, Kinder und Jugendliche 177
Reperfusionsschaden 19, 28, 37, 40, 47
Risikofaktoren
– kardiovaskuläre 135, 140–143
– Diabetes-mellitus-assoziierte 116 ff.
– Langzeitinterventionen 120, 121
– Profil 59
– Schulung 174
Risikopatienten 169
Rituximab 153
Rudolf-Pichelmayer-Stiftung 176, 181

Sauerstoffaufnahme 186
Schaumzellen 125
Schulkinder, Therapiekonzepte 180, 181
Selbständigkeit 180
Selektin 14
Seminare 174

Serumkreatinin 24, 25, 56, 80, 88
Serumtriglyzeride 124, 126, 134, 135
Simvastatin 128
Sirolimus 85 ff., 102
Spender
- Alter 3–5, 24, 25, 31 ff., 41, 46
- Anzahl 32
- Geschlecht 25
- Gewicht 41
- Lebendspender 11 ff., 14, 19, 46, 64
- marginale 31 ff.
- »non-heart-beating« 36, 40
- Verstorbenenspende 64
- Vorbehandlung 26
- Vorerkrankungen 31 ff.
Spieltherapie, nach *Montessori* 179
Spiroergometrie 186
Statine 66, 123, 124, 128
Sterblichkeit, kardiovaskuläre 138
Steroidresistenz 54, 55, 65, 66
Stress, oxidativer 21 ff.
Surveillance-Biopsie 174

Tacrolimus 39, 40, 51 ff., 69, 71, 83, 85 ff., 93, 102, 135, 136, 155
- Blutspiegel 89, 90
- Konversion 141
- Nebenwirkungen 57
- Tagesdosis 52, 56, 59
- Tumorinzidenz 149
- Verträglichkeit 57, 58
- Vollblutspiegel 52, 56
- Zielblutspiegel 52
Tagesablauf, Patient 177
TGFβ 16, 87
TH1 / TH2 shift 43
Therapieversagen 54
Thrombose 57
TNFα 14–16
Tod, mit funktionierender Spenderniere 131
Todesursache 33, 35, 36
- kardiovaskuläre 131
Trainingsprogramm 180
Transplantat
- Dysfunktion, chronische 19, 22, 99, 131
- Funktion 158
- - verzögerte 56, 66

- Halbwertszeit 5, 6, 68
- marginales 31 ff., 47
- Masse, Modifikation 38, 39
- Schädigung durch Hochdruck 100, 101
- Toleranz 66
- Überleben 46, 53, 54, 63, 68, 78
- Verlust 158, 167
- - immunologischer 66, 91
- - nichtimmunologischer 105
Transplantatnephropathie 22, 28, 88
Transplantatversagen
- chronisches 38, 43, 140
- Hochdruck als Risikofaktor 99, 100
- »Non-Compliance« 167
Tremor 57
Triglyzeride, Serum 124, 126, 134, 135
Tumorinzidenz 147 ff., 154
T-Zellen 125
- reaktive 66

Überleben
- Langzeitüberleben, Patient 3, 4, 53, 54, 140, 188
- Transplantat 46, 53, 54, 63, 68, 78, 123 ff., 188
UNOS 34, 39, 41
USRDS 63, 67

Vaskulopathie 131
- chronische Allograftvaskulopathie 126
Vasodilatator 109
Vasokonstriktion 86
Vasopressor 23, 24, 26
Verstorbenenspende 64
Videopräsentation 172
VLDL 124
Vorbehandlung, Spender 26
Vorerkrankungen, Spender 31

Wachstumsfaktoren 101
Wertehirarchie 163
WOFIE-Hypothese 71

Zahnfleischhyperplasie 57
Zufriedenheit 162
Zytokine 14, 15, 27, 39, 101
- Expression 18

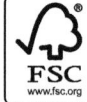

MIX
Papier aus verantwortungsvollen Quellen
Paper from responsible sources
FSC® C105338

If you have any concerns about our products,
you can contact us on
ProductSafety@springernature.com

In case Publisher is established outside the EU,
the EU authorized representative is:
**Springer Nature Customer Service Center GmbH
Europaplatz 3, 69115 Heidelberg, Germany**

Printed by Libri Plureos GmbH
in Hamburg, Germany